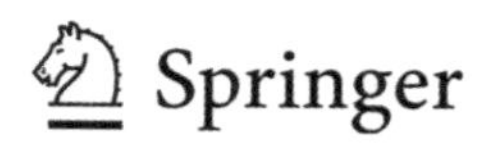

胸外科手术围术期
管理指南

Postoperative Care in Thoracic Surgery
A Comprehensive Guide

原著主编　〔土〕Mert Şentürk
　　　　　〔土〕Mukadder Orhan Sungur
主　　审　赫捷
名誉主译　孙莉
主　　译　吕欣 李泉

SPM 南方出版传媒
广东科技出版社 | 全国优秀出版社
·广　州·

图书在版编目（CIP）数据

胸外科手术围术期管理指南／（土）莫特·森图尔克（Mert Şentürk），（土）穆卡德尔·奥尔汉·桑格尔（Mukadder Orhan Sungur）主编；吕欣，李泉主译．—广州：广东科技出版社，2020.8

书名原文：Postoperative Care in Thoracic Surgery: A Comprehensive Guide

ISBN 978-7-5359-7277-4

Ⅰ．①胸…　Ⅱ．①莫…　②吕…　③李…　Ⅲ．①胸外科手术—围术期—指南　Ⅳ．①R655-62

中国版本图书馆CIP数据核字（2019）第227278号

胸外科手术围术期管理指南

Postoperative Care in Thoracic Surgery: A Comprehensive Guide

出 版 人：朱文清
责任编辑：丁嘉凌　李　芹　黎青青
封面设计：林少娟
责任校对：于强强
责任印制：彭海波
出版发行：广东科技出版社
（广州市环市东路水荫路11号　邮政编码：510075）
销售热线：020-37592148 / 37607413
http://www.gdstp.com.cn
E-mail：gdkjzbb@gdstp.com.cn（编务室）
经　　销：广东新华发行集团股份有限公司
印　　刷：佛山市华禹彩印有限公司
（佛山市南海区狮山镇罗村联和工业区西二区三路1号之一　邮政编码：528225）
规　　格：787mm×1 092mm　1/16　印张25.25　字数500千
版　　次：2020年8月第1版
2020年8月第1次印刷
定　　价：268.00元

《胸外科手术围术期管理指南》
译者名单

主　　审： 赫　捷

名誉主译： 孙　莉

主　　译： 吕　欣　李　泉

副 主 译： 温宗梅　陈志霞

审校专家（按姓氏笔画排序）：

马　锴　王志萍　王海锋　朱余明　牟巨伟　张　鹏
张　颖　陈　昶　范　江　段　亮　姜格宁　高　勇
郭晓彤　谢　冬　路　虹

译　　者（按姓氏笔画排序）：

邓惠民　孔建强　冯　迪　朱万莉　江宁彬　江雪梅
刘　洋　孙　梦　杨　浩　李　华　李　春　吴　玮
张伟民　张金库　张　楠　张卿卿　陈志刚　吴灵敏
金小红　金　杨　郑　莉　施　烜　顾　洋　徐　欢
曹家刚　戴丽华

译者简介

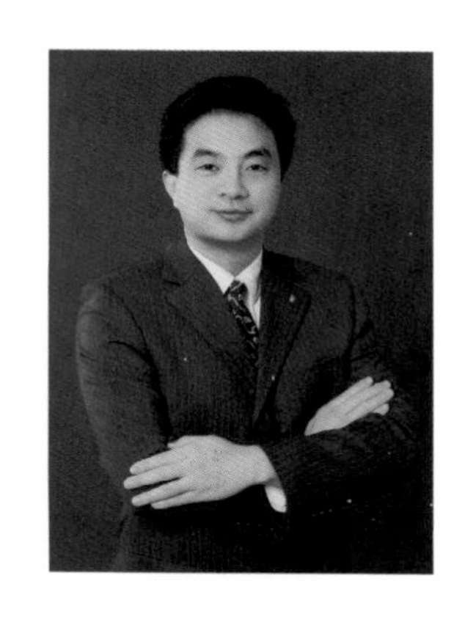

吕欣　医学博士，主任医师，教授，博士生导师，同济大学附属上海市肺科医院麻醉科主任，上海市杰出青年医学人才。现任中国心胸血管麻醉学会常务理事、中国心胸血管麻醉学会胸科分会副主任委员、中国心胸血管麻醉学会基础与转化医学分会副主任委员、中国人体健康科技促进会麻醉与围术期委员会副主任委员、中国神经科学学会麻醉与脑功能分会常委兼副秘书长、中国医药教育学会麻醉委员会常委、中西医结合学会麻醉学分会委员、上海市医学会麻醉学分会委员兼心胸麻醉学组组长、上海市医师协会麻醉科医师分会委员、上海市中西医结合学会麻醉与疼痛专家委员会常委、中华医学会麻醉学分会心胸学组委员、国家基金评议专家等。主持国家自然科学基金4项，主持其他部级、上海市课题等9项。在*Anesthesiology*、*AnesthAnalg*、*Shock*等国内外核心期刊发表论文50余篇，培养博士后、博士研究生、硕士研究生10余人。

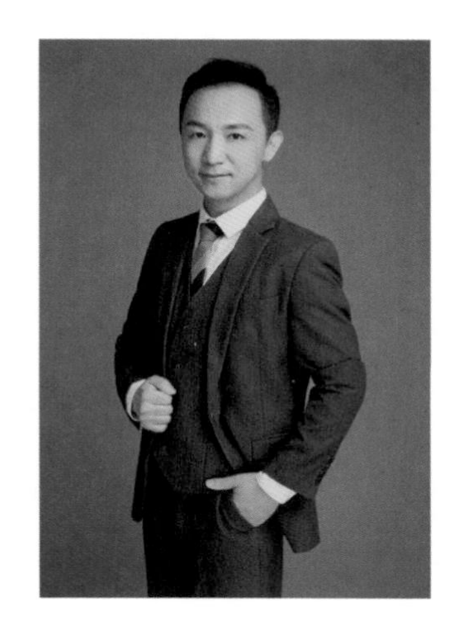

李泉　医学博士，主任医师，博士生导师，现任中国医学科学院深圳肿瘤医院麻醉科主任。第二军医大学本科及硕士、博士研究生毕业，曾留学美国匹兹堡大学。主要研究方向为急性肺损伤防范与围术期脏器保护。现任中国心胸血管麻醉学会理事、中华医学会第十届上海麻醉学分会委员、中国医师协会第一届上海麻醉医师分会委员、中华医学会深圳麻醉学分会委员、中国医师协会深圳麻醉医师分会常务理事等。主持国家自然科学基金5项，上海市“启明星”等省级以上课题7项，以第一作者或通讯作者在*Crit Care*等专业期刊发表SCI论文40余篇，篇均IF＞3分，已培养博士生5名、硕士生27名。

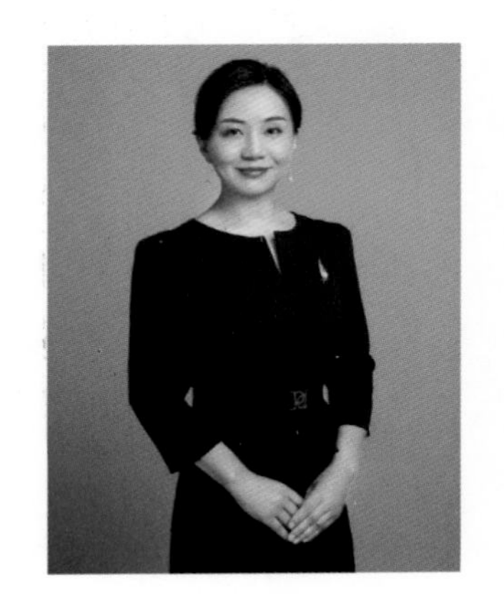

温宗梅　医学博士，副主任医师，副教授，博士生导师，任职同济大学附属上海市肺科医院麻醉科。主要研究方向为胸科手术快速康复、困难气道的管理、围术期器官损伤或器官保护策略及炎症反应调控机制。现任中华医学会病毒学分会临床病毒学组委员、欧美同学会青年医师委员会委员、中国心胸血管麻醉学会胸科麻醉分会委员、中国心胸血管麻醉学会麻醉技术创新与推广分会委员、上海市高校教师资格评审专家。主持国家自然科学基金、浦江人才计划、上海市自然科学基金等7项课题，以第一作者或通讯作者在*Anesthesiology*、*Journal of Immunology*、*Cell Death & Disease*等期刊发表论著23篇。获国家发明专利授权1项、实用新型专利授权15项。

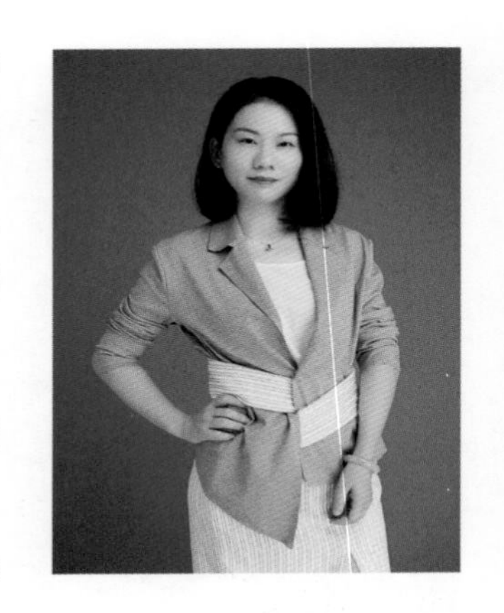

陈志霞　医学博士，任职中国医学科学院肿瘤医院深圳医院麻醉科。2012—2014年留学美国匹兹堡大学医学中心，2019年获得深圳市后备人才、深圳市龙岗区“深龙”人才等计划支持。研究方向为急性肺损伤防范与围术期脏器保护。主持国家自然科学基金青年基金1项（已顺利结题），并参与国家自然科学基金面上项目4项，以第一作者或通讯作者发表SCI论文7篇。曾获得第七届全国中青年麻醉学科医师学术论坛优秀论文一等奖、第八届全国中青年麻醉学科医师学术论坛论文一等奖等。

译者序一

胸外科手术方案不断优化，不断突破新的禁区，使原来不能进行外科切除的患者通过综合治疗后得以手术根治。同时微创技术快速发展，从小切口到单孔腔镜乃至机器人手术，最大限度地切除肿瘤的同时最大限度地保留正常功能组织，以实现患者快速康复和生存获益最大化。众所周知，麻醉与手术唇齿相依，现代外科技术的快速发展促进了麻醉与围术期医学的进步。胸外科手术更需要多学科支持，共同解决麻醉、重症监护和疼痛管理等各种围术期常见问题。本书集中了多学科国际顶尖专家，为机械通气、液体管理、疼痛治疗、心律失常等一系列围术期热点问题提供了最新务实的解决方案。

本书有以下几个特点：首先，它的专业性、实用性很强。其次，本书以胸外科手术围术期常见问题与争议为主线，组织胸外科、麻醉科、呼吸科、护理学等多学科一流专家，围绕系列问题按章节集中阐述，有理有据、逻辑清晰、结论可靠。而且，各章节的观点和证据都有随文引用的参考文献，让读者能看到观点形成的来龙去脉及其循证学证据。因此，本书是一本不可多得的兼具专业、前沿、多学科交叉特点且实用的临床指南，有助于胸外科手术患者的快速康复及预后改善。

本译著的翻译团队年富力强，他们是来自胸外科手术围术期临床一线的工作者，感谢他们在临床工作之余的艰辛劳动和无私奉献，为中国同道及广大国内患者提供了及时的帮助。由于时间和水平有限，书中内容可能有遗漏或不妥之处，敬请各位读者批评指正，以便我们不断完善。

赫捷
中国科学院院士
国家癌症中心主任
中国医学科学院肿瘤医院院长
中国医学科学院肿瘤医院深圳医院理事长兼党委书记
中华医学会胸心血管外科分会主任委员
中国医师协会胸外科医师分会会长
中国临床肿瘤学会（CSCO）理事长
世界华人肿瘤医师协会会长
2019年秋

译者序二

胸外科手术在麻醉及危重症领域的疑难问题和挑战是有目共睹的，尤其如何处理好围术期的一系列关键难题，对于促进患者术后康复，甚至提升中远期预后都有不可忽视的重要作用。

非常高兴看见我的两名优秀学生吕欣教授、李泉教授共同合作完成了此著作的翻译工作！这两位年轻的博士生导师工作认真勤勉，还都是来自国内胸外科顶尖水平的医院，他们是长期战斗在胸科麻醉第一线的科主任，因此有理由相信他们对原著的理解是深入的！此外，他们也长期专注于围术期肺损伤防治的科研工作，仅相关国家自然科学基金资助立项方面便可见一斑：李泉5项、吕欣4项、温宗梅1项、陈志霞1项。可见这个年轻翻译团队深厚的科研积累，因此，由他们来承担胸科围术期前沿问题的译著是令人信服的！

本书提供了胸外科手术患者围术期管理常见问题的最佳解决方案，并讨论了一系列具有争议的热点问题：从胸外科手术到麻醉、重症监护和疼痛治疗等各种围术期常见问题。原著内容翔实，有理有据，译著忠实原文，严谨可靠！欣赏吕欣、李泉这两位志同道合的同龄、同窗、同门师兄弟倾力合作所展现的对胸科麻醉的热爱！也感谢本著作出版翻译过程中的各位领导、作者、译者和工作者做出的巨大贡献！我想这本译著会给国内胸科麻醉和围术期同道带来益处，也必将造福中国的广大胸科患者！

俞卫锋

上海交通大学附属仁济医院麻醉科主任

上海交通大学医学院麻醉与危重病医学系主任

中国医师协会麻醉学医师分会第四届委员会会长

中华医学会麻醉学分会副主任委员

上海市医学会麻醉专科委员会第九届委员会主任委员

世界麻醉医师联盟（WFSA）疼痛委员会委员

2019年秋

译者前言

为何我们要翻译这本著作呢？这源于2018年底美国麻醉医师协会（ASA）年会上的“一见钟情”，这本书有几个鲜明特点：第一，专业性强。从它的书名你就可以看出，它是一本围绕“胸外科手术”和“围术期管理”的专著。第二，实用性强。从目录中不难看出，它所关注的问题不拘一格，打破了传统教科书的格式规范，紧紧围绕临床一线医师最关注、最实用的热点问题，将如何优化临床实践的方法和原理交代得很清楚。第三，多学科交叉互补。从作者成员名单可以看出，胸外科、麻醉科、呼吸科、护理学等多学科目前最顶尖、最活跃的专家参与其中，围绕围术期的系列争议问题按章节集中阐释，有理有据、观点明确、指导性强。第四，前沿性和可靠性。从它的综述式的写作方法，以及随文引用的参考文献不难看出，作者观点的来龙去脉具有可靠、先进的循证学证据。目前来说，这既是一本指导胸科手术麻醉与围术期管理最可靠的临床实践指南，也是一本介绍胸科围术期前沿热点争议问题的新理论学术纲领。对于胸外科、麻醉科、重症监护病房（ICU）及围术期相关临床各科从业者来说，这本书的实用性、前沿性和多学科交叉优势是超越教科书知识的一次不可多得的知识更新！

如何让国内同道们都能够便捷地了解到目前解决胸科围术期临床难题的最佳策略和最新理念呢？如何让有研究兴趣的学者可以从临床问题出发并通过大量相关参考文献详细洞察与研究前沿呢？我们优秀的翻译团队确保了翻译工作忠于原文与高质量！同济大学附属上海市肺科医院的肺科手术量已经名列全国第一，而赫捷院士领导的中国医学科学院附属肿瘤医院及深圳医院在胸外科学科排行榜上也是名列前茅多年，我们的翻译成员主要来自这两家从事大量胸外科手术与麻醉的优秀一线医师，在这里衷心感谢完成繁重临床工作之余还夜以继日地认真完成翻译工作的每一位译者及其家人的巨大贡献与支持！他们对事业的执着和工作的热情确保了这本著作能在一年内就翻译成中文，及时造福广大国内同道和中国胸科患者！

本书得以顺利翻译和出色完成的重要核心环节是主审赫捷院士的卓越领导和悉心指导！作为中国胸外科的学科领袖和唯一院士，他一直积极推动和倡导医学新理念发展，不断奋力开拓和征服各种高难危重手术挑战，持续提升外科患者的快速康复质量。本书同时有幸得到名誉主译孙莉教授的学术引领和答疑解惑！作为中国心胸血管麻醉学会胸科麻醉委员会主任委员，她为提升和增强中国胸科麻醉水平呕心沥血……同时也感谢孙莉教授领导的癌痛与围术期医学三名团队的大力支持！本书编译过程也彰显了外科、麻醉和围术期医学各科互助共赢的团队合作精神！这是本译著得以高质量完成的可靠保障。

我们要真诚感谢广东科技出版社付出的大量劳动和鼎力支持！没有他们的认真和高效，我们不可能在这么短的时间内完成出版工作。衷心感谢国家自然科学基金委员会提供经费方面的支持！由于翻译工作都是一线医师在业余时间完成，也为了加快出版早日造福中国同道，本书翻译工作中必然会存在疏漏，望读者理解和见谅！也欢迎各位读者提供宝贵的批评和指导意见，帮助我们今后不断完善。最后，向本译著做出过贡献的每一位参与者致以最崇高的敬意！

吕欣　李泉

2019年秋

前 言

胸外科的手术围术期管理涉及多个学科。众所周知，围术期管理与手术的成败关系密切，特别是在胸外科手术中尤为明显。这种多学科的特点有时会引发不同学科之间的争论。

本书编写目的如下：首先，也是最重要的是为了让读者更好地理解胸外科手术围术期管理的具体观点而作，书中内容涵盖了不同的手术（如食管切除术、胸腺切除术）和不同的患者群体（如阻塞性肺疾病患者）。本书的内容不仅仅局限于术后，还包括术前评估、术前呼吸和循环变量的管理，以及它们与安全可靠的术后多学科规划和管理的相关性。其次，本书注重引导读者理论联系实际。最后，同时也是非常重要的，本书聚焦在相对局限但具有挑战的领域，并引用最新文献加以阐述相关话题。

为实现以上目的，本书有多方面的优势，其中最重要的一点是本书的作者都是最杰出的胸科麻醉医师。事实上，我深信要在一本书中看到如此之多胸科麻醉专家的辩论很难得。从这个角度来看，虽然本书的内容不一定是“基于直接证据”，甚至有时是“专家个人观点”，但是，这些“专家个人观点”

也大多是通过专家们引入、阐述和论证过的“证据”。读者不仅会看到“最新的知识”和“指南”（你也可以在其他地方找到），还会直接面对临床常规路径中的一些问题。

本书编写过程中最大的难点是避免“重复”。事实上，当遇见重复内容时，读者可能会直接跳转到其他章节。尽管如此，当我相信通过不同的表述方式能让读者更好地理解书中的内容时，我保留了一些重复内容。

对我来说，编辑这本书是一种荣幸和荣耀。我问我的“朋友们”，写一本关于胸外科手术的书是不是一个好主意，能否请他们为这一内容提供可参考的依据时，他们不仅肯定了我的想法，还提供了很多帮助。就我个人而言，我对最终的成果非常满意。我衷心感谢他们，同时还要感谢安德里亚·里道夫和斯普林格的其他朋友给予的鼓励（以及他们的耐心）。当然，凭我一己之力完成这项工作是不可能的，还有一位非常认真的同事，一位非常好的朋友，穆卡德尔·奥尔汉·桑格尔也参与了这本书的创作，没有她的帮助，这本书仍将是一个梦想。

我们希望读者在读完这本书后，能和我们有同样的感受。

莫特·森图尔克

土耳其伊斯坦布尔

2016

（陈志霞 译　吕欣 校）

编者名单

Clemens Aigner Department of Thoracic Surgery, Vienna General Hospital, University of Vienna, Vienna, Austria

Catherine Ashes Department of Anaesthetics, St Vincent's Hospital, Fitzroy, NSW, Australia

Lorenzo Ball IRCCS AOU San Martino-IST, Department of Surgical Sciences and Integrated Diagnostics, University of Genoa, Genoa, Italy

Peter Biro Institute of Anesthesiology, University Hospital Zurich, Zurich, Switzerland

Grégoire Blaudszun Department of Anaesthesiology, Pharmacology and Intensive Care, Geneva University Hospitals, Geneva, Switzerland

Pierre-Olivier Bridevaux Division of Pulmonary Medicine, Geneva University Hospitals, Geneva, Switzerland

Jaume Canet Department of Anesthesiology, Hospital Universitari Germans Trias i Pujol, Universitat Autònoma de Barcelona, Badalona, Spain

Tiziano Cassina Division of Anesthesiology, University Hospitals of Geneva, Geneva, Switzerland

Edmond Cohen Departments of Anesthesiology and Thoracic Surgery, The Icahn School of Medicine at Mount Sinai, New York, NY, USA

Maddalena Dameri IRCCS AOU San Martino-IST, Department of Surgical Sciences and Integrated Diagnostics, University of Genoa, Genoa, Italy

Mohamed R. El Tahan Anaesthesiology Department, College of Medicine, University of Dammam, Dammam, Saudi Arabia

Marcelo Gama de Abreu Department of Anesthesiology and Intensive Care Therapy, Pulmonary Engineering Group, University Hospital Carl Gustav Carus, Technische Universität Dresden, Dresden, Germany

Lluis Gallart Department of Anesthesiology, Hospital Universitari Germans Trias i Pujol, Universitat Autònoma de Barcelona, Badalona, Spain

Manuel Granell Department of Anaesthesiology, Critical Care and Pain Relief, General University Hospital of Valencia, Valencia, Spain

University of Valencia, Valencia, Spain

Catholic University of Valencia, Valencia, Spain

Jelena Grusina-Ujumaza Paul Stradins University, Riga, Latvia

Department of Thoracic Surgery, Pauls Stradins Clinical University Hospital, Riga, Latvia

Department of Thoracic Surgery, Group Florence Nightingale Hospitals, Istanbul, Turkey

Thomas Hachenberg Department of Anaesthesiology and Intensive Care Medicine, Otto-von-Guericke University, Magdeburg, Germany

Wilhelm Haverkamp Department of Cardiology, Charite University Medicine, Berlin, Germany

Göran Hedenstierna Hedenstierna Laboratory, Department of Medical Sciences, Clinical Physiology, Uppsala University Hospital, Uppsala, Sweden

Mª José Jiménez Department of Anaesthesiology, Critical Care and Pain Relief, Hospital Clinic of Barcelona, Barcelona, Spain

Thomas Kiss Department of Anesthesiology and Intensive Care Therapy, Pulmonary Engineering Group, University Hospital Carl Gustav Carus, Technische Universität Dresden, Dresden, Germany

Kemalettin Koltka Department of Anesthesiology and Intensive Care Medicine, Istanbul University, Istanbul Faculty of Medicine, Istanbul, Turkey

Lukas Kreienbühl Division of Anesthesiology, University Hospitals of Geneva, Geneva, Switzerland

Marc Joseph Licker Division of Anesthesiology, University Hospitals of Geneva, Geneva, Switzerland

Department of Anaesthesiology, Pharmacology, and Intensive Care, Geneva University Hospitals, Geneva, Switzerland

Juan V. Llau Department of Anaesthesia and Critical Care, Hospital Clínic, Valencia. University of Valencia, Valencia, Spain

Gary H. Mills Sheffield Teaching Hospital and University of Sheffield, Sheffield, UK

Perihan Ergin Özcan Department of Anesthesiology and Intensive Care Medicine, Istanbul University, Istanbul Faculty of Medicine, Istanbul, Turkey

Paolo Pelosi IRCCS AOU San Martino-IST, Department of Surgical Sciences and Integrated Diagnostics, University of Genoa, Genoa, Italy

Giorgio Della Roca Medical University of Udine, Department of Anesthesia and Intensive Care Medicine of the University of Udine, Udine, Italy

Evren Şentürk Department of Anesthesiology and Intensive Care Medicine, Istanbul University, Istanbul Faculty of Medicine, Istanbul, Turkey

Mert Şentürk Department of Anesthesiology and Intensive Care Medicine, Istanbul University, Istanbul Faculty of Medicine, Istanbul, Turkey

Peter Slinger Department of Anesthesia, Toronto General Hospital, Toronto, Canada

Mukadder Orhan Sungur Department of Anesthesiology and Intensive Care Medicine, Istanbul University, Istanbul Faculty of Medicine, Istanbul, Turkey

Zerrin Sungur Department of Anesthesiology and Intensive Care Medicine, Istanbul University, Istanbul Faculty of Medicine, Istanbul, Turkey

Laszlo L. Szegedi, MD, PhD Universitair Ziekenhuis Brussel and Vrije Universiteit Brussel, Brussels, Belgium

Alper Toker Department of Thoracic Surgery, Group Florence Nightingale Hospitals, Istanbul, Turkey

Department of Thoracic Surgery, Istanbul University, Istanbul Faculty of Medicine, Istanbul, Turkey

Frédéric Triponez Service of Thoracic and Endocrine Surgery, Geneva University Hospitals, Geneva, Switzerland

Edda M. Tschernko Department of Cardiothoracic Anesthesia and Intensive Care Medicine, Vienna General Hospital, University of Vienna, Vienna, Austria

Tamás Végh University of Debrecen, Department of Anesthesiology and Intensive Care, Debrecen, Hungary

Outcomes Research Consortium, Cleveland, OH, USA

目 录

第一章 胸外科手术机械通气与单肺通气时肺部生理变化 / 001

第一节 引言 / 001

第二节 气道闭合 / 002

第三节 肺不张的形成 / 003

第四节 肺不张的预防 / 003

第五节 个体化肺通气 / 006

第六节 单肺通气 / 008

第二章 胸外科手术后患者去向 / 017

第一节 引言 / 017

第二节 围术期患者危险分层 / 018

第三节 术后ICU、HDU或PACU的选择 / 028

第四节 结论 / 030

第三章 胸外科手术中患者通气模式的选择 / 037

第一节 引言 / 037

第二节 由急性呼吸窘迫综合征衍生出的保护性通气策略 / 038

第三节 肺部正常患者是否需要使用肺保护性通气 / 039

第四节 全身麻醉期间患者的通气情况 / 039

第五节　呼气末正压通气（PEEP）的作用　/ 040
第六节　氧气的作用　/ 041
第七节　肺复张术　/ 042
第八节　压力控制或容积控制双肺通气　/ 043
第九节　单肺通气期间的“婴儿肺”　/ 043
第十节　从双肺通气到单肺通气　/ 043
第十一节　结论　/ 048

第四章　胸外科术后肺部并发症的评估　/ 055
第一节　引言　/ 055
第二节　术后肺部并发症的定义　/ 056
第三节　胸外科术后肺部并发症　/ 057
第四节　胸外科术后肺部并发症的危险因素　/ 059
第五节　胸外科术后肺部并发症的预测模型　/ 064
第六节　结论　/ 066

第五章　胸外科围术期液体管理　/ 076
第一节　引言　/ 076
第二节　肺切除术后肺损伤的危险因素　/ 076
第三节　病理生理学　/ 079
第四节　围术期限制液体策略的风险：组织低灌注和急性肾损伤　/ 083
第五节　食管切除术的液体管理　/ 084
第六节　围术期液体管理的目标导向方案　/ 085
第七节　液体选择　/ 088
第八节　结论　/ 089

第六章 胸外科手术麻醉后监测治疗室的管理 / 102
第一节 麻醉后监测治疗室的管理 / 102
第二节 胸外科手术后患者在PACU的治疗 / 112

第七章 胸外科手术相关并发症 / 126
第一节 引言 / 126
第二节 术后出血和胸腔残余积血 / 126
第三节 心脏疝和心脏压塞 / 127
第四节 肺叶扭转和坏疽 / 129
第五节 肺漏气和皮下气肿 / 130
第六节 乳糜胸 / 131
第七节 神经损伤 / 132
第八节 右向左分流 / 133
第九节 肺不张 / 134
第十节 术后脓胸 / 135
第十一节 支气管胸膜瘘 / 136
第十二节 肺移植术后并发症 / 137

第八章 重症肌无力胸腺切除术患者术后管理 / 151
第一节 引言 / 151
第二节 概述 / 151
第三节 诊断 / 152
第四节 临床表现 / 153
第五节 术前评估 / 157
第六节 围术期麻醉管理 / 158
第七节 术后随访 / 161
第八节 结论 / 162

第九章 食管切除术围术期管理 / 168
第一节 食管切除术适应证 / 168
第二节 食管切除术的类型 / 168
第三节 食管切除术的术前准备 / 170
第四节 食管切除术的术中麻醉管理 / 170
第五节 食管切除术后麻醉管理 / 171
第六节 管理术后并发症 / 177
第七节 结论 / 180

第十章 胸外科手术围术期血流动力学监测设备 / 189
第一节 引言 / 189
第二节 基础血流动力学监测 / 190
第三节 心排量监测 / 191
第四节 超声心动图 / 195
第五节 液体管理和血流动力学监测 / 198
第六节 静脉氧饱和度 / 201
第七节 血浆乳酸水平 / 202
第八节 围术期监测手段的管理策略 / 202
第九节 结论 / 205

第十一章 胸外科术后机械通气 / 216
第一节 引言 / 216
第二节 胸外科手术后的通气支持 / 216
第三节 临床实践指南 / 218
第四节 肺保护性通气 / 219
第五节 允许性高碳酸血症 / 222
第六节 吸入氧浓度 / 222

第七节 通气模式 / 223
第八节 机械通气合并漏气的患者 / 223
第九节 胸外科手术后的高频喷射通气 / 224
第十节 分侧肺通气 / 225
第十一节 脱机 / 226
第十二节 气管切开术 / 228
第十三节 胸腔引流管的管理 / 228
第十四节 结论 / 229

第十二章 胸外科手术后无创通气 / 235
第一节 引言 / 235
第二节 无创正压通气 / 236
第三节 NPPV的局限性 / 246
第四节 结论 / 247

第十三章 胸外科手术与体外膜肺氧合器 / 254
第一节 引言 / 254
第二节 体外肺支持技术 / 254
第三节 围术期使用体外肺支持装置的适应证 / 257
第四节 结论 / 260

第十四章 胸外科术后并发肺炎 / 264
第一节 引言 / 264
第二节 危险因素 / 265
第三节 术后阶段 / 266
第四节 肺康复治疗 / 267
第五节 术后镇痛 / 267

第六节　支气管微生物定植与胸外科术后肺炎的发生有关　/ 268
第七节　预防性使用抗生素　/ 270
第八节　胸外科手术后肺炎的诊断　/ 272
第九节　胸外科手术后肺炎的治疗　/ 274

第十五章　胸外科手术后的心律失常　/ 279
第一节　引言　/ 279
第二节　病理生理学　/ 280
第三节　房颤及其他室上性心律失常　/ 282
第四节　心室性心律失常　/ 286
第五节　缓慢性心律失常　/ 287

第十六章　胸外科围术期使用抗凝药物预防DVT-PE的患者管理　/ 290
第一节　引言　/ 290
第二节　胸外科手术与抗血小板药物　/ 290
第三节　胸外科手术患者抗凝治疗方案　/ 294
第四节　胸外科手术血栓预防　/ 297

第十七章　胸外科手术后疼痛管理　/ 306
第一节　引言　/ 306
第二节　疼痛的病理生理学　/ 307
第三节　术后疼痛的影响　/ 308
第四节　镇痛方法　/ 309
第五节　多模式镇痛　/ 309
第六节　预防性镇痛　/ 309
第七节　区域镇痛　/ 310

第八节 全身镇痛 / 316
第九节 结论 / 317

第十八章 胸外科患者的康复 / 329
第一节 体能：健康的标志 / 329
第二节 胸外科患者的体能 / 331
第三节 运动激发的肌肉和心肺功能改善 / 335
第四节 胸外科手术患者的运动训练：预防和康复 / 339
第五节 结论 / 342

第十九章 胸部创伤患者的围术期管理 / 349
第一节 引言 / 349
第二节 创伤性气胸 / 350
第三节 血胸 / 350
第四节 肺挫伤 / 351
第五节 肋骨骨折 / 354

第二十章 慢性阻塞性肺疾病患者胸外科术后并发症 / 361
第一节 引言 / 361
第二节 可预测COPD患者术后并发症的危险因素 / 361
第三节 术前物理疗法或心肺功能锻炼及其对COPD患者术后的影响 / 363
第四节 吸烟、COPD对术后恢复的影响 / 363
第五节 COPD对非胸外科手术的影响 / 364
第六节 机械通气 / 364
第七节 术后干预 / 365
第八节 持续气道正压通气 / 366

第九节　无创通气　/ 366
第十节　更简单的改善氧合的技术　/ 366
第十一节　COPD患者的肺减容手术（LVRS）　/ 367
第十二节　肺大疱切除术与COPD　/ 367
第十三节　结论　/ 367

第一章

胸外科手术机械通气与单肺通气时肺部生理变化

Göran Hedenstierna

第一节 引　　言

本章重点讨论与胸外科手术相关的单肺或双肺的机械通气，并将讨论肺形态学和功能变化以及尽可能减轻肺损伤的相关技术和肺保护性通气方案的改进。虽然胸外科手术麻醉管理积累了数十年的经验，但最近的多项多中心研究显示患者术后肺部并发症发生率仍然居高不下，这可能与麻醉期间肺功能下降有关。然而，如何优化围术期机械通气方案尚未达成共识。保护性肺通气策略包括低潮气量、肺复张和呼气末正压通气（PEEP）的组合，其优势已被证实，但是不同研究之间的具体意见尚存在差异[1-3]。一项基于3 365例患者的荟萃分析显示腹部和胸部手术的术后肺损伤总发生率相似（分别为3.4%、4.3%）[4]。术后发生肺损伤与潮气量（VT）过高或PEEP较低有关或与两者都有关。因此，目前使用的保护性肺通气策略虽然可以降低术后肺损伤的发生率，但最优机械通气方案尚待进一步研究。

当体位从直立位改为仰卧位时，功能残气量（FRC）降低0.8～1.0 L，全身麻醉时无论是吸入还是静脉给药都会使FRC进一步降低0.4～0.5 L[5]（除了氯胺酮不影响功能残气量[6]）。肌松药可能与全身麻醉药具有相似的效果，使呼气末肺容积减少到接近残气量。

FRC的减少可能与呼吸顺应性下降和呼吸阻力增加有关[7]，前者通气量减少，后者气道容量减少。

第二节 气 道 闭 合

在麻醉期间，气道可能在呼气末期间关闭，并在随后的吸气期间重新打开，但也可能会持续关闭，气道闭合发生的原因是腔外压力高于腔内气道压力。由于胸膜压在肺下部依赖性区域高于肺上部非依赖区域，因此气道闭合主要发生在肺下部。它会阻碍肺通气，但肺血流不变，从而导致通气—血流比失调（低V/Q）[8]。如图1-1右图所示，肺下半部通气减少可通过气道闭合得到合理解释。同样或者更重要的是，持续关闭的气道会导致重吸收性肺不张，这一点将在下面讨论。

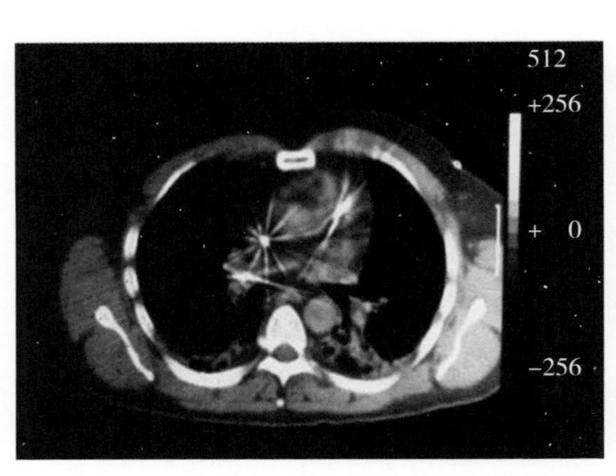

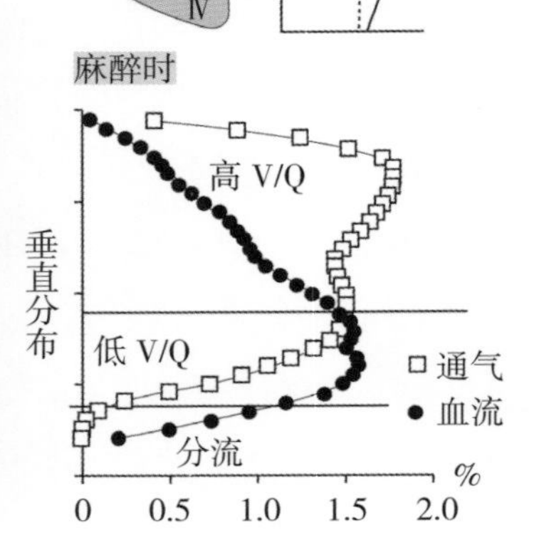

图1−1

麻醉者CT扫描图（左图）和通气（空心方块）—血流（实心圆）的垂直分布（右下图）。清醒受试者的通气—血流分布（右上图）。在麻醉者中，双肺底部可见肺不张，值得注意的是，大部分通气分布在肺的上半部，而下半部至底部肺通气逐渐减少以至消失。这与清醒状态个体的分布是不同的。另外，与清醒状态类似的是下肺血流量渐增，当然最底部除外。这导致肺出现相当大的通气—血流比失调，上半部肺高V/Q（类似无效腔通气）而下半部肺低V/Q并且在最低区域出现分流。

第三节　肺不张的形成

在以往的经典文献中，Bendixen及其同事提出“肺不张的概念”是麻醉期间氧合受损的原因[9]。然而，常规胸部X线无法显示肺不张。随着计算机断层扫描（CT）的引入，在麻醉儿童和成人患者的依赖性肺部区域中可见高密度影[10-11]。各种动物的形态学研究表明它们是肺不张（图1-1，左图）。

麻醉患者无论是通过静脉麻醉还是吸入麻醉，无论是保留自主呼吸还是机械通气，约有90%出现肺不张[11]。CT显示横膈膜附近肺不张平均面积占肺总面积的3%～4%，且很容易达到15%～20%。肺萎陷部分的肺组织更多，肺不张区域主要由肺组织组成，而充气肺则由组织和空气组成。因此，患者在常规麻醉后手术开始前，往往有10%～20%出现肺底部的肺不张。腹部手术不会增加肺不张比例，但肺萎陷可在术后持续数天[12]。在胸外科手术和体外循环后，超过50%的肺部在手术后数小时仍会萎陷[13]。肺不张程度越往顶部越少，直至完全充气。肺不张部位可能会发生感染，并且可能导致肺部并发症[14-15]。

第四节　肺不张的预防

麻醉期间肺不张的主要原因是呼吸道闭合。在防止肺不张或重新张开萎陷的肺组织时，这一点很重要。肺部受压并非是麻醉肺不张的主要原因。当肺萎陷时，气道将在肺泡塌陷前关闭，被困在封闭气道里的气体的吸收是导致肺不张的第2个因素。氧气浓度越高，气体的吸收速度越快，肺不张的形成也越快[11]［人们甚至可能会问，急性呼吸窘迫综合征（ARDS）患者的肺萎陷有多少是由压迫引起的，有多少是由气体吸收引起的］。因此，在相对短的麻醉期间，需要防范FRC降低和高浓度氧产生的肺泡萎陷。

呼气末正压通气（PEEP） 是一种增加肺容量和气道容量的简单技术。根据PEEP的大小，气道可能会重新开放，但是同样水平的PEEP是否足够高以复张萎陷的肺泡尚不确定。在正常体重的麻醉受试者中，气道可能在6 cmH_2O的气道压力下关闭[16]，肥胖患者的气道关闭压力阈值很可能更高。当体重指数（BMI）＜25 kg/m^2时，根据以往经验（未经过明确测试）PEEP为7 cmH_2O；当BMI为 32 kg/m^2时，PEEP可升至9 cmH_2O；更肥胖者需更高PEEP，以保持呼吸道畅通。如果在发生任何肺不张之前应用PEEP，则可能会阻止肺不张形成。但是，即使用10 cmH_2O PEEP持续复张萎陷的肺组织，也需要一段时间，至少几分钟，而且也可能是吸气气道压力增加的效果，而不仅仅是PEEP本身的影响[11]。10 cmH_2O PEEP也许不能重新复张所有先前萎陷的肺组织，即使长时间使用也是如此。此外，动脉氧合改善与肺不张减少的程度并不成正比，因为血液会流向依赖性更强、仍然不张的肺部区域（图1-2）。当PEEP＞10 cmH_2O时，则需要考虑它对血流动力学的负面影响[3]。但这并不是反对PEEP的使用，而是需要一个最优个性化PEEP来平衡肺复张和循环障碍的利弊。

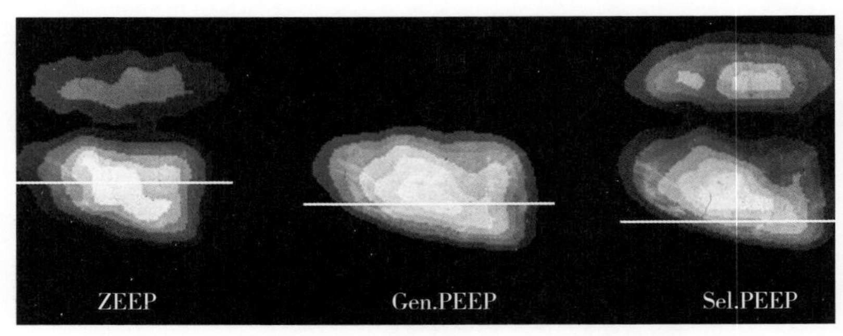

图1-2

侧卧位机械通气的麻醉患者，使用伽马相机拍摄的肺部血流图。左图显示更多的血流集中在下肺，中图显示当常规PEEP为10 cmH_2O时上肺几乎无血流分布，右图显示当PEEP为10 cmH_2O仅用于依赖肺时，血流是如何重新分配到上肺的。肺本身看不见，但上肺大于下肺[28]（经出版商许可）。

肺复张术 对于插管和未插管的患者，建议用“叹息”样通气或加倍潮气量来重新打开萎陷的肺并改善气体交换[17]。然而，仅使用正常潮气量呼吸或使用20 cmH_2O的“叹息”时，肺不张的量不会改变[11]。当肺部持续膨胀到30 cmH_2O的气道压力时，肺不张区域减少到初始大小的一半左右。但在第1次操作后，第2次肺充气至相同的气道压力（30 cmH_2O）时只会使肺组织进一步轻微地开放。为了使麻醉患者萎陷的肺组织恢复至正常状态，需要40 cmH_2O的气道压力（复张压力）。在胸壁张力增强的病态肥胖患者中，需要更高的气道压力才能达到与正常体重受试者相同的跨肺压力。有报道称高气道压力55 cmH_2O维持10 s的肺复张方法可用于病态肥胖（BMI＞45 kg/m^2）的麻醉患者[18]。

肺复张策略常用于心脏外科手术[19]（见下文）和重症监护病房[20]的患者。应兼顾肺复张压力与时间之间的平衡，复张压力不同，所需复张时间也需相应改变[21]。另一种选择是采用逐步增加PEEP[22]的方法。

麻醉诱导时肺不张和吸入氧浓度 预充氧是麻醉医师常用的安全措施，其目的是防范可能出现的气管插管困难及其低氧血症风险，提高手术安全性。然而，如果反思肺不张的成因，预充氧本身也可能缩短“呼吸暂停耐受时间”，甚至加快了低氧血症的发生。

避免预充氧，并在术中使用浓度为30%代替100%的氧气进行通气，可以防止在麻醉诱导和随后麻醉过程中肺不张的形成[23]。研究发现，所有使用浓度为100%的氧气预充氧的患者都会出现肺不张，使用浓度为80%的氧气预充氧时肺不张范围明显缩小，使用浓度为60%的氧气预充氧时肺不张几乎不存在。然而，麻醉诱导期间氧浓度越低肺不张越少的现象只维持在有限的时间，在麻醉诱导过程中接受浓度为80%的氧气的患者与麻醉40 min接受浓度为100%氧气的患者肺不张程度相同[24]。这是因为被滞留在封闭气道里的气体由浓度为80%的氧气组成，并将在随后的一段时间内被吸收，最终导致无气，即肺不张。以较低氧气浓度（如40%）重新开放封闭气道，即使在没有肺不张的情况下，也会以较低氧气浓度气体补充闭合区域，这将进一步减缓吸收肺不张的速度，更有希望用于后续麻醉维持阶段。

麻醉诱导中使用持续气道正压（CPAP）通气很有利：可防止FRC下降和肺不张形成[25]；最大限度地利用氧气；与不使用CPAP/PEEP相比，其肺容量更大。因此，它更符合困难气管插管所需要的氧储量大、安全时间长的特点。

麻醉期间肺不张和吸入氧浓度 在一次肺复张操作后用纯氧对肺进行通气，虽然开放了先前萎陷的肺组织，但是肺不张会迅速再现[11]。另外，如果用含40%氧气的氮气进行肺通气，肺不张出现缓慢，肺复张40 min后，只有20%的肺不张再次出现。因此，麻醉期间的通气应使用适当比例的吸入氧气，以防止肺不张的形成，但如果认为有必要使用较高浓度的氧气，则可在通气期间使用PEEP。

麻醉后的肺不张和吸入氧浓度 通常在麻醉结束时使用高浓度氧气。常规提高吸入氧浓度可降低清醒期低氧血症的风险。麻醉后常结合气道吸痰一起完成，防止误吸的发生。但吸入高浓度氧气结合吸痰，最有可能导致肺不张，而目前又无其他方法可以替代。

麻醉过程中肺不张的发生及肺膨胀的可能，促使人们研究在手术和麻醉结束时使用肺复张方法。同样，吸入氧气的浓度也起着重要作用。因此，在麻醉结束时进行肺复张，然后用浓度为100％的氧气进行通气（后者在常规麻醉中常见）可在10 min内引起新的肺不张，但如果降低吸入氧气浓度（F_iO_2）通气则不会出现肺不张[26]。另一种防止肺不张持续到术后的方法是使用PEEP直到气管拔管，并在有限的时间（例如15～30min）内继续CPAP，将吸入的氧气浓度降低到30%。在一项应用该方法的小型研究中，于患者清醒1 h后采用CT评估，发现与未使用CPAP / PEEP的患者对照相比，肺不张减少至少于对照组的1/3[27]。

第五节　个体化肺通气

个体化肺通气技术是在30多年前开始发展的，其目的是根据单个肺血流量来优化通气分布。它在改善氧合方面取得了成功，但过于复杂，不适用于重症监护。它要求：①患者侧卧位；②插双腔支气管导管；③使用两个呼吸机。

这样就有可能将较高的PEEP用于大多数肺不张所在的下肺，并使每个肺分别通气，50%通气量给予上部非依赖性肺，另外50%通气量给予下部依赖性肺。假设这与两肺之间的血流分布相匹配[28]（图1-2）。尽管操作复杂，但也在麻醉患者中进行了测试。此外，在麻醉过程中，气体交换可以得到改善，CT扫描显示肺不张可以有效地从依赖性肺中清除，而非依赖性肺不会过度扩张。这一概念最近被重新提起，至少在实验上，使用了更好的监测技术，更重要的是，根据每个肺的呼吸力学而不是其灌注来分配通

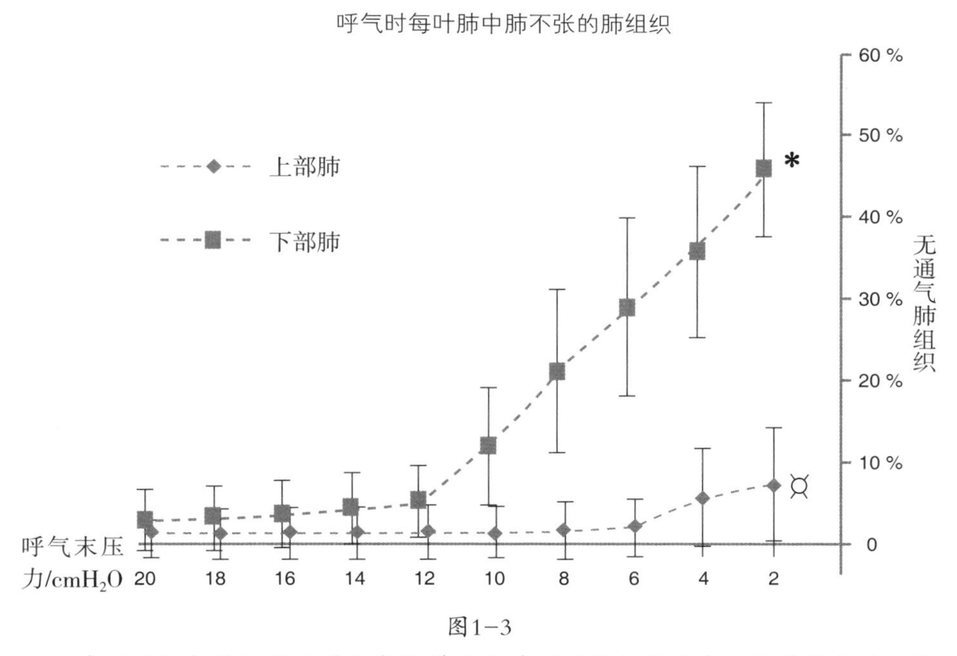

图1-3

在呼吸机相关肺损伤（重复肺灌洗和易损通气）模型中，猪非依赖性和依赖性侧卧位肺不张的数量。应当注意的是，当呼气末压力从20 cmH_2O下降时，下部依赖性肺的肺不张从12 cmH_2O开始迅速增加，而上部非依赖性肺的肺不张在≥6 cmH_2O时，无明显改变[29]。

气量。虽然不能优化气体交换，但可减少肺部的压力和应变，减轻炎症损伤。以此为目标，两肺之间的通气量将根据其区域顺应性（或者更确切地说，其时间常数）自动分配。如动物模型[29]所示（图1-3），可以在最佳PEEP水平下，使每侧肺避免过度扩张，并在通气的前提下，使萎陷的肺组织膨胀。使用一个呼吸机可以为两个肺提供不同PEEP的简单气动系统[30]，并且现在有一种双腔气管导管，易于插管和固定，但在胸外科和重症监护中的潜在价值仍有待研究。

第六节　单 肺 通 气

在单肺通气（OLV）过程中，隔离上部肺，以便对该肺进行手术，该侧肺不参与气体交换。无气体交换的侧肺由于分流导致动脉氧合降低。缺氧性血管收缩（HPV）减少了这种分流，但肺的萎陷和变形导致的肺血管扭结，削弱了对分流的影响[31]。

患者通常处于侧卧位，下侧肺是有通气和血流灌注的。非通气肺位于上侧，以便于手术，通气侧肺处于依赖性位置。肺不张在依赖性肺部产生，肺功能分流通常＞11%，而OLV期间动脉血氧分压（PaO_2）降低50%或更多[32]。OLV期间机械通气的传统方法是大潮气量（10～12 mL/kg）和依赖性通气肺的零PEEP，大潮气量保持肺开放，零PEEP以保持非依赖性肺中的HPV效果并将灌注的血流降至最低[33]。然而，无论是麻醉期间的分流或低氧血症（见上文）都是术后肺部常见的并发症。病理生理学改变包括气道高压、通气—血流不匹配或分流、肺毛细血管压力增加和周期性肺泡萎陷等，可能导致肺泡损伤，随后出现肺水肿并伴有弥漫性肺损伤、白细胞浸润和炎症细胞因子释放，这一系列改变常被称为机械传导事件[34]。此外，当OLV终止时，依赖性肺、通气侧肺中可能持续存在高灌注，这与猪实验中的弥漫性肺损伤评分增加有关[35]。

对于开胸手术的患者，潮气量（VT）降至5 mL/kg似乎是有益的[36]。有趣的是，在OLV的猪模型中，肺不张和通气不良的肺组织的周期性复张/去复张比可从0.65降至0.42[37]（图1-4）。这可能会预防或减少炎症反应。此外，驱动压力，即吸气末和呼气末气道压力之间的差异，似乎是重症监护病房患者预后的重要预测指标[38]。OLV可能是驱动压力特别重要的另一种情形。

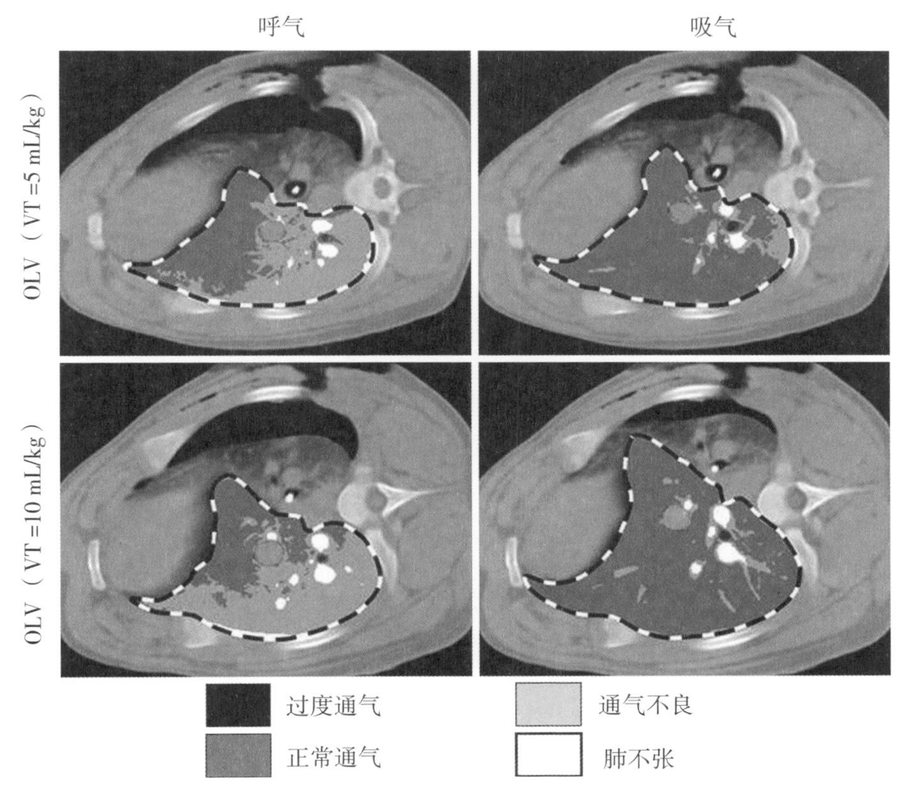

图1-4

左侧卧位VT = 5 mL/kg或VT = 10 mL/kg时OLV期间猪肺的CT图像。左肺已标注。请注意，与VT=5 mL/kg相比，VT=10 mL/kg在呼气时肺不张的数量更大，而吸气末的数量则略小，因此在较大的VT的情况下，会导致更多的复张/去复张[35]（经出版商许可）。

与传统的双肺通气一样，OLV期间的最佳呼气末正压（PEEP）水平也没有公认的标准。一种选择是滴定PEEP，以达到最佳的呼吸顺应性[39]。然而，PEEP在OLV过程中像一把双刃剑：一方面，它有利于维持通气侧肺萎陷的肺段复张，从而减少通气侧肺分流；另一方面，PEEP可以将血流从通气侧肺转移到非通气侧肺，从而增加非通气侧肺分流。

在OLV期间，也有人建议采用复张操作来重新扩张萎陷的肺[40]。如潮汐式呼气期间二氧化碳（CO_2）曲线所示，这种操作除了可以改善氧合外，还能减少肺分流使通气分布更均匀。使用CO_2冲洗还可以检测过多的气道和肺泡无效腔，指导OLV中VT和PEEP的使用[41]。

与容量控制通气相比，压力控制通气更有助于改善OLV期间的气体交换。在一项关于胸外科手术患者的研究中，这一点却未得到证实[42]。事实上，如果调整通气量以达到相同的潮气量，动脉氧合没有差异，最终吸气末（平台压）气道压力也没有差异。两种模式之间的唯一区别是在容量控制通气模式下峰值压力较高，这可以用两种模式之间吸气气流的流型差异来解释。

在OLV麻醉期间导致气体交换障碍的另一因素是药物对肺血流的干扰[43]。吸入血管扩张剂，如一氧化氮（NO）和前列腺素具有局部作用，能将血液从非通气区域转移到通气良好的肺部区域。正如最近所证实的那样，与内皮素系统的相互作用似乎可以增强血流的重新分布[44]。已证实静脉注射阿米替林可以增加肺动脉压，且具有剂量依赖性，能够改善急性呼吸窘迫综合征（ARDS）或脓毒症患者的氧合[45]。这种作用被认为是由于增强了HPV，从而减少了非通气侧肺的血流。最后，患者的体位可以改变分流的程度[46]。

实际上所有的麻醉剂都会减弱OLV期间的HPV[47]，但效果有限，因此麻醉剂之间的差异也较小，如地氟醚和异氟醚之间的差异[48]。静脉麻醉剂减少HPV的作用较弱，但它们可能比吸入药物更易引起炎症反应。因此，在一项对胸外科手术患者OLV（VT=7 mL/kg）的研究中，比较异丙酚、地氟醚和七氟醚在麻醉期间对炎症反应的影响[49]，发现OLV增加了通气侧肺内促炎介质的浓度，吸入麻醉药（而非异丙酚）降低了肺泡炎症反应。

OLV的一种特殊情况是伴随着人工气胸，即CO_2进入胸膜腔，如房颤手术。这可能是一个非常具有挑战性的情况，需要对呼吸和循环支持进行快速决策。在电阻抗断层成像（EIT）的实验模型中发现，左肺的OLV和右侧的人工气胸导致心输出量、动脉氧合和混合静脉氧饱和度降低，而右肺的OLV和左侧人工气胸引起的变化较小。该模型可用于进一步研究[50]。

（冯迪 译　李泉 校）

参考文献

[1] FUTIER E, MARRET E, JABER S. Perioperative positive pressure ventilation: an integratedapproach to improve pulmonary care[J]. Anesthesiology, 2014, 121 (2): 400 - 408.

[2] FUTIER E, CONSTANTIN J M, PAUGAM-BURTZ C, et al. Atrial of intraoperative low-tidal-volume ventilation in abdominal surgery[J]. N Engl J Med, 2013, 369 (5): 428 - 437.

[3] THE PNI, FOR THE CLINICAL TRIAL NETWORK OF THE EUROPEAN SOCIETY OF A. High versuslow positive end-expiratory pressure during general anaesthesia for open abdominal surgery (PROVHILO trial): a multicentrerandomised controlled trial[J]. Lancet, 2014, 384 (9942): 495 - 503.

[4] SERPANETO A, HEMMES S N, BARBAS C S, et al. Incidence of mortality and morbidity related to postoperative lung injury inpatients who have undergone abdominal or thoracic surgery: a systematic review and meta-analysis[J]. Lancet Respir Med, 2014, 2 (12): 1007 - 1015.

[5] WAHBA RW. Perioperative functional residual capacity[J]. Can J Anaesth (Journal canadiend'anesthesie) , 1991, 38 (3): 384 - 400.

[6] TOKICS L, STRANDBERG A, BRISMAR B, et al. Computerizedtomography of the chest and gas exchange measurements during ketamine anaesthesia[J]. Acta Anaesthesiol Scand, 1987, 31 (8): 684 - 692.

[7] DON H. The mechanical properties of the respiratory system during anesthesia[J]. Int Anesthesiol Clin, 1977, 15 (2): 113 - 136.

[8] ROTHEN H U, SPORRE B, ENGBERG G, et al. Airway closure, atelectasisand gas exchange during general anaesthesia[J]. Br J Anaesth, 1998, 81 (5): 681 - 686.

[9] BENDIXEN H H, HEDLEY-WHYTE J, LAVER M B. Impaired oxygenation in surgical patients during general anesthesia with controlled ventilation: a concept of atelectasis[J]. N Engl J Med, 1963, 269: 991 - 996.

[10] DAMGAARD-PEDERSEN K, QVIST T. Pediatric pulmonary CT-scanning. Anaesthesia-induced changes[J]. Pediatr Radiol, 1980, 9 (3): 145 - 148.

[11] HEDENSTIERNA G, EDMARK L. Mechanisms of atelectasis in the perioperative period[J]. Best Pract Res Clin Anaesthesiol, 2010, 24 (2): 157 - 169.

[12] LINDBERG P, GUNNARSSON L, TOKICS L, et al. Atelectasis and lung function in the postoperative period[J]. Acta Anaesthesiol Scand, 1992, 36 (6): 546 - 553.

[13] TENLING A, HACHENBERG T, TYDEN H, et al. Atelectasis and gas exchange after cardiac surgery[J]. Anesthesiology, 1998, 89 (2): 371 - 378.

[14] VAN KAAM A H, LACHMANN R A, HERTING E, et al. Reducing atelectasis attenuates bacterial growth and translocation in experimental pneumonia[J]. Am J Respir Crit Care Med, 2004, 169 (9): 1046 - 1053.

[15] NAKOS G, TSANGARIS H, LIOKATIS S, et al. Ventilator-associated pneumonia and atelectasis: evaluation through bronchoalveolar lavage fluid

analysis[J]. Intensive Care Med, 2003, 29 (4): 555 - 563.

[16] HEDENSTIERNA G, MCCARTHY GS. Airway closure and closing pressure during mechanical ventilation[J]. Acta Anaesthesiol Scand, 1980, 24 (4): 299 - 304.

[17] SCHOLTEN D J, NOVAK R, SNYDER J V. Directed manual recruitment of collapsed lung in intubated and nonintubated patients[J]. Am Surg, 1985, 51 (6): 330 - 335.

[18] REINIUS H, JONSSON L, GUSTAFSSON S, et al. Prevention of atelectasis in morbidly obese patients during general anesthesia and paralysis: a computerized tomography study[J]. Anesthesiology, 2009, 111 (5): 979 - 987.

[19] DYHR T, NYGARD E, LAURSEN N, et al. Both lung recruitment maneuver and PEEP are needed to increase oxygenation and lung volume after cardiac surgery[J]. Acta Anaesthesiol Scand, 2004, 48 (2): 187 - 197.

[20] GATTINONI L, CAIRONI P, CRESSONI M, et al. Lung recruitment in patients with the acute respiratory distress syndrome[J]. N Engl J Med, 2006, 354 (17): 1775 - 1786.

[21] ALBERT S P, DIROCCO J, ALLEN G B, et al. The role of time and pressure on alveolar recruitment[J]. J Appl Physiol (1985) , 2009, 106 (3): 757 - 765.

[22] TUSMAN G, BOHM S H, VAZQUEZ DE ANDA GF, et al. 'Alveolar recruitment strategy'improves arterial oxygenation during general anaesthesia[J]. Br J Anaesth, 1999, 82 (1): 8 - 13.

[23] ROTHEN H U, SPORRE B, ENGBERG G, et al. Prevention of atelectasis during general anaesthesia[J]. Lancet, 1995, 345 (8962): 1387 - 1391.

[24] EDMARK L, AUNER U, ENLUND M, et al. Oxygen concentration and characteristics of progressive atelectasis formation during anaesthesia[J]. Acta Anaesthesiol Scand, 2011, 55 (1): 75 - 81.

[25] RUSCA M, PROIETTI S, SCHNYDER P, et al. Prevention of atelectasis

formation during induction of general anesthesia[J]. Anesth Analg, 2003, 97 (6): 1835 - 1839.

[26] BENOIT Z, WICKY S, FISCHER J F, et al. The effect of increased FIO (2) before tracheal extubation on postoperative atelectasis[J]. Anesth Analg, 2002, 95 (6): 1777 - 1781.

[27] EDMARK L, AUNER U, HALLEN J, et al. A ventilation strategy during general anaesthesia to reduce postoperative atelectasis[J]. Ups J Med Sci, 2014, 119 (3): 242 - 250.

[28] HEDENSTIERNA G, BAEHRENDTZ S, KLINGSTEDT C, et al. Ventilation and perfusion of each lung during differential ventilation with selective PEEP[J]. Anesthesiology, 1984, 61 (4): 369 - 376.

[29] BORGES JBAO, SENTURK M, SUAREZ-SIPMANN F, et al. Optimum selective PEEP titration during lateral decubitus and differential lung ventilation[J]. Am J Respir Crit Care Med, 2015, 43 (10): e404 - e411.

[30] DAROWSKI M, HEDENSTIERNA G, BAEHRENDTZ S. Development and evaluation of a flow-dividingunit for differential ventilation and selective PEEP[J]. Acta Anaesthesiol Scand, 1985, 29 (1): 61 - 66.

[31] MILLER F L, CHEN L, MALMKVIST G, et al. Mechanical factors do not influence blood flow distribution in atelectasis[J]. Anesthesiology, 1989, 70 (3): 481 - 488.

[32] LESSER T, SCHUBERT H, KLINZING S. Determination of the side-separated pulmonary right-to-left shunt volume[J]. J Med Invest: JMI, 2008, 55 (1 - 2): 44 - 50.

[33] BRODSKY J B. The evolution of thoracic anesthesia[J]. Thorac Surg Clin, 2005, 15 (1): 1 - 10.

[34] KARCZ M, VITKUS A, PAPADAKOS P J, et al. State-of-the-art mechanical ventilation[J]. J Cardiothorac Vasc Anesth, 2012, 26 (3): 486 - 506.

[35] KOZIAN A, SCHILLING T, FREDEN F, et al. One-lung ventilation induces hyperperfusion and alveolar damage in the ventilated lung: an experimental study[J]. Br J Anaesth , 2008, 100 (4): 549 - 559.

[36] TUGRUL M, CAMCI E, KARADENIZ H, et al. Comparison of volume controlled with pressure controlled ventilation during one-lung anaesthesia[J]. Br J Anaesth, 1997， 79 (3): 306 - 310.

[37] KOZIAN A, SCHILLING T, SCHUTZE H, et al. Ventilatory protective strategies during thoracic surgery: effects of alveolar recruitment maneuver and low-tidal volume ventilation on lung density distribution[J]. Anesthesiology, 2011, 114 (5): 1025 - 1035.

[38] AMATO M B, MEADE M O, SLUTSKY A S, et al. Driving pressure and survival in the acute respiratory distress syndrome[J]. N Engl J Med, 2015, 372 (8): 747 - 755.

[39] SLINGER PD, KRUGER M, MCRAE K, et al. Relation of the static compliance curve and positive end-expiratory pressure to oxygenation during one-lung ventilation[J]. Anesthesiology, 2001, 95 (5): 1096 - 1102.

[40] TUSMAN G, BOHM S H, SIPMANN F S, ea al. Lung recruitment improves the efficiency of ventilation and gas exchange during one-lung ventilation anesthesia[J]. Anesth Analg, 2014, 98 (6): 1604 - 1609, table of contents.

[41] TUSMAN G, BOHM S H, SUAREZ-SIPMANN F. Dead space during one-lung ventilation[J]. Curr Opin Anaesthesiol, 2015, 28 (1): 10 - 17.

[42] UNZUETA M C, CASAS J I, MORAL M V. Pressure-controlled versus volume-controlled ventilation during one-lung ventilation for thoracic surgery[J]. Anesth Analg, 2007, 104 (5): 1029 - 1033.

[43] DEMBINSKI R, HENZLER D, ROSSAINT R. Modulating the pulmonary circulation: an update[J]. Minerva Anestesiol, 2004, 70 (4): 239 - 243.

[44] TRACHSEL S, HAMBRAEUS-JONZON K, BERGQUIST M, et al . No

redistribution of lung blood flow by inhaled nitric oxide in endotoxemic piglets pretreated withan endothelin receptor antagonist[J]. J Appl Physiol (1985) , 2015, 118 (6): 768 - 775.

[45] WYSOCKI M, DELCLAUX C, ROUPIE E, et al. Additive effect on gas exchange of inhaled nitric oxide and intravenous almitrinebismesylate in the adultrespiratory distress syndrome[J]. Intensive Care Med, 1994, 20 (4): 254 - 259.

[46] CHOI Y S, BANG S O, SHIM J K, ea al. Effects of head-down tilt on intrapulmonary shunt fraction and oxygenation during one-lung ventilation in the lateral decubitus position[J]. J Thorac Cardiovasc Surg, 2007, 134 (3): 613 - 618.

[47] MARSHALL B E. Hypoxic pulmonary vasoconstriction[J]. Acta Anaesthesiol Scand Suppl, 1990, 94: 37 - 41.

[48] SCHWARZKOPF K, SCHREIBER T, BAUER R, et al. The effects of increasing concentrations of isoflurane and desflurane on pulmonary perfusion and systemic oxygenation during one-lung ventilation in pigs[J]. Anesth Analg, 2001, 93 (6): 1434 - 1438.

[49] SCHILLING T, KOZIAN A, SENTURK M, et al. Effects of volatile and intravenous anesthesia on the alveolar and systemic inflammatory response inthoracic surgical patients[J]. Anesthesiology, 2011, 115 (1): 65 - 74.

[50] REINIUS H, BORGES J B, FREDEN F, et al. Real-time ventilation and perfusion distributions by electrical impedance tomography during one-lungventilation with capnothorax[J]. Acta Anaesthesiol Scand, 2015, 59 (3): 354 - 368.

第二章

胸外科手术后患者去向

Lukas Kreienbühl，TizianoCassina，Marc Licker

第一节 引 言

胸外科手术后死亡率为2%～5%，有20%~40%会发生心肺并发症，常导致住院时间延长和医疗费用增加[1]。传统上，很大一部分胸外科手术患者被送往重症监护病房（ICU）。鉴于不断增加的医疗费用和预算限制，越来越多的患者住进重症康复病房（HDU）和麻醉后监测治疗室（PACU）。在本章中，我们兼顾可用的医院资源和患者与手术相关的因素，讨论术后监护管理和分流标准的基本原理，为ICU、HDU或PACU收治患者的标准提供参考（图2–1）。

临床医师对术后患者去向的判断在很大程度上取决于对手术后可避免的主要并发症发生的评估。将患者和手术相关的风险相结合，可预测其风险。在大量队列分析的基础上，已开发并验证了几种涵盖外科手术和患者危险因素的风险评分系统，用以评估主要的非心脏手术特别是胸外科手术的术后并发症发生率和死亡率。

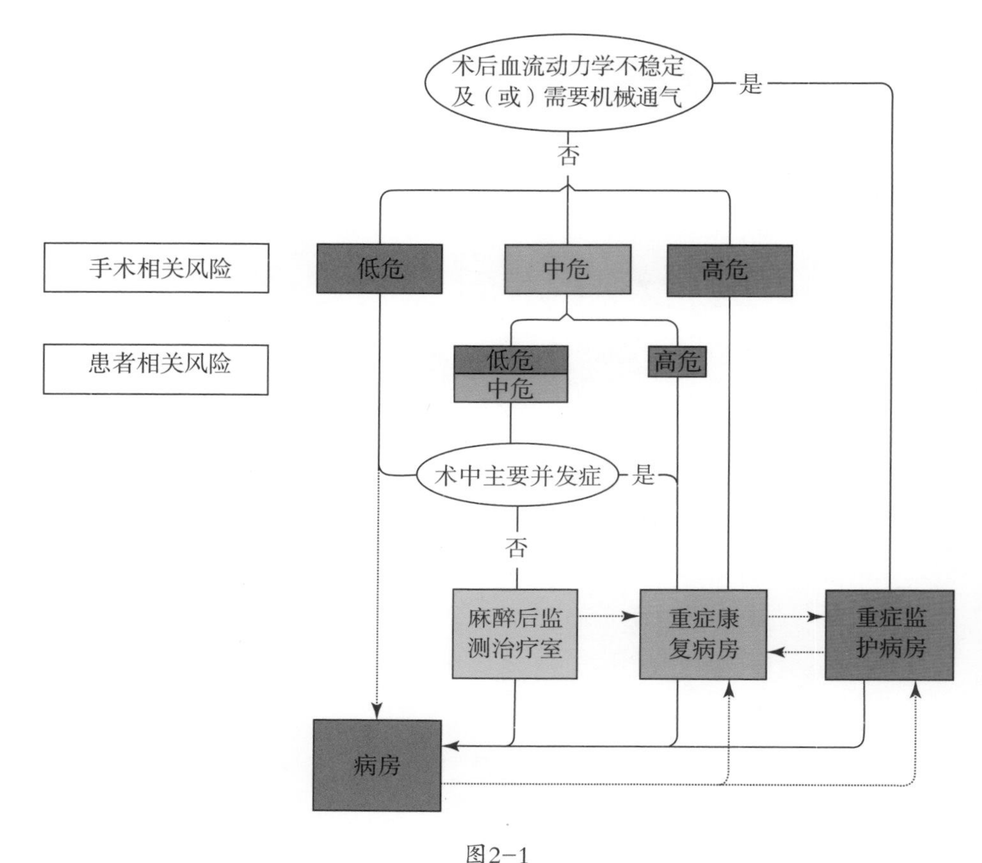

图2-1
术后患者分类。

第二节 围术期患者危险分层

一、与患者有关的危险因素

（一）一般风险评分

目前普遍采用美国麻醉医师协会（ASA）生理健康评分表（Ⅰ~Ⅴ）评估需要手术、诊疗操作的患者的术前健康状况。虽然ASA＞Ⅱ与术后并发症发生率和死亡率的风险增加有关，但观察者间较大的变异性和较差的特异性影响了对患者个体风险评估的准确性[2]。

Charlson合并症指数（CCI）能有效预测患者1年死亡率，由19个加权医学诊断组成。CCI评分＞5的患者1年死亡率＞50%[3]。接受非心脏手术的患者中，CCI评分≥3分的患者1年内死亡人数增加了16倍[4]。同样，在接受肺癌根治性切除的患者中，CCI评分≥3分的肺癌患者主要并发症的发生率高出10倍[5]。

美国外科质量改进计划（NSQIP）是由美国外科医学院（ACS）和退伍军人事务部（VA）联合建立的，目的是比较不同VA医院之间经风险调整后的术后30天死亡率[6]。基于21个变量，NSQIP采用基于互联网的手术风险计算器，建立手术死亡率概率模型（S–MPM），主要包括3个相关部分（ASA健康状况、手术风险等级和紧急程度），用于预测术后30天内全因死亡率[7]（表2–1）。

表2–1 外科死亡率概率模型（S–MPM）

危险因素	分值
ASA Ⅰ	0
ASA Ⅱ	2
ASA Ⅲ	4
ASA Ⅳ	5
ASA Ⅴ	6
低手术风险	0
中手术风险	1
高手术风险	2
紧急干预	1
分值	**死亡率**
0	0.01 %
1	0.02 %
3	0.07 %
4	0.2 %

（续表）

分值	死亡率
5	1.5 %
6	4 %
7	10 %
8	25 %
9	50 %

胸科手术特有的心肺风险指数（CPRI）于1993年被提出，包括心脏风险指数（充血性心力衰竭、6个月内心肌梗死、频发室性早搏、心律失常、年龄＞70岁、主动脉瓣重度狭窄、一般医疗条件差）和肺风险指数（BMI≥27 kg/m^2、围术期8周内吸烟、围术期5天内咳痰、围术期5天内出现弥漫性喘息或干啰音、FEV1/FVC＜70%、$PaCO_2$＞45 mmHg）。后来，Ferguson等人又验证了一种简单的评分系统（EVAD），该系统利用肺功能测试数据［一秒用力呼气容积（FEV1）、肺一氧化碳弥散功能（DLCO）］和患者年龄来预测肺切除术后并发症的可能性[8]。

最近，法国国家胸科数据库（EPITHOR）纳入了8个独立的危险因素（年龄、性别、ASA生理状况、体能状态、呼吸困难、手术优先级、切除范围、癌症）来预测胸腔镜手术患者住院死亡率[9]。

（二）心血管风险评分

改良心脏风险指数（RCRI）可用于预测非急诊、非心脏手术中的主要心脏并发症[10]（表2–2）。主要心脏并发症包括心肌梗死、肺水肿、心室颤动或原发性心脏骤停及完全性传导阻滞。RCRI由6个具有大致相同重要性的变量组成：高危手术（包括胸内手术）、缺血性心脏病史、充血性心力衰竭史、脑血管疾病史、糖尿病胰岛素治疗和术前血肌酐＞177 mol/L。在超过11%的患者中，RCRI≥3与术后主要心脏并发症的风险相关，被视为界定高危患者的临界值。根据原始的RCRI，建立了肺切除术的胸部危险评分（ThRCRI）[11]（表2–3）。但这2个评分在肺切除术的患者中的预测能力存在争议。

表2-2 改良心脏危险指数

危险因素	分值
冠心病史	1
心力衰竭史	1
脑血管病史	1
高危手术（腹股沟上血管、腹腔内、胸腔内）	1
术前胰岛素治疗	1
血清肌酐＞177 μmol/L	1
心脏重大事件的风险	
分值	风险（95 % CI）
0	0.4 %（0.05～1.5）
1	0.9%（0.3～2.1）
2	6.6%（3.9～10.3）
≥3	≥11%（5.8～18.4）

注：CI，可信区间。

表2-3 胸部修正心脏风险指数（ThRCRI）

危险因素	分值
冠心病史	1.5
脑血管病史	1.5
肺切除术	1.5
血清肌酐＞177 μ mol/L	1
心脏重大事件的风险	
分值	风险
0	0.9 %
1～1.5	4.2 %
2～2.5	8 %
＞2.5	18 %

根据NSQIP数据库中200 000多名患者的数据分析，开发心肌梗死和心脏骤停（MICA）风险计算器[12]，旨在提高主要心脏不良事件的预测能力。通过分析明确了5个预测30天MICA围术期风险的因素：手术类型、年龄、独立生活能力、肌酐＞133 μmol/L、ASA分级。尽管没有专门针对胸外科手术患者的数据，但与RCRI相比，MICA风险计算器能更准确地预测心脏风险，MICA风险计算器可在网上获得。

术后肺部并发症（PPC）包括呼吸衰竭、48 h内再插管、脱机失败、肺炎、肺不张、支气管痉挛、慢性阻塞性肺疾病（COPD）加重、气胸、胸腔积液和各种上呼吸道阻塞。它们是术后并发症和死亡的主要原因，可能比心血管并发症的死亡率更高。

（三）肺风险评分

ARISCA评分是根据各种手术患者发生术后肺部并发症（PPC）的概率建立的风险评分[13]，并总结了7个独立的危险因素：术前血氧饱和度低、术前贫血、高龄、术前1个月内呼吸道感染、手术时间＞2 h、上腹部或胸内手术和急诊手术（表2-4）。与患者和手术相关的风险因素约占总风险的50%。这一评分系统在许多欧洲国家特别是西欧国家得到了前瞻性和回顾性验证，具有令人满意的预测能力[14]。

表2-4　ARISCAT评分

年龄/岁	评分	术前SpO_2/ %	评分
51～80	3	91～95	8
＞80	16	≤90	24
术前1个月呼吸道感染	17	术前贫血（≤10 g/dL）	11
手术切口	评分	手术时间/h	评分
上腹部	15	＞2～3	16
胸腔内	24	＞3	23
急诊手术	8	—	—

（续表）

PPC风险	评分
低［1.6 %（0.6%～2.6%）］	<26
中［13.3 %（7.6%～19%）］	26～45
高［42.1 %（29.3 %～54.9%）］	>45

注：PPC，术后肺部并发症；SpO_2，脉搏血氧饱和度；OR，优势比。

（四）肺功能试验

呼吸困难的程度与术后死亡风险密切相关[15]。标准化的爬楼梯耐受测试是一种简单、经济、有效的客观测定心肺储备的方法，可能比传统的肺活量测量值具有更好的预测能力[1]。这项测试包括不间断地爬3层楼梯，相当于上升12 m，对应代谢当量（Mets）>4。攀登不能超过12 m者，需要进一步的肺功能测试。无论肺功能检查结果如何，至少能爬22 m（5～6层楼）的患者术后并发症的风险很低[16]。

FEV1是预测胸部手术围术期并发症的可靠指标[17]，FEV1<70%具有诊断意义。欧洲呼吸学会（ERS）和欧洲胸外科学会（ESTS）制定了关于癌症患者肺切除适应证的指南，根据预测术后ppo-FEV1<30%与否将患者分为正常人群和高危人群。一方面，应该注意的是与术后第1天的实际FEV1相比，计算的ppo-FEV1可能会高估30%，术后第1天实测的FEV1可能提供更准确的心肺风险评估[18-20]。另一方面，中度到重度阻塞性肺疾病的患者在肺切除后呼吸动力学可能有所改善[21]。一氧化碳弥散量（DLCO）是预测围术期并发症的另一个有力指标。根据ERS/ESTS指南，ppo-DLCO<30%表示手术风险高[1]。

峰值摄氧量（VO_2peak）能进一步完善围术期风险评估。VO_2peak>20 mL/（kg·min）的患者能够耐受全肺切除，而VO_2peak<10 mL/（kg·min）的患者则表明任何类型的肺切除都有很高的风险[22]。术后VO_2peak<10 mL/（kg·min）与死亡率>50%相关[23]。

（五）年老体弱

随着年龄增长，器官功能减退和生理储备受损，高龄被认为是围术期并发症和死亡的重要危险因素。肌肉减少不仅影响四肢骨骼肌，也影响呼吸肌和控制上呼吸道的肌肉。因此，阻塞性睡眠呼吸暂停和隐匿性误吸更常发生，尤其是存在潜在的神经疾病（如有脑卒中史、痴呆、帕金森病）[24]的情况下。术后低氧血症和高碳酸血症的风险增加与麻醉药物敏感性高、呼吸肌无力及肺内分流增加有关。体温调节受损则促使伤口感染、出血和心脏缺血事件的发生，从而导致术后恢复时间延长[25]。术后认知障碍（POCD）的风险增加，特别是在使用苯二氮䓬类药物后[26]。

评估患者的脆弱性是一种综合衡量老年人状况的方法。它包括对认知、力量、体能、营养、身体活动和情绪的测量。评估患者的脆弱性可能是一个有价值的指标，有利于确定术后监护规划。多维脆弱性评分用于预测术后1年的死亡率[27]。它是对老年综合评估（CGA）的改良，共包括9个项目，最高分数为15分。作者用5分作为分界值来区分术后死亡率的低风险和高风险（死亡率＞10%）。虽然在预测1年死亡率方面优于ASA评分，但它的计算既复杂又费时，而且必须由熟悉评分的医疗顾问来执行。

二、手术相关风险因素（表2-5）

表2-5　按胸外科手术类型划分的风险分类

风险分类	手术类型
低危	胸腔引流、胸膜固定术、纵隔镜检查术、肺活检
中危	肺泡切除术、胸膜切除术、肺叶切除术、肺段切除术、楔形切除术
高危	全肺切除术、扩大肺切除术、气管和支气管切除术、纵隔切除术[a]、横膈切除术、肺减容手术、肺移植

注：a，食管切除术、纵隔肿瘤切除术、胸腺切除术。

（一）肺切除

有关胸外科手术风险的文献主要集中在肺切除，特别是肺癌手术。一般来说，肺切除范围越大，术后并发症发生的风险就越高。

术后并发症发病率和死亡率最高的危险因素与扩大全肺切除术有关[28]。美国胸外科医师学会（STS）全胸外科数据库（GTSD）的一项研究调查了1 267例全肺切除术后的主要并发症发病率和死亡率，发现年龄＞65岁、充血性心力衰竭、FEV1＜60%、潜在的良性肺疾病和扩大的全肺切除术是影响主要不良预后的独立危险因素。总的死亡率为5.6%，主要并发症的发生率为30.4%。法国国家胸科手术数据库（EPITHOR）的研究，分析了4 498例肺癌患者数据，发现全肺切除术的总死亡率为7.8%，并认为年龄＞65岁、ASA≥3级、体重偏低、右侧全肺切除术和扩大全肺切除术是死亡的危险因素[29]。

一项基于STS GTSD的大型研究显示，111个参与中心的18 800例肺癌切除手术的围术期总死亡率为2.2%。死亡的独立预测因素为全肺切除、双肺叶切除、ASA分级、体能、肾功能障碍、化疗或放疗、类固醇使用、年龄、急诊手术、男性、FEV1和体重指数[30]。根据美国国家癌症数据库（NCDB）近12万名患者的数据分析，非小细胞肺癌（NSCLC）术后30天内的死亡率为3.4%，其中全肺切除术的死亡率为8.5%，扩大肺叶切除和双肺叶切除的死亡率为4%，肺叶切除和双肺叶切除的死亡率为2.6%。而肺楔形切除的死亡率为4.2%，略高于肺叶切除，其原因可能是该手术方式的肿瘤复发率较高，患者术前功能状态较差，只能选择较保守的手术方式。

总的来说，右肺切除比左肺切除有更高的并发症风险，因为更容易形成支气管胸膜瘘，导致右心室后负荷增加，引起心脏交感–迷走神经平衡紊乱[29,31]。

（二）其他胸外科手术

胸外科手术需要开胸和单肺通气（OLV），被认为是高风险手术。与肺切除相似，其心血管并发症和肺不张、肺炎及呼吸机所致肺损伤

（VILI）的风险与肺切除术相似，可导致急性肺损伤（ALI）或急性呼吸窘迫综合征（ARDS）。

一种预测食管切除术患者术后并发症的发生和严重程度的算法已被研发出来了[32]。独立危险因素有年龄增长、脑血管意外（CVA）或短暂性脑缺血（TIA）史、心肌梗死史、第一秒用力呼气容积（FEV1）减少、心电图（ECG）改变，以及扩大根治范围的外科手术。该算法已经在一些大型医院的风险预测中得到了验证[33]。

在电视胸腔镜手术（VATS）下进行的肺或胸膜活检和简单的肺大疱切除术通常属于短小手术，只需要在PACU中短期观察，监测麻醉苏醒、静脉镇痛方案，以及是否漏气、肺复张和肺不张。纵隔镜检查一般也在PACU中观察，应特别注意术后隐匿性出血的风险。

重度肺气肿患者术前常存在严重的气流受限和气体交换障碍，因此这些患者进行单肺或双侧肺减容手术被认为是高危手术。这些患者镇痛药物的使用需要谨慎（建议使用硬膜外或椎旁阻滞），鉴于存在肺功能恶化的危险（如支气管胸膜瘘、阿片类药物引起的高碳酸血症），建议进入ICU或HDU。

（三）额外的外科危险因素

与传统的后外侧开胸切口相比，很少有证据表明肌肉分离的开胸手术切口更好，但切口长度可能与开胸术后并发症的发生成正比[34]。因此，VATS手术的切口小，产生有限的组织创伤，减少神经内分泌反应和炎症反应，与降低围术期死亡率、减少术后并发症（如肺炎和房性心律失常）及缩短住院时间有关[31]。在没有发生术后并发症的其他主要危险因素的情况下，VATS肺切除术的患者可不需要神经阻滞技术，只需在PACU中进行生命监测和麻醉苏醒。

符合资质的胸外科医师完成手术例数较少时，手术死亡率可能会降低[35]。医院之间术后死亡率的差异也与术后患者管理质量有关[36]，后续应将当地治疗经验纳入术后患者管理策略中。

在紧急情况下进行的手术总是与较差的术后结果相关，各种术前和术后评分已将该因素整合到风险分层中。

最后，当术中出现严重并发症时可能需要比术前计划的更高水平的术后监测和治疗。心肌缺血、引起血流动力学紊乱的严重心律失常、难治性低血压或低氧血症、支气管误吸和大量出血应当进入HDU或ICU（表2–6）。

表2–6　术后并发症的高风险因素汇总

患者相关危险因素	程序相关危险因素
ASA≥4	高危程序（根据表2–5）
S–MPM≥6点	术中主要并发症[a]
RCRI ≥2点	术者和医院专业知识水平低
ThRCRI＞1.5点	急诊手术
ARISCAT＞45点	—
术前 FEV1＜60 %	—
术后FEV1＜30 %	—
术后DLCO＜30 %	—
VO_2 peak＜12 mL/（kg · min）	—
肝脏功能障碍[b]	—

注：ASA，美国麻醉医师协会评分；S–MPM，手术死亡率模型；RCRI，修订的心脏风险指数；ThRCRI，胸心危险指数；FEV1，一秒用力呼气容积量；DLCO，一氧化碳弥散量；VO_2，氧耗量；MELD，终末期肝病模型。

a，顽固性低血压和（或）低氧血症、心肌缺血、需要治疗的心律失常、大出血和支气管误吸。

b，根据参考文献［37–39］。

（四）麻醉管理

通过实施围术期风险最小化策略，可以改善患者的预后：

（1）基于脑电活动监测的麻醉药物管理。

（2）采用肺保护性通气策略。

（3）实现最佳氧供以满足代谢需求。

（4）正常体温和出血的控制。

（5）有效的疼痛控制。

术后疼痛控制的类型和质量影响术后患者的转归，若不能充分控制术后疼痛会增加术后心肺并发症的风险和住院时间[40]。胸段硬膜外镇痛被认为是胸外科手术疼痛管理的金标准。与全身镇痛相比，它具有术后肺炎发生率低、机械通气时间短等优点[41]。胸椎旁阻滞（PVB），由麻醉医师经皮或由外科医师直接实施，可以提供类似的镇痛作用，同时降低低血压和尿潴留的风险[42]。在一些医疗机构中，患者可因使用胸段硬膜外镇痛引起顽固性低血压，而被转送到HDU或ICU。在过去的几十年中，由于硬膜外镇痛相对于全身镇痛的额外好处，使PPC的发生率显著减少[41]。

第三节　术后ICU、HDU或PACU的选择

对于大多数患者来说，尽管术中并发症可能会改变最初的评估，但根据对患者术前的评估和手术相关危险因素的分析，可以在术前确定和计划术后患者的去向。尽管没有专门为胸外科手术开发或验证的风险评分，但兼顾术中并发症的几个风险评分，可以在手术结束时作出判断。

一、评分及标准

外科Apgar评分包括3个术中参数：失血量、最低平均动脉压和最低心率。这3个参数已被证明有助于预测非心脏手术后的主要并发症或30天死亡率[43]。到目前为止，还没有胸外科手术患者纳入该研究（表2-7）。SAS已在单个中心和8个不同国家的一项国际研究中成功验证[44]。为了进行术后分诊，Apgar评分≤6分可能意味着术后并发症风险高，并提示临床医师将患者转入HDU或ICU。

表2-7 外科Apgar评分

术中参数	分值				
	0	1	2	3	4
估计失血量/mL	>1000	601～1000	101～600	≤100	—
最低平均动脉压/mmHg	<40	40～54	55～69	≥70	—
最低心率/bpm	>85[a]	76～85	66～75	56～65	≤55

外科Apgar评分	0～4	5	6	7	8	9	10
并发症发病率/%	32.9	20.5	12.2	9.1	4.8	4	3
死亡率/%	7.9	3.4	1.9	1.1	05	0.5	0.5

注：a，病理性缓慢性心律失常，包括窦性停搏、房室传导阻滞或分离、交界性或心室逸搏心律以及心脏停搏也被评为0分。

以死亡率及发病率计数的生理和手术严重度评分（POSSUM）是为审查而开发的，在英国相当于美国的NSIQP。它基于12个生理参数和6个手术参数，可以预测住院期间的死亡率和发病率。这对于肺切除术后并发症的预测是有用的[45]。随后，对POSSUM方程进行了改进，命名为Portsmouth-POSSUM（P-POSSUM）[46]。使用基于互联网的风险计算器可以轻松地进行风险计算。

急性生理学和慢性健康状况评分（APACHE）、简化急性生理评分（SAPS）和死亡概率模型（MPM）等ICU评分可用于危重症患者的危险预测和分层。然而，它们的作用有限，只能预测单一患者的风险，没有考虑到手术因素。

美国重症监护医学院（ACCM）发布了关于HDU[47]和ICU[48]患者选择标准的指南。对于“在大手术后血流动力学稳定，但由于大量液体转移而需要液体复苏和输血的患者”和“需要在最初24 h内进行密切监测的患者”，应考虑进入HDU。只有少数需要“血流动力学监测/通气支持或特殊护理”的患者才进入ICU。

二、当地的具体情况

术后管理从日间病房、外科病房、PACU延伸到HDU和ICU。每家医院都是独特的手术单元、人员、专业知识和技术设备的组合，这些因素极大地影响着手术后的分诊决策。因此，分诊指南必须根据这些具体情况加以调整，并由外科医师、麻醉医师、内科医师与重症医师等组成的多学科小组共同制定。

在一些机构中，所有手术后患者首先被转运到PACU，然后再转到病房或HDU。这样做的优点是在最后一次分诊时可以收集更多的临床信息，因为术后第1个小时是生理变化的关键时期，有可能出现早期病理过程。

患者转到病房会大大降低监测的质量和频率。成立由麻醉医师和（或）重症医学科医师组成的医疗急救小组可能是降低风险的一种方式[49]，并影响手术后的分诊决定。

术后患者的去向很大程度上受到实际可用床位的影响。此外，这也取决于这些医疗单元在医院内的位置（如靠近影像科和手术室）、行政管理、工作人员之间的协作，以及医疗单位人员的专业知识水平。

第四节　结　　论

术后的预防和治疗管理需仔细规划，以减少术后并发症发病率和死亡率。手术后患者分诊病房的最佳选择取决于患者和手术相关的危险因素的组合及当地的具体情况。现代化的麻醉管理有助于降低术后风险，减少术后重症监测的需要。对于许多高危患者，胸外科术后管理的总体趋势是从ICU转向HDU或人员配备齐全且装备精良的PACU。

（曹家刚 译　李泉 校）

参考文献

[1] BRUNELLI A, CHARLOUX A, BOLLIGER C T, et al. ERS/ESTS clinical guidelines on fitness forradical therapy in lung cancer patients (surgery and chemo−radiotherapy) [J]. Eur Respir J, 2009, 34: 17 - 41.

[2] WOLTERS U, WOLF T, STÜTZER H, et al. ASA classification and perioperative variablesas predictors of postoperative outcome[J]. Br J Anaesth , 1996, 77: 217 - 222.

[3] CHARLSON M E, POMPEI P, ALES K L, et al. A new method of classifying prognosticcomorbidity in longitudinal studies: development and validation[J]. J Chronic Dis, 1987, 40: 373 - 383.

[4] MONK T G, SAINI V, WELDON B C, et al. Anesthetic management and one−year mortalityafter noncardiac surgery[J]. Anesth Analg, 2005, 100: 4 - 10.

[5] BIRIM O, MAAT APWM, KAPPETEIN A P, et al. Validation of the Charlson comorbidity index in patients with operated primary non−smallcell lung cancer[J]. Eur J Cardiothorac Surg, 2003, 23: 30 - 34.

[6] KHURI S F, DALEY J, HENDERSON W, et al. Risk adjustment of the postoperative mortalityrate for the comparative assessment of the quality of surgical care: results of the National Veterans Affairs Surgical Risk Study[J]. J Am Coll Surg, 1997, 185: 315 - 327.

[7] GLANCE L G, LUSTIK S J, HANNAN E L, et al. Thesurgical mortality probability model: derivation and validation of a simple risk prediction rulefor noncardiac surgery[J]. Ann Surg, 2012, 255: 696 - 702.

[8] FERGUSON M K, DURKIN A E. A comparison of three scoring systems for predicting complicationsafter major lung resection[J]. Eur J Cardiothorac Surg, 2003, 23: 35 - 42.

[9] FALCOZ P E, CONTI M, BROUCHET L, et al. The Thoracic Surgery Scoring System (Thoracoscore): risk model for in−hospitaldeath in 15, 183

patients requiring thoracic surgery[J]. J Thorac Cardiovasc Surg, 2007, 133: 325 - 332.

[10] LEE T H, MARCANTONIO E R, MANGIONE C M, et al. Derivation and prospective validation ofa simple index for prediction of cardiac risk of major noncardiac surgery[J]. Circulation, 1999, 100: 1043 - 1049.

[11] BRUNELLI A, VARELA G, SALATI M, et al. Recalibration of the revised cardiac risk index in lung resection candidates[J]. Ann Thorac Surg, 2010, 90: 199 - 203.

[12] GUPTA P K, GUPTA H, SUNDARAM A, et al. Development and validation of a risk calculatorfor prediction of cardiac risk after surgery[J]. Circulation, 2011, 124: 381 - 387.

[13] CANET J, GALLART L, GOMAR C, et al. Prediction of postoperative pulmonary complicationsin a population−based surgical cohort[J]. Anesthesiology, 2010, 113: 1338 - 1350.

[14] MAZO V, SABATÉ S, CANET J, et al. Prospective external validation of a predictive score for postoperative pulmonary complications[J]. Anesthesiology, 2014, 121: 219 - 231.

[15] BERRISFORD R, BRUNELLI A, ROCCO G, et al. The European Thoracic Surgery Database project: modelling the risk of in−hospitaldeath following lung resection[J]. Eur J Cardiothorac Surg, 2005, 28: 306 - 311.

[16] BRUNELLI A, REFAI M, XIUMÉ F, et al. Performanceat symptom−limited stair−climbing test is associated with increased cardiopulmonary complications, mortality, and costs after major lung resection[J]. Ann Thorac Surg, 2008, 86: 240 - 247； discussion247 - 248.

[17] BRUNELLI A, AL REFAI M, MONTEVERDE M, et al. Predictorsof early morbidity after major lung resection in patients with and without airflow limitation[J]. Ann Thorac Surg, 2002, 74: 999 - 1003.

[18] VARELA G, BRUNELLI A, ROCCO G, et al. Predicted versus observed FEV1 in the immediate postoperative period after pulmonarylobectomy[J]. Eur J Cardiothorac Surg, 2006, 30: 644 - 648.

[19] VARELA G, BRUNELLI A, ROCCO G, et al. Measured FEV1 in the first postoperative day, and not ppoFEV1, is the best predictor ofcardio-respiratorymorbidity after lung resection[J]. Eur J Cardiothorac Surg, 2007, 31: 518 - 521.

[20] VARELA G, BRUNELLI A, ROCCO G, et al. Evidence of loweralteration of expiratory volume in patients with airflow limitation in the immediate period afterlobectomy[J]. Ann Thorac Surg, 2007, 84: 417 - 422.

[21] BRUNELLI A, SABBATINI A, XIUME' F, et al. A model to predict the decline of the forced expiratory volume in one second and thecarbon monoxide lung diffusion capacity early after major lung resection[J]. Interact Cardiovasc Thorac Surg, 2005, 4: 61 - 65.

[22] LICKER M, SCHNYDER J-M, FREY J-G, et al. Impact of aerobic exercise capacity and procedure-related factors in lungcancer surgery[J]. Eur Respir J, 2011, 37: 1189 - 1198.

[23] BOLLIGER C T, WYSER C, ROSER H, et al. Lung scanning and exercisetesting for the prediction of postoperative performance in lung resection candidates at increasedrisk for complications[J]. Chest, 1995, 108: 341 - 348.

[24] EBIHARA S, SAITO H, KANDA A, et al. Impairedefficacy of cough in patients with Parkinson disease[J]. Chest, 2003, 124: 1009 - 1015.

[25] KOZIAN A, KRETZSCHMAR M A, SCHILLING T. Thoracic anesthesia in the elderly[J]. Curr Opin Anaesthesiol, 2015, 28: 2 - 9.

[26] DRESSLER I, FRITZSCHE T, CORTINA K, et al. Psychomotor dysfunctionafter remifentanil/propofolanaesthesia[J]. Eur J Anaesthesiol, 2007, 24: 347 - 354.

[27] KIM S, HAN H–S, JUNG H, et al. Multidimensionalfrailty score for the prediction of postoperative mortality risk[J]. JAMA Surg, 2014, 149: 633 - 640.

[28] Shapiro M, Swanson S J, Wright C D, et al. Predictors of major morbidity and mortality after pneumonectomy utilizing the Society for Thoracic Surgeons General Thoracic Surgery Database[J]. Ann Thorac Surg, 2010, 90: 927 - 934; discussion934 - 935.

[29] THOMAS P A, BERBIS J, BASTE J-M, et al. Pneumonectomy for lung cancer: contemporary nationalearly morbidity and mortality outcomes[J]. J Thorac Cardiovasc Surg, 2015, 149: 73 - 82.

[30] KOZOWER B D, SHENG S, O'BRIEN S M, et al. STS database risk models: predictors of mortality and major morbidity for lung cancerresection[J]. Ann Thorac Surg, 2010, 90: 875 - 881; discussion 881 - 883.

[31] ROSEN J E, HANCOCK J G, KIM A W, et al. Predictors of mortality aftersurgical management of lung cancer in the National Cancer Database[J]. Ann Thorac Surg, 2014, 98: 1953 - 1960.

[32] LAGARDE S M, REITSMA J B, MARIS A–KD, et al. Preoperative prediction of the occurrence andseverity of complications after esophagectomy for cancer with use of a nomogram[J]. Ann Thorac Surg, 2008, 85: 1938 - 1945.

[33] GROTENHUIS B A, VAN HAGEN P, REITSMA J B, et al. Validation of a nomogram predictingcomplications after esophagectomy for cancer[J]. Ann Thorac Surg, 2010, 90: 920 - 925.

[34] ELSHIEKH MAF, LO TTH, SHIPOLINI A R, et al. Does muscle–sparing thoracotomyas opposed to posterolateral thoracotomy result in better recovery? [J]. Interact Cardiovasc Thorac Surg, 2013, 16: 60 - 67.

[35] CHOWDHURY M M, DAGASH H, PIERRO A. A systematic review of the impact of volume ofsurgery and specialization on patient outcome[J]. Br J

Surg, 2007, 94: 145 - 161.

[36] GHAFERI A A, BIRKMEYER J D, DIMICK J B. Variation in hospital mortality associated withinpatient surgery[J]. N Engl J Med, 2009, 361: 1368 - 1375.

[37] ZISER A, PLEVAK D J, WIESNER R H, et al. Morbidity and mortalityin cirrhotic patients undergoing anesthesia and surgery[J]. Anesthesiology, 1999, 90: 42 - 53.

[38] HANJE A J, PATEL T. Preoperative evaluation of patients with liver disease[J]. Nat Clin Pract Gastroenterol Hepatol, 2007, 4: 266 - 276.

[39] CANET J, SABATÉ S, MAZO V, et al. Development and validation of a score to predict postoperative respiratory failure in amulticentre European cohort[J]. Eur J Anaesthesiol, 2015, 32: 1 - 13.

[40] GANTER M T, BLUMENTHAL S, DÜBENDORFER S, et al. The length of stay in the post-anaesthesia care unit correlates with painintensity, nausea and vomiting on arrival[J]. Perioper Med LondEngl, 2014, 3: 10.

[41] PÖPPING D M, ELIA N, MARRET E, et al. Protective effects of epiduralanalgesia on pulmonary complications after abdominal and thoracic surgery: a meta-analysis[J]. Arch Surg Chic Ill 1960, 2008, 143: 990 - 999; discussion 1000.

[42] POWELL E S, COOK D, PEARCE A C, et al. A prospective, multicentre, observational cohort study of analgesia and outcome afterpneumonectomy[J]. Br J Anaesth, 2011, 106: 364 - 370.

[43] GAWANDE A A, KWAAN M R, REGENBOGEN S E, et al. An Apgar score forsurgery[J]. J Am Coll Surg, 2007, 204: 201 - 208.

[44] HAYNES A B, REGENBOGEN S E, WEISER T G, et al. Surgical outcome measurement for a global patient population: validation of the Surgical Apgar Score in 8 countries[J]. Surgery, 2011, 149: 519 - 524.

[45] BRUNELLI A, FIANCHINI A, GESUITA R, et al. POSSUM scoring system as an instrumentof audit in lung resection surgery. Physiological and operative severity score for the enumeration of mortality and morbidity[J]. Ann Thorac Surg, 1999, 67: 329 - 331.

[46] PRYTHERCH D R, WHITELEY M S, HIGGINS B, et al. POSSUMand Portsmouth POSSUM for predicting mortality. Physiological and Operative Severity Score for the en Umeration of Mortality and morbidity[J]. Br J Surg, 1998, 85: 1217 - 1220.

[47] NASRAWAY S A, COHEN I L, DENNIS R C, et al. Guidelines on admission and discharge for adult intermediate care units. American College of Critical Care Medicine of the Society of Critical Care Medicine[J]. Crit Care Med, 1998, 26: 607 - 610.

[48] TASK FORCE OF THE AMERICAN COLLEGE OF CRITICAL CARE MEDICINE, SOCIETY OF CRITICAL CARE MEDICINE. Guidelines for intensive care unit admission, discharge, and triage[J]. Crit Care Med, 1999, 27: 633 - 638.

[49] BELLOMO R, GOLDSMITH D, UCHINO S, et al. Prospective controlled trial of effect of medical emergency team on postoperativemorbidity and mortality rates[J]. Crit Care Med, 2004, 32: 916 - 921.

第三章

胸外科手术中患者通气模式的选择

Laszlo L. Szegedi

第一节 引 言

随着现代手术技术的提高，以及麻醉药物、监测和培训水平的日趋完善，对复杂合并症患者进行手术和单肺通气成为可能。虽然可采用手术切除治疗的肺癌患者仍然有限，但是需要单肺通气（OLV）手术的患者日益增加，因为这项技术的适应证越来越广泛。以往，实施OLV以绝对适应证和相对适应证进行判断，目前已逐步转为更符合手术要求的指征（OLV的广泛适应证），即防止两肺交叉感染和控制一侧肺通气。近些年来，OLV不仅在肺癌手术中广泛应用，还扩展到了其他新的外科手术或诊疗方式中。如胸膜手术、胸主动脉手术、食管手术、胸椎手术、胸交感神经切断术、微创心脏外科手术、心脏电生理手术、全肺灌洗、肝肿瘤射频消融术等，以及数量日渐增长且不容忽视的肺移植手术。

在过去的几十年，OLV因其复杂性，几乎只局限于学术研究。如今，麻醉医师非常需要掌握正确的OLV技术，使患者获得更好的预后。

现今，如何正确使用OLV的研究还不多见，大多数OLV的推荐意见来源于双肺通气（TLV）。但是，对OLV研究来说，大多数已发表的研究仅限于ICU内患有急性呼吸窘迫综合征（ARDS）或急性肺损伤（ALI）的双肺通气患者。仅有少数研究的对象是全身麻醉（GA）期间进行TLV的患者，较少研究OLV的患者。

Khuri等人[1]揭示了重大手术术后30天死亡率和术后长期生存率的一些决定因素。虽然，麻醉医师很难控制患者依赖性风险和手术因素，但麻醉依赖性因素由麻醉医师负责，如麻醉种类、疼痛管理、液体管理，以及手术患者的通气管理。

术后肺部并发症是全身麻醉患者围术期并发症和死亡的主要原因。由于临床路径、手术类型及术后肺部并发症定义的差异，术后肺部并发症的发生率有很大差异，为2%～40%[2]。

上述临床研究结果虽然不是最新的，但仍然是目前常见的临床问题。此外，还应时刻注意机械通气对术后肺部并发症的影响，因为即便是采用最佳的通气方式，也不是生理性的通气过程，正压通气、肺的剪切应力、炎症因子的释放、用于通气的气体混合物及药物和麻醉气体等，都是造成肺组织损伤的潜在独立变量。

第二节　由急性呼吸窘迫综合征衍生出的保护性通气策略

回顾历史，有必要了解麻醉和机械通气的演变。这里有两个有趣的研究。50多年前，是现代机械通气应用初期，1963年，Bendixen等人发现通气程度和动脉血氧分压下降幅度的关系[3]。大潮气量（VT）似乎可以通过持续过度通气从而防止氧分压下降，而小VT导致肺不张和分流增加、氧合不良。第2个研究[4]是21世纪初的一项多中心随机研究，该研究比较了急性肺损伤（ALI）和急性呼吸窘迫综合征（ARDS）患者的两种机械通气方法，即传统通气方法与实验通气方法。传统通气方法VT以12 mL/kg且吸气末气道压力（平台压）为50 cmH_2O以下；实验通气方法VT以6 mL/kg且平台压为30 cmH_2O以下。与传统方法相比，实验通气方法采用较低VT可降低ALI 和 ARDS患者的死亡率及术后机械通气支持的天数。因为试验结果非常令人满意，所以该试验在未达到最初提出的患者数量之前就停止了。

在更好地了解ARDS的病理生理学之后，有学者建议这些患者的呼吸机通气管理应该限制气道压力和潮气量[5]。这意味着应允许动脉二氧化碳分压（$PaCO_2$）的升高。但严重的高碳酸血症和酸中毒会产生不良影响，包括颅内压增高、心肌收缩力下降、肺动脉高压和肾血流减少。

现在的观点认为患者承担这些风险的收益优于为追求正常$PaCO_2$而所给予较高平台压，代表了通气管理理念的重大转变。机械通气可加重原有肺组织、肺泡的损伤，应使用中到高水平的呼气末正压（PEEP）复张/去复张保持肺泡持续开放。总的来说，这种方法被称为肺保护性通气策略。较低VT通气也与较低水平的全身炎症反应相关[6]。

第三节　肺部正常患者是否需要使用肺保护性通气

在一项回顾性队列研究中，对肺部正常的ICU患者进行机械通气，设定了3种不同的VT［＜9 mL/kg、9～12 mL/kg和＞12 mL/kg预计体重（PBW）］。该研究显示这些患者均出现机械通气相关的肺损伤；但低VT通气患者的发病率显著降低[7]。

同样在重症监护病房中，一项前瞻性、随机对照试验，纳入无基础疾病患者，比较VT 6 mL/kg PBW和VT 10 mL/kg PBW机械通气对肺损伤的影响。6 mL/kg通气组的ALI/ARDS发生率为2.6%，而10 mL/kg通气组为13.5%[8]。

这些研究说明，在无原发急性肺损伤的患者中，采用大潮气量机械通气支持是发生肺损伤的主要危险因素。

第四节　全身麻醉期间患者的通气情况

一项多中心观察研究表明，根据理想体重计算，全身麻醉双肺通气，约30%的患者仍然使用高于10 mL/kg的VT进行通气[9]。

最近的一项荟萃分析[10]评估了手术类型或通气方式对术后肺损伤相关并发症发生率和住院死亡率的影响。结果表明：腹部和胸部手术后肺损伤的总发生率相似。老年、ASA分级较高、脓毒症或肺炎、术中频繁输血、大潮气量机械通气和（或）低PEEP通气的患者术后更容易发生肺损伤。相较于无肺损伤患者，肺损伤患者ICU和总住院时间更长，住院死亡率更高。相较于腹部手术患者，胸外科手术患者ICU和总住院时间更长，住院死亡率更高。肺保护通气策略降低了术后肺损伤的发生率，但没有增加死亡率。

ICU患者和手术室患者机械通气的主要区别在于通气持续时间（在手术室是短期的，常为6～8 h，大多数情况下，容易脱机；但ICU通常＞24 h，有时很难脱机）。但是，即使是短期的机械通气也会造成肺部损伤，损伤性的机械通气也可能导致上皮细胞凋亡（除了肺部，还包括肾脏和小肠）[11]。

目前，麻醉医师和所有一线医师正在努力提高医疗质量和机械通气的质量。无论是基础研究、荟萃分析或是小范围研究，均证明低VT是一个有价值的选择。

第五节　呼气末正压通气（PEEP）的作用

吸气末跨肺压和肺局部过度膨胀（主要由高VT引起）被认为是机械通气引起肺损伤的主要决定因素，而在正常自主呼吸期间不会发生。此外，还有其他影响因素可在非常短期的机械通气过程中导致肺损伤，包括机械通气干扰了肺表面活性物质吸附和解吸附过程导致肺表面活性物质失活，或者是肺组织对不同机械牵张应力的反应增加了组织应激。肺损伤的第2个主要机制是低呼气性肺容积损伤，即肺不张引起的肺损伤，即所谓的周围气道无声杀手[12]。

通常，在直立位的健康受试者中，通气量大于闭合容量（CC）（周围气道关闭时肺的静息量，存在通气分布不均匀和气体交换受损，都会造成周围气道损伤的风险）。当CC超过呼气末肺活量（FRC）时可能导致气道关闭，常见于以CC增加为特征的疾病（如慢性阻塞性肺疾病、哮喘、高龄）和（或）FRC减少的疾病（如肥胖、慢性心力衰竭）。气道关闭是全身麻醉期间常见的现象，不仅存在于FRC已经降低的肥胖患者中。

机械通气时，在高吸气压力下应用高VT会导致肺气压伤或容积伤，随着炎症细胞因子白细胞介素（IL）-1β、IL-6、IL-8、肿瘤坏死因子（TNF）-α的释放导致生物学损伤。另外，如果在没有PEEP的情况下使用低VT，肺不张损伤将同样发生[13]。

对无肺部基础疾病的仰卧位患者进行肺不张和肺气体交换的研究发现，呼气末正压降低了所有患者肺不张的发生，但并未改变分流程度。研究认为，无论在自主呼吸、机械通气或全身麻醉期间，重力依赖性肺部区域的肺不张进展是气体交换障碍的主要原因，而PEEP可减少肺不张，但不一定会引起分流[14]。即使PEEP与低VT通气协同使用，大手术后肺功能受损也未必能改善[15]。

第六节　氧气的作用

全身麻醉诱导后几分钟，健康患者FRC下降近20%[16]。即使保留自主呼吸，所有的麻醉药物（除了氯胺酮）在全身麻醉诱导后均可降低FRC。快速动眼睡眠期（REM）的FRC与全身麻醉诱导后相比，下降水平相同。其他原因可能使呼吸肌张力降低和气道关闭。然而在睡眠期，由于FiO_2较低，一般不会出现肺不张[17]。大多数患者全身麻醉诱导期间，在预计困难气道的情况下，采用80%的FiO_2进行预充氧即可满足需要，当然呼吸暂停耐受时间随之相应缩短。建议使用持续气道正压通气（CPAP）/PEEP防止FRC下降。如果要防范肺不张出现，则需要吸入30%~40%或更低浓度的氧气[18]。

第七节 肺 复 张 术

肺复张术（ARM）是在应用PEEP前改善氧合的一种方法[19]。记录的ARM方法较多，但较简单的方法是，通气至40 cmH_2O的气道压力持续10 s，但在腹部顺应性降低的患者中应给予更高的气道压力（肥胖和腹部疾病患者），同时保持最大15 cmH_2O驱动压力并合用PEEP。在ARM期间采用较高的PEEP时，低且恒定的驱动压力可提高安全系数。肺复张加上PEEP可减轻肺不张并改善病态肥胖患者的氧合，而单独使用PEEP或ARM则不能达到相同效果[20]。但是，ARM对术后患者预后的影响尚不清楚。

有大量证据表明，在全身麻醉期间应使用肺保护性通气。理想情况下，在应用PEEP之前，应该运用低VT（什么算低？）联合ARM（早期和重复）的组合。一项比较传统机械通气持续2 h以上（VT 9 mL/kg，无PEEP或ARM）与肺保护通气（VT 7 mL/kg，PEEP 10 cmH_2O和ARM）的研究发现，肺保护通气组术后炎症反应更轻，胸部X线检查结果也更好[21]。一项IMPROVE研究（$n = 400$）[22]比较两种通气方法，一组VT为10～12 mL/kg，无PEEP或ARM；另一组VT为8 mL/kg，插管后PEEP 6～8 cmH_2O联合ARM每30～40 min1次，发现与非保护性机械通气相比，腹部大手术的中高危患者使用肺保护性通气策略与改善临床预后相关。

PROVHILO国际研究（$n = 900$）[23]在腹部手术患者中比较两种不同通气策略。即使用相同的VT 8 mL/kg，但是常规通气组PEEP＜2 cmH_2O，而保护性通气组在插管后，呼吸机断开后和拔管前均使用PEEP为12 cmH_2O和ARM。与低PEEP组患者相比，高PEEP组患者术中出现低血压，需要更多的血管活性药物。开腹手术期间高水平的PEEP和ARM无法预防术后肺部并发症。研究得出的建议是术中保护性通气策略应包括低潮气量和低PEEP（不是12 cmH_2O），且不需要ARM。

这些大型的国际研究，常出现不同的，甚至是相互矛盾的结论。但无论结论是有益的或更复杂，可能均有其合理性[24]。

第八节　压力控制或容积控制双肺通气

这两种通气方式都各有益处，但是围术期并发症的发生率并没有差异。最佳模式的选择取决于患者，且麻醉医师应采用他们最了解和熟练掌握的方式。即使是肥胖患者，也很难说哪一种通气方式更好，因其仍然依赖于医师，而不是真正的目标导向。

机械通气不应仅仅被视为全身麻醉期间提供气体交换的一种方式。即使是肺部健康患者的短期机械通气，通气设置不当也会导致肺损伤。不仅在ICU，在手术室（OR）也是如此。肺保护性通气是大多数ARDS患者的标准治疗，但也应该用于OR。

低VT、低气道压和PEEP对机械通气所致肺损伤的预防作用尚不明确。驱动压力［VT/呼吸系统顺应性（CRS）］是一个重要参数，其中VT本质上标准化为功能性肺大小（而不是健康人的预测肺大小）。在非自主呼吸的患者中，驱动压力被认为是与VT或PEEP相关性更好的生存参数[25]。

第九节　单肺通气期间的“婴儿肺”

Gattinoni等描述了“婴儿肺”概念，将ARDS/ALI患者正常通气肺组织形象地比喻为婴儿的肺。他们认为，在这些患者中，CRS与充气肺部区域的尺寸线性相关，这部分组织具有正常的弹性。因此，对于呼吸机引起的肺损伤而言，重要的是VT与充气肺容量和体重的比值；“婴儿肺”越小，机械通气的安全性就越差[26]。这个原则也适用于OLV。

第十节　从双肺通气到单肺通气

单肺通气（OLV）是一种技术，它既增加了麻醉管理本身的复杂性（通常与硬膜外技术结合），又增加了大多数肺（和其他器官系统）功能受损患者的管理难度。

在OLV期间，一侧肺通气满足生理和全身麻醉所需，而另一侧肺不进行通气但保持灌注，会增加额外的肺内分流。正常情况下，在OLV开始时，如果患者保持相同的吸入氧浓度、血流动力学和代谢状态，动脉血氧分压会降低，肺泡–动脉血氧分压差会增加。幸运的是，有一些机制可以将血液从非通气肺转向通气肺，试图减少分流。有些是主动的，如缺氧性肺血管收缩；还有些是被动的，如血液从未通气的上侧肺通过重力再分配，流向通气的下侧肺；肺组织手术操作（这样的益处可能贯穿机械操作；然而，同时它可能导致血管舒张和促炎介质的释放），以及既往肺病理改变和通气方法选择。很明显在临床情况下，不可能确定这些因素单独的作用。

据报道，在过去的几十年里术中OLV伴低氧血症的发生率明显下降，从20世纪70年代的20%～25%，到现在的不足5%（有些甚至是更少）。这种改善的原因是多因素的：手术技术的进步、新的麻醉药物、更好的肺隔离装置、更注重实操培训，以及常规使用纤维支气管镜定位肺隔离装置和更好的通气技术。

在胸外科麻醉教科书中（不幸的是，它们大多数的出版时间已超过10年了），胸外科手术中的通气方案建议如下：维持双肺通气（TLV）直到胸膜打开；OLV管理必要时增加FiO_2至100%；调整VT为10～12 mL/kg；调整呼吸频率以维持正常呼吸；即使存在内源性PEEP，也要尝试消除它；并使用全静脉麻醉代替吸入麻醉剂。如果出现低氧血症，检查双腔管的位置，对非重力依赖性肺应用CPAP，对重力依赖性肺使用低水平的PEEP，恢复TLV，或要求外科医师夹闭肺动脉进行肺切除术。这些标准几乎只关注氧合作用，对于现代OLV来说是相对不足的。几年前，本章的作者发表了一项关于慢性阻塞性肺疾病患者在OLV期间的研究，采用高VT、调整呼吸频率和恒定分钟潮气量相结合的方法，以减少内源性PEEP，并对所有患者进行了评估，幸运的是并没有术后并发症，但如今，由于显而易见的原因，这样的研究已不再可能[27]。

即使OLV期间低氧血症的发生率下降，麻醉医师也意识到OLV期间不仅存在低氧血症，而且存在肺损伤的可能性。

在一项肺手术治疗患者的观察研究中，描述了两种临床类型的ALI：一种是由并发症引起的延迟发作类型，另一种是与术前饮酒、肺切除术、术中高气道压，以及术前24 h内液体摄入过量相关的早期类型[28]。

在TLV期间设定的VT运用于OLV中是一种建议算法，但这样可能增加依赖性肺的机械牵张力，并且加重肺炎症介质释放。一项关于开胸手术患者接受不同VT（即VT分别为10 mL/kg或5 mL/kg），同时调整呼吸频率以获得正常$PaCO_2$的研究中，评估了肺免疫功能、血流动力学和气体交换的变化。收集通气肺的支气管肺泡灌洗液（BAL），测定灌洗液中炎症指标，如炎症细胞、蛋白质、TNF-α、IL-8、可溶性细胞间黏附分子（sICAM）-1、IL-10和弹性蛋白酶水平。所有患者肺泡灌洗液中的炎症指标均明显增加。OLV后各组患者中，肺泡内皮细胞、蛋白质、白蛋白、IL-8、弹性蛋白酶和IL-10无明显差异。在VT较低的一组，OLV后TNF-α和sICAM-1浓度明显降低。这些结果表明与TLV一样，OLV期间设定较小的VT可以降低肺泡中TNF-α和sICAM-1的水平[29]，OLV也可能导致通气侧肺上皮细胞损伤和炎症反应。

大多数使用BAL液体分析的临床研究表明，在通气依赖性肺中，肺部产生炎症反应。然而，与萎陷的非依赖性肺相比，很少有临床试验研究依赖性肺中的这种炎症反应。一项研究比较了胸外科手术OLV期间，异丙酚和瑞芬太尼全静脉麻醉下，依赖性肺和非依赖性肺的炎症反应。在OLV前后，测量炎症介质，比较TNF-α、IL-1β、IL-6、IL-8、IL-10和IL-12的水平。与基线水平相比，所有炎症介质在手术结束时均升高；而IL-6在依赖性肺中的浓度水平显著高于非依赖性肺[30]。OLV与TLV一样，同样损害通气肺。

尽管如此，在离体兔肺中采用低VT和PEEP的保护性OLV策略，不能完全抑制血栓素B_2的形成[10,31]或实验动物肺泡中的炎症反应。

在食管手术中，保护性通气策略降低了全身炎症反应，改善了肺功能，有助于早期拔管[32]。

在一项由胸外科委员会完成并得到欧洲心胸麻醉学会（EACTA）认可的胸外科麻醉医师的专业调查中发现，100%的受访麻醉医师在OLV期间使用纤维支气管镜定位和检查肺隔离装置的位置，可避免由于这些装置位置不当而导致低氧血症的发生。

在OLV模式选择方面，60%的麻醉医师采用容积控制（VCV）模式，而40%的麻醉医师选择压力控制（PCV）模式。PCV期间使用的吸气气道压力为15～40（偏高）。在VCV期间，可接受15～35的平台压力。目前，多项关于OLV期间采用VCV与PCV的对比研究正在进行。其中有一项研究发现[33]，与VCV相比，使用PCV时氧合更好。10年后，另一项研究重复了该研究，但发现两者之间无任何差异[34]。研究结果的差异可能是由于纳入研究的患者造成的，使用PCV进行OLV的患者存在肺功能不全，而其他组仅包括健康肺患者。

一项对仔猪的研究中评估了OLV期间ARM降低VT的作用。结果发现，ARM改善了通气和呼吸力学。此外，与高VT的OLV相比，降低VT没有增加肺萎陷，表明机械应力降低[35]。在OLV期间，对通气肺进行肺复张，可显著改善氧合，PaO_2值与TLV期间相当[36]。

遗憾的是，没有关于OLV对术后通气—血流比影响的数据。一项以猪为模型的动物研究使用单光子发射计算机断层扫描技术评估了OLV对通气—血流比的影响，并与OLV后的肺组织病理学关联起来。OLV导致依赖性肺的通气—血流比失调、灌注不足和肺泡损伤，并导致OLV后气体交换障碍[37]。

数据表明，OLV期间的促炎反应受全身麻醉类型的影响。一些前瞻性随机研究表明，在OLV期间，相比于异丙酚，七氟醚对胸外科手术患者具有免疫调节作用，其促炎介质显著减少，临床结局（定义为术后不良事件）明显改善[38]。

在非依赖性肺中采集BAL的研究发现，与异丙酚麻醉相比，七氟醚麻醉的炎症介质增加较少，这表明使用七氟醚麻醉术后不良事件减少。地氟醚麻醉的效果同样比异丙酚更好[39]。现在看来随着卤化物的使用，OLV期间采用全静脉麻醉的观点有些陈旧。挥发性麻醉剂可抑制局部肺泡的炎症反应，但不会抑制全身炎症反应[40]。

以前主张，在OLV期间尽量维持正常的血碳酸值，但最近一项研究表明，维持正常的血碳酸值并无必要。相反，在静脉麻醉下，适当高碳酸血症可抑制局部炎症和全身性炎症反应，改善OLV后肺叶切除术患者的呼吸功能，且无严重并发症发生[11]。

一些外科医师主张伤口愈合需要提高吸入氧浓度（FiO_2）。虽然，这一观点尚存在争议，但是较高的动脉血氧分压（PaO_2）的确可以使更多氧气进入这些受伤的组织促进愈合，特别是皮下组织、筋膜、肌腱和骨骼。

为了使用较低的FiO_2，采用交叉设计研究在限制平台压的情况下，使用低VT以期建立理想的通气参数；然而，仅采用低VT与PEEP结合，可导致氧合降低[41]。

在运用OLV的健康猪模型中，适度的PEEP可改善氧合，这得益于呼吸时肺复张。合并吸入一氧化氮是无效的[42]。

OLV期间，呼气末正压通常能改善通气肺的氧合，但这并不可靠，偶尔会导致PaO_2进一步降低。PEEP对氧合的影响取决于肺的静态顺应曲线。使用5 cmH_2O 的PEEP对OLV过程中氧合的影响存在个体差异，这与所对应的呼气末正压与静态顺应曲线拐点之间的关系有关。当PEEP使呼气末压力从低水平向静态顺应曲线的拐点升高时，可能改善氧合，但PEEP会导致通气肺的过度膨胀，从而使已经达到平衡的呼气末压力超过拐点，可能阻碍氧合。遗憾的是，在目前的临床实践中，还没有装置可以确定拐点的位置[43]。

对非通气侧肺应用CPAP可产生有益的效果。研究结果表明肺泡巨噬细胞促进IL-1或TNF-α的合成可能是肺不张引起发热的原因。将CPAP应用于非通气的肺不张，可以预防这种情况。同时，有利于降低OLV过程中的FiO_2[44]。

复张性肺水肿是由萎陷肺迅速再扩张引起的罕见并发症。肺水肿渗出液中促炎细胞因子水平增高在病程发展中起重要作用。萎陷肺在短时间内再次扩张和通气，此时促炎因子上调，但肺毛细血管通透性没有变化[45]。

由于常规使用了纤维支气管镜定位使得肺分离装置更加安全，因此，绝大多数情况已不需要极高的FiO_2。研究证明：高FiO_2可导致肺不张，OLV期间低FiO_2（＜50%）有利于控制炎症和氧化应激[46]。

第十一节　结　论

在过去的几十年里，OLV原则发生了重要变化，VT较之前有明显的下降。然而，日常工作中OLV期间患者往往使用很大甚至超量的潮气量。虽然越来越多的证据支持OLV时使用保护性通气策略，那么最佳设置是什么呢？根据EACTA胸科专业委员会的调查，在进行OLV期间设定VT＞6 mL/kg的麻醉医师仍有接近60%，接近50%的麻醉医师根本没有做过肺复张，一小部分麻醉医师应用PEEP之前做肺复张，更少的麻醉医师在全身麻醉诱导时运用的FiO_2＜100%，而且更多的麻醉医师在OLV期间使用100%的FiO_2。

在OLV期间，为了维持氧供和预防肺损伤之间的平衡，可以使用VT的下限是多少呢？在OLV期间，最佳的PEEP是多少？对于OLV的通气方法（压力控制与容量控制）似乎不是问题，这些差异并不真正相关。作为传统通气的替代方案，有人提出了高频喷射通气，但缺乏研究支撑。遗憾的是，ARM的使用、低VT、低驱动压力、PEEP和低FiO_2，这些有证据支持的理论依旧没被胸科麻醉医师普遍接受。目前可用于临床的监测设备越来越精密，如电阻抗层析成像或容积二氧化碳图，可以采用这些仪器，通过前瞻性研究来帮助我们更精确地评估OLV的最佳设置，以维持氧合和肺损伤之间的平衡。

（刘洋　译　李泉　校）

参考文献

[1] KHURI S F, HENDERSON W G, DEPALMA R G, et al. Determinants of long-term survival after major surgery and the adverse effect of postoperative complications[J]. Ann Surg, 2005, 242 (3): 326 - 341; discussion 41 - 43.

[2] ROCK P, RICH P B. Postoperative pulmonary complications[J]. Curr Opin Anaesthesiol, 2003, 16 (2): 123 - 131.

[3] BENDIXEN H H, HEDLEY-WHYTE J, LAVER M B. Impaired oxygenation in surgical patients during general anesthesia with controlled ventilation[J]. A concept of atelectasis. N Engl J Med, 1963, 269: 991 - 996.

[4] THE ACUTE RESPIRATORY DISTRESS SYNDROME NETWORK. Ventilation with lower tidal volumes as compared with traditional tidal volumes for acute lung injury and the acute respiratory distress syndrome[J]. N Engl J Med, 2000, 342 (18): 1301 - 1308.

[5] ARTIGAS A, BERNARD G R, CARLET J, et al. The American-European Consensus Conference on ARDS, part 2: ventilatory, pharmacologic, sup-portive therapy, study design strategies, and issues related to recovery and remodeling. Acute respiratory distress syndrome[J]. Am J Respir Crit Care Med, 1998, 157 (4 Pt 1): 1332 - 1347.

[6] RANIERI V M, SUTER P M, TORTORELLA C, et al. Effect of mechanical ventilation on inflammatory mediators in patients with acute respiratory distress syndrome: a randomized controlled trial[J]. JAMA, 1999, 282 (1): 54 - 61.

[7] GAJIC O, DARA S I, MENDEZ J L, et al. Ventilator-associated lung injury in patients without acute lung injury at the onset of mechanical ventila tion[J]. Crit Care Med, 2004, 32 (9): 1817 - 1824.

[8] DETERMANN R M, ROYAKKERS A, WOLTHUIS E K, et al. Ventilation with lower tidal volumes as compared with conventional tidal volumes for patients without acute lung injury: a preventive randomized controlled trial[J].

Crit Care (Lond, Engl) , 2010, 14 (1): R1.

[9] JABER S, COISEL Y, CHANQUES G, et al. A multicentre observational study of intra-operative ventilatory management during general anaesthesia: tidal volumes and relation to body weight[J]. Anaesthesia, 2012, 67 (9): 999 - 1008.

[10] SERPA NETO A, HEMMES S N, BARBAS C S, et al. Incidence of mortality and morbidity related to postoperative lung injury in patients who have undergone abdominal or thoracic surgery: a systematic review and meta-analysis[J]. Lancet Respir Med, 2014, 2 (12): 1007 - 1015.

[11] GAO W, LIU D D, Li D, et al. Effect of therapeutic hypercapnia on inflammatory responses to one-lung ventilation in lobectomy patients[J]. Anesthesiology, 2015, 122 (6): 1235 - 1252.

[12] PELOSI P, ROCCO P R. Airway closure: the silent killer of peripheral airways[J]. Crit Care (Lond, Engl) , 2007, 11 (1): 114.

[13] TUSMAN G, BOHM S H, WARNER D O, et al. Atelectasis and perioperative pulmonary complications in high-risk patients[J]. Curr Opin Anaesthesiol, 2012, 25 (1): 1 - 10.

[14] TOKICS L, HEDENSTIERNA G, STRANDBERG A, et al. Lung collapse and gas exchange during general anesthesia: effects of spontaneous breathing, muscle paralysis, and positive end-expiratory pressure[J]. Anesthesiology, 1987, 66 (2): 157 - 167.

[15] TRESCHAN T A, KAISERS W, SCHAEFER M S, et al. Ventilation with low tidal volumes during upper abdominal surgery does not improve postoperative lung function[J]. Br J Anaesth, 2012, 109 (2): 263 - 271.

[16] HEDENSTIERNA G, STRANDBERG A, BRISMAR B,et al. Functional residual capacity, thoracoabdominal dimensions, and central blood volume during general anesthesia with muscle paralysis and mechanical ventilation[J]. Anesthesiology, 1985, 62 (3): 247 - 254.

[17] APPELBERG J, PAVLENKO T, BERGMAN H, et al. Lung aeration during sleep[J]. Chest, 2007, 131 (1): 122 - 129.

[18] HEDENSTIERNA G. Oxygen and anesthesia: what lung do we deliver to the post−operative ward? [J]. Acta Anaesthesiol Scand, 2012, 56 (6): 675 - 685.

[19] TUSMAN G, BOHM S H, SUAREZ−SIPMANN F, et al. Alveolar recruitment improves ventilatory efficiency of the lungs during anesthesia[J]. Can J Anaesth, 2004, 51 (7): 723 - 727.

[20] REINIUS H, JONSSON L, GUSTAFSSON S, et al. Prevention of atelectasis in morbidly obese patients during general anesthesia and paralysis: a computer−ized tomography study[J]. Anesthesiology, 2009, 111 (5): 979 - 987.

[21] SEVERGNINI P, SELMO G, LANZA C, et al. Protective mechanical ventilation during general anesthesia for open abdominal surgery improves post−operative pulmonary function[J]. Anesthesiology, 2013, 118 (6): 1307 - 1321.

[22] FUTIER E, CONSTANTIN J M, PAUGAM−BURTZ C, et al. A trial of intraoperative low−tidal−volume ventilation in abdominal surgery[J]. N Engl J Med, 2013, 369 (5): 428 - 437.

[23] ANAESTHESIOLOGY PNIFTCTNOTESO, HEMMES S N, GAMA DE ABREU M, et al. High versus low positive end−expiratory pressure during general anaesthesia for open abdominal surgery (PROVHILO trial): a multicentre randomised controlled trial[J]. Lancet, 2014, 384 (9942): 495 - 503.

[24] HEDENSTIERNA G, EDMARK L, PERCHIAZZI G. Postoperative lung complications: have mul−ticentre studies been of any help? [J]. Br J Anaesth, 2015, 114 (4): 541 - 543.

[25] AMATO M B, MEADE M O, SLUTSKY A S, et al. Driving pressure and survival in the acute respiratory distress syndrome[J]. N Engl J Med, 2015, 372 (8): 747 - 755.

[26] GATTINONI L, PESENTI A. The concept of "baby lung"[J]. Intensive Care Med, 2005, 31 (6): 776 - 784.

[27] SZEGEDI L L, BARVAIS L, SOKOLOW Y, et al. Intrinsic positive end-expiratory pressure during one-lung ventilation of patients with pulmonary hyperinflation. Influence of low respiratory rate with unchanged minute volume[J]. Br J Anaesth, 2002, 88 (1): 56 - 60.

[28] LICKER M, DE PERROT M, SPILIOPOULOS A, et al. Risk factors for acute lung injury after thoracic surgery for lung cancer[J]. Anesth Analg, 2003, 97 (6): 1558 - 1565.

[29] SCHILLING T, KOZIAN A, HUTH C, et al. The pulmonary immune effects of mechanical ventilation in patients undergoing thoracic surgery[J]. Anesth Analg, 2005, 101 (4): 957 - 965, table of contents.

[30] SUGASAWA Y, YAMAGUCHI K, KUMAKURA S, et al. The effect of one-lung ventilation upon pulmonary inflammatory responses during lung resection[J]. J Anesth, 2011, 25 (2): 170 - 177.

[31] GAMA DE ABREU M, HEINTZ M, HELLER A, et al. One-lung ventilation with high tidal volumes and zero positive end-expiratory pressure is injurious in the isolated rabbit lung model[J]. Anesth Analg, 2003, 96 (1): 220 - 228.

[32] MICHELET P, D'JOURNO X B, ROCH A, et al. Protective ventilation influences systemic inflammation after esophagectomy: a randomized controlled study[J]. Anesthesiology, 2006, 105 (5): 911 - 919.

[33] TUGRUL M, CAMCI E, KARADENIZ H, et al. Comparison of volume controlled with pressure controlled ventilation during one-lung anaesthesia[J]. Br J Anaesth, 1997, 79 (3): 306 - 310.

[34] UNZUETA M C, CASAS J I, MORAL M V. Pressure-controlled versus volume-controlled ventilation during one-lung ventilation for thoracic

surgery[J]. Anesth Analg, 2007, 104 (5): 1029 - 1033, tables of contents.

[35] KOZIAN A, SCHILLING T, SCHUTZE H, et al. Ventilatory protective strategies during thoracic surgery: effects of alveolar recruitment maneuver and low-tidal volume ventilation on lung density distribution[J]. Anesthesiology, 2011, 114 (5): 1025 - 1035.

[36] TUSMAN G, BOHM S H, SIPMANN F S, et al. Lung recruitment improves the efficiency of ventilation and gas exchange during one-lung ventilation anesthesia[J]. Anesth Analg, 2004, 98 (6): 1604 - 1609, table of contents.

[37] KOZIAN A, SCHILLING T, FREDEN F, et al. One-lung ventila-tion induces hyperperfusion and alveolar damage in the ventilated lung: an experimental study[J]. Br J Anaesth, 2008, 100 (4): 549 - 559.

[38] DE CONNO E, STEURER M P, WITTLINGER M, et al. Anesthetic-induced improvement of the inflammatory response to one-lung ventilation[J]. Anesthesiology, 2009, 110 (6): 1316 - 1326.

[39] SCHILLING T, KOZIAN A, KRETZSCHMAR M, et al. Effects of propofol and desflurane anaesthesia on the alveolar inflammatory response to one-lung venti-lation[J]. Br J Anaesth, 2007, 99 (3): 368 - 375.

[40] SCHILLING T, KOZIAN A, SENTURK M, et al. Effects of volatile and intravenous anesthesia on the alveolar and systemic inflammatory response in thoracic surgical patients[J]. Anesthesiology, 2011, 115 (1): 65 - 74.

[41] ROZE H, LAFARGUE M, PEREZ P, et al. Reducing tidal volume and increasing positive end-expiratory pressure with constant plateau pressure during one-lung ventilation: effect on oxygenation[J]. Br J Anaesth, 2012, 108 (6): 1022 - 1027.

[42] MICHELET P, ROCH A, BROUSSE D, et al. Effects of PEEP on oxygenation and respiratory mechanics during one-lung ventilation[J]. Br J Anaesth, 2005, 95 (2): 267 - 273.

[43] SLINGER P D, KRUGER M, MCRAE K, et al. Relation of the static compliance curve and positive end−expiratory pressure to oxygenation during one−lung ventilation[J]. Anesthesiology , 2001,95 (5): 1096 - 1102.

[44] HUGHES S A, BENUMOF J L. Operative lung continuous positive airway pressure to minimize FIO_2 during one−lung ventilation[J]. Anesth Analg, 1990, 71 (1): 92 - 95.

[45] FUNAKOSHI T, ISHIBE Y, OKAZAKI N, et al. Effect of re−expansion after short−period lung collapse on pulmonary capillary permeability and pro−inflammatory cytokine gene expression in isolated rabbit lungs[J]. Br J Anaesth , 2004, 92 (4): 558 - 563.

[46] OLIVANT FISHER A, HUSAIN K, WOLFSON M R, et al. Hyperoxia during one lung ventilation: inflammatory and oxidative responses[J]. Pediatr Pulmonol, 2012, 47 (10): 979 - 986.

第四章

胸外科术后肺部并发症的评估

Marcelo Gama de Abreu，Thomas Kiss，Lluis Gallart，Jaume Canet

第一节 引　言

据估计，全世界每年总手术超过2.3亿台，其中超过1%的手术（即约260万台）发生术后并发症的风险很高[1]。另外，大约一半接受高风险介入治疗的患者会出现并发症，并且住院期间死亡患者人数超过30万。在这些并发症中，肺部不良事件或术后肺部并发症（PPC）与心血管不良事件的发生率一样高[2]。一项观察性研究表明，在全身麻醉的患者中，PPC发生率高达10%[3]。而术前外周血氧饱和度低、术前1个月有上呼吸道感染史、贫血和高龄患者的PPC风险明显增加。此外，手术类型、急诊手术和手术时间也会增加肺部不良事件发生的风险[3]。上腹部和胸部手术后，PPC的发生率可高达19%～59%[4]。

准确评估PPC风险非常重要，根据PPC发生的风险高低对患者进行分级管理，采用不同的预防措施，如将患者转入监测和治疗条件更好的医疗机构，从而降低并发症风险。已有研究表明，术后肺功能衰竭会显著增加腹部和胸部手术后患者的死亡率[5]。此外，当确定了PPC发生率相似的患者亚群时，可以设计特定的干预措施，并且可以更好地进行干预。最值得一提的是，鉴于PPC会占用大量医疗资源、财政资源，应采用更客观、更有效的方式进行医疗资源分配。

本章将重点介绍PPC评估系统的最新进展。准确定义最常用的PPC概念，并对目前用于高风险患者进行分级诊断的标准进行全面评估。本章将对最新PPC预测评估系统进行综合分析，并重点关注胸外科手术的患者及此类干预的特殊性。

第二节　术后肺部并发症的定义

在临床实践中，任何术后肺部不良事件都可视为PPC，与其可能引起的严重程度或后果无关。目前认为PPC最常见的事件有[2,6-8]：①肺源性或心源性呼吸衰竭，②肺炎和呼吸道感染，③胸腔积液和肺不张，④气胸，⑤支气管痉挛，⑥需要无创呼吸支持或再插管的状况。尽管有患者出现外周血氧饱和度下降需要补充氧气，但这只是一种常见的轻度并发症，也被认为是PPC[9-12]。值得注意的是，一旦发生PPC，患者住院时间延长，院内死亡风险增加[3-13]。显然，PPC的发生率根据所使用的定义不同而有很大差异，这可能会影响人们对研究结果的理解和风险评分的使用。

最近，欧洲麻醉学会（ESA）和欧洲重症监护医学会（ESICM）联合工作组根据专家共识和研究中常用术语，提出了评价围术期PPC的具体定义[12]。

（1）急性呼吸衰竭：术后呼吸空气PaO_2＜60 mmHg，PaO_2/FiO_2＜300 mmHg，或脉搏血氧饱和度＜90%且需要氧疗。虽然ESA-ESICM并没有特别强调[12]，但呼吸衰竭可分为轻度、中度和重度。轻度是指对吸氧有效，中度是指吸氧效果差且需要无创或有创机械通气，重度是指发展为急性呼吸窘迫综合征[14]。

（2）肺不张：肺部阴影，纵隔、肺门或膈肌向患侧移位，并在邻近的非肺不张区域进行代偿性过度充气。

（3）呼吸系统感染：患者疑似呼吸道感染而接受抗生素治疗，并符合以下一项或多项标准，①新发痰液或痰液性状发生变化；②新发肺部阴影或肺部阴影发生变化；③发热和白细胞计数＞12×10^9/L。

（4）胸腔积液：胸片显示肋膈角变钝，同侧膈肌在直立位置时尖锐轮廓消失，相邻解剖结构移位，或（仰卧位）胸腔中有血管阴影区域出现半透明影。

（5）气胸：胸膜腔内有空气，脏层胸膜周围没有血管床阴影。

（6）支气管痉挛：新发的呼气性喘息且需要支气管扩张药治疗。

（7）吸入性肺炎：吸入胃内反流物后出现急性肺损伤。

通常，这些不良事件被组合在一起，以构建所谓的折叠式PPC复合模型。当复合结果的其中一个组分变量足够大时，认为患者发生PPC。使用折叠式PPC复合模型的主要优点之一是它们可以增加研究干预措施的能力。由于特定事件的发生率可能相对较低，因此采用特定干预手段来影响一组事件似乎更为合理。另外，有人提出，折叠复合模型组分变量的频率差异及其严重程度应该具有一定的可比性，或至少考虑它们的相对权重[15]。

第三节　胸外科术后肺部并发症

胸外科手术操作具有其特殊性，上述提到的一种或多种不良事件是胸外科术后的常见结果。如术侧部分肺不张、胸腔积液和同侧气胸等，大多与手术操作和（或）术前状态更为相关，而与术中呼吸或循环管理关系不大。另外，长期漏气、急性肺水肿、肺栓塞、化脓性胸膜炎、出血[16]可能与免疫调节、促炎反应和促凝血反应有关，至少部分受到胸外科手术期间血流动力学和通气管理的影响。

轻度的急性呼吸衰竭可能是胸外科手术后最常见的不良事件，除此之外，全面、具体的肺部不良事件汇总见表4-1。

表4-1　胸外科手术后最常见和相关的术后肺部并发症

肺部不良事件	定义	意见
急性呼吸衰竭	术后吸空气情况下 PaO_2＜60 mmHg，PaO_2 /FiO_2＜300 mmHg，或脉搏血氧饱和度＜90％且需要氧疗[12]	表现为轻度，中度或重度。轻度：吸氧可有效改善；中度：吸氧效果差且需要无创或有创机械通气；重度：急性呼吸窘迫综合征[14]
长时间漏气	漏气且术后留置引流胸管超过7天[16]	除急性呼吸衰竭外，可能是胸部手术后最常见的肺部并发症
呼吸道感染	疑似呼吸道感染而接受抗生素治疗并符合以下一项或多项标准：新发痰液或痰液性状发生变化，新发肺部阴影或肺部阴影状况发生变化，发热，白细胞计数＞12×10^9/L[12]	—
术后出血	胸管引流出血且需要再次手术，或需要输注3个或以上单位的红细胞悬液[16]	—
肺不张	肺阴影，纵隔，肺门或膈肌向患侧移位，邻近非肺不张区域肺代偿性过度充气[12]	—
气胸	胸膜腔内有空气，脏层胸膜周围没有血管床阴影[12]	目前认为不仅仅与手术过程有关
支气管痉挛	新发的呼气性喘息且需要支气管扩张药治疗[12]	在机械通气患者中，正压通气或延长呼气阶段气道压力增加[16]
肺栓塞	经肺动脉造影、尸检或通气/灌注放射性同位素扫描证实[16]	—
吸入性肺炎	吸入胃内容物后引起的急性肺损伤	—
胸腔积液	胸部X线显示肋膈角变钝，同侧膈肌在直立位时尖锐轮廓消失，相邻解剖结构移位的证据，或（仰卧位）胸腔中血管阴影区域出现半透明影	目前认为不仅仅与患者的术前状态有关
急性肺水肿	肺成像显示肺泡液积聚	不能通过心功能不全解释
化脓性胸膜炎	疑似感染，接受抗生素治疗	目前认为不仅仅与患者的术前状态有关

第四节 胸外科术后肺部并发症的危险因素

在过去的16年中，经讨论并证实的PPC危险因素已超过50个[9-10,17]。与PPC发展相关的因素被视为“预测因子”，并且根据可能导致此类并发症的相对贡献度来命名。可以通过统计模型组合成分数，反映患者发展为PPC的概率。

美国内科医师学会（ACP）于2006年建立了里程碑式的与手术患者肺部不良事件发生相关因素的结构化表述[17]。这些因素与患者的术前状况、外科手术本身及接受的麻醉类型相关，并在后续研究中进行了扩展和改进。

一、与患者病情相关的危险因素

（一）年龄

目前认为高龄是不同术后不良事件的主要危险因素[18]，并且是与PPC相关的最常见因素[17]。衰老可能会降低器官对手术应激的反应性，或降低器官系统对抗多种轻微打击的能力，这些最终将损害机体对抗应激的能力[19]。虽然这种被称为“脆弱”的现象并不仅限于老年患者，但更常见于高龄组。事实上，高龄似乎只是脆弱的代名词，不管是非手术患者[20]还是手术患者[21]常伴随着促炎反应增加。PPC风险应根据年龄进行分层评估。

（二）功能依赖性

功能依赖性可能反映了患者疾病严重程度，它与年龄和脆弱的程度密切相关。已有研究表明，这种与患者相关的风险因素及其严重程度与血清促炎标志物水平升高有关[22]。特别是高龄患者经常出现脆弱和一定程度的功能障碍，进一步增加了术后并发症的风险[23]。

（三）美国麻醉医师协会（ASA）的分级

尽管多个研究指出，用于一般风险评估的ASA分级在不同的评估者之间存在较大差异，但该分级方法在麻醉医师中仍很受欢迎[24-25]。ASA评估是对多个器官系统的损伤程度进行评估从而得出的分数，其结果是非特异性的，但具有整合多个PPC高敏因子的优点[9]。但是计算PPC风险时，ASA分级可能会破坏相关危险因素的作用。因此，将其用作风险评估的一部分时需谨慎考虑。

（四）吸烟

有人认为在肺癌手术中，吸烟增加发生PPC的风险[26]。然而，也有研究发现，即使是在肺癌切除的患者中，吸烟对于开胸手术术后PPC发展无明显影响[27-28]。因此与其他因素相比，吸烟对于PPC的作用似乎并不太大。

（五）呼吸道症状

呼吸道症状的存在与阻塞性疾病中肺功能的终末期损害有关[29]。这些症状主要包括咳嗽、咳痰、呼吸困难和喘息[30]。

（六）外周氧饱和度和肺功能测试（PFT）

低外周血氧饱和度增加了PPC在不同类型的外科手术后发生的风险，包括胸外科手术[11]。尽管它在原理上很直观，但这种风险因素最近才得到认可[9]。在胸外科手术中，PFT包括肺活量测定和肺弥散一氧化碳（DLCO）的能力。根据美国胸科医师学会的报告，一秒内用力呼气量（FEV1）和DLCO的降低程度可用于预测肺切除术后肺功能不全甚至死亡的风险[31]。在接受肺癌手术的患者中，用FEV1代表PFT参数，与PPC相关性更好，并且可以更好地评估风险[32]。对于任何手术方式，即使是微创肺叶切除，PFT的预测值都有一定的价值。

（七）手术前呼吸道感染

手术前1个月呼吸系统的感染与PPC的风险增加有关[3,11]，但近来其预测这些并发症的作用受到了质疑[34]。

（八）术前低蛋白血症，体重减轻和体重指数（BMI）

这些因素与营养状况密切相关。低血清白蛋白可能会增加了普通人群PPC的风险[17]，导致术后吻合口瘘的发生率增加。在接受全肺切除术的患者中，低蛋白血症与支气管胸膜瘘的形成有关[35]。此外，手术前6个月体重减轻超过10%会增加术后肺炎的风险[36]。虽然BMI＜18.5 kg/m^{2}会增加肺癌肺叶切除术后死亡的风险[37]，但BMI＞18.5 kg/m^{2}会增加开胸术后PPC的风险。

（九）术前贫血

术前血红蛋白浓度＜10 g/dL的患者接受肺切除术后患PPC的风险增加[38]。同样在一般外科人群中，贫血会增加PPC的风险[3]。

（十）慢性阻塞性肺病和其他肺部疾病

慢性阻塞性肺病（COPD）是一种发生率较高的疾病[39]，是患者在肺部手术和非肺部手术术后不良事件的重要危险因素[40]。该疾病已被纳入许多评分系统，用于预测PPC的风险[7,41-47]。在胸外科手术患者中，COPD是一种常见的合并症，是许多外科手术的适应证，如肺减容手术、肺大疱切除术和肺移植术[48]、肺癌切除术和自发性气胸手术[49]。此外，COPD的严重程度对预后评估起着重要作用，因为它与肺切除术后ICU入住率增加有关[50]。重要的是，肺康复措施可能会降低COPD的归因风险[29]。在普通外科手术患者中，慢性肺病可能会增加术后再插管需求[45]。

（十一）充血性心力衰竭（CHF）

即使能够完全代偿，充血性心力衰竭（CHF）也会大大增加手术人群中PPC的风险[17,51]。在接受肺癌手术的老年患者中，CHF增加了死亡风险[52]。

（十二）肾病

患有肾病的患者发生PPC的风险可能更高[17]。在外科手术患者中，急性肾功能衰竭增加了再插管和呼吸衰竭的风险[53]。

（十三）肝病

术前肝脏疾病增加了发生PPC的风险[11]。在普通外科患者中，肝硬化与手术后死亡风险较高有关[51]。

（十四）阻塞性睡眠呼吸暂停（OSA）

OSA手术患者术后并发症的风险增加，特别是循环和肺部，胸外科术后也是如此[54-55]。

（十五）当前酒精摄入量

酒精会损害免疫反应[56]并导致神经功能损害，可增加术后误吸和发生肺炎的风险。酒精的摄入已被确定为外科人群中PPC发生的危险因素[17]，与肺切除术后死亡风险高度相关[57]。

（十六）糖尿病

糖尿病与手术后ARDS风险增加有关[44]，但与其他因素相比，其相关性较低。在接受肺癌切除术的患者中，糖尿病并未增加术后肺炎的发生率[58]。

二、与诊疗操作相关的术中风险因素

多个研究表明，与其他类型的外科手术相比，胸外科发生PPC的风险更高[3,17,44]。原因可以解释为手术操作干预本身会对肺部、呼吸道以及呼吸肌造成直接损伤，这可能会干扰通气、排痰和咳嗽的能力。此外，肺不张的存在可能会损害气体交换并导致低氧血症。当然，手术方法也与PPC风险密切相关。

（一）胸廓切开术与正中胸骨劈开术

与胸骨劈开术相比，胸廓切开术中肋间肌损伤更多，这可能会导致更严重的术后疼痛和通气障碍。在接受肺癌切除术的患者中，正中胸骨劈开术的患者住院时间较短，但其生存率并未提高[59]。

（二）视频辅助胸腔镜与开胸手术

与开放手术相比，腹腔镜手术可以降低普通外科手术患者的死亡率[51]。最近的一项荟萃分析显示，在肺功能受损的肺癌患者中，与开放性手术相比，采用视频辅助胸腔镜（VATS）的肺叶切除术患者肺部并发症发生风险较低[60]。事实上，与大多数开放手术方法相比，VATS 被归为术后ARDS的低风险因素[44]。

（三）肺切除范围

广泛的肺切除可能导致肺血流转移到剩余的肺毛细血管床，增加了这些区域的剪切力，并随之引起功能丧失[61]。在接受肺癌手术的患者中，全肺切除术后急性肺损伤的发生率比肺叶及肺段切除术的患者高出3倍[62]。

（四）手术时间

在不同的研究中，均证明手术持续时间长可增加PPC的风险[3,17,44,51]。特别是，普通外科手术持续超过2 h[3,11]，或肺叶切除术需要超过2 h的麻醉时间[63]，与发生术后肺部不良事件的风险增加独立相关。

（五）挥发性与静脉麻醉药

考虑到某些麻醉药物具有器官保护功能，麻醉方案有可能影响PPC的发生率。对大鼠[64]和人类[65]的研究均表明与静脉麻醉药相比，挥发性麻醉药物可减少肺损伤和（或）炎症。然而，到目前为止，尚无随机对照试验证明挥发性麻醉药在这方面的优势。

（六）肌松药物

由于双腔支气管导管比传统气管内导管的管径更粗并且更难定位，因此神经肌肉阻滞药物（NMBA）的使用很有必要，有助于气管插管并实现肺隔离。此外，NMBA有助于获得最佳的胸部手术条件。在普通外科患者中，中效NMBA与PPC发生率增加有关，特别是在肌松拮抗不足的情况下[66]。

（七）限制性补液与自由补液策略

补液不受限已被证明可增加胸腔手术后肺损伤的风险。容量超负荷，肺淋巴液流出受阻和肺内皮损伤已被认为是PPC的可能原因[67]。对肺叶切除术的患者进行的一项回顾性研究显示，输注速度超过6 mL/（kg · h）会增加PPC的风险[68]。

（八）输血和血液制品

输血相关的急性肺损伤（TRALI）是输血相关死亡的主要原因。该综合征与人白细胞抗原和人中性粒细胞抗原的被动输注有关，这可能引发抗体或非抗体介导的炎症反应[70]。中性粒细胞似乎在TRALI中起关键作用。这些细胞被不同的损伤因子激活，如低血压、机械通气或缺血—再灌注，这些常见于胸外科手术中并且作为“第1次打击”。血液和血液制品的输入导致“第2次打击”，加重炎症反应。

（九）机械通气

呼吸机对肺实质的机械牵张有可能造成损伤。对于食管手术的患者，呼气末压力（PEEP）为5 cmH_2O的低潮气量（5 mL/kg PBW）的保护性通气与高潮气量的非保护性机械通气相比（10 mL/kg PBW，PEEP为0 cmH_2O），肺部炎症反应明显减轻[71]。在一项肺癌患者的回顾性研究中发现，低平台吸气压力的术中通气与急性肺损伤的发生率降低有关[62]。此外，最近的荟萃分析显示，与非保护性通气相比，保护性通气降低了腹部手术和胸部手术术后肺损伤的发生率。由于“保护性通气”没有明确定义，并且大多数被视为一系列措施（低潮气量、PEEP、肺复张、低吸入氧气浓度），因此尚无法区分这些元素中的哪一个产生肺保护作用。显然，低潮气量在肺保护中起着重要作用，而与PEEP的相关性尚未得到证实[72]。

第五节　胸外科术后肺部并发症的预测模型

目前已经开发了多种术后并发症的预测模型，但只有少数是关于胸外科手术人群和肺部并发症的。这些预测模型通常受以下一个或多个因素的限制：①仅使用术前变量；②缺乏加强观察性流行病学研究（STROBE）指南中列出的模型开发的清晰度，以及“个体预测或诊断的多变量预测模型的透明报告（TRIPOD）”声明；③独立研究缺乏外部验证；④缺乏其他患者群体的普遍性；⑤缺乏预测个体患者而不是群体患者结果的能力。尽管如此，它们仍然为患者分层建立了基础，用于测试干预措施、资源分配、基准测试以及专业审核，可帮助治疗医师在更客观的风险/收益分析基础上证明某些诊疗措施的合理性并获得知情同意。此外，它们可能有助于改善患者的病情，这取决于潜在可改变的危险因素是否与预后不良有关。在本小节中，我们将简要描述一些用于预测PPC的相关评分系统，重点关注其在非心脏手术的胸外科手术中的应用。

一、生理和手术严重程度评分

计算死亡率和发病率（POSSUM）评分基于12个术前因素，最初是为了用于预测普通人群的术后不良事件而开发的。在接受肺切除术的患者中，POSSUM评分系统在预测PPC方面的效能尚可接受[75]。

二、心肺风险指数（CPRI）

CPRI将心肺变量组合评为1～10分，其中10分表示最差。在接受肺切除手术（不含其他类型胸外科手术）的患者中，CPRI≥4分与PPC发生率增加有关[76]。

三、呼气容积年龄弥散（EVÁD）能力评分

EVÁD评分使用3个主要应变量来评估肺切除术后并发症的风险，即年龄、肺容积测定和弥散能力[77]。与CPRI和POSSUM评分系统相比，EVÁD对肺切除术后PPC的预测价值更高。

四、术后呼吸衰竭（PRF）和术后肺炎风险（PPR）指数

对美国国家退伍军人事务外科质量改进计划（NSQIP）[7]的患者进行回顾性分析制定的PRF指数，能够识别发生呼吸衰竭的高风险患者（30%可能性会发生呼吸衰竭）。后来，根据NSQIP数据，该分析又提出了预测肺炎的评分并且适用于胸外科手术患者[36]。PRF和PPR指数分别有7个和14个预测指标，但尚未进一步验证。

五、外科患者的呼吸风险加泰罗尼亚（ARISCAT）评分

ARISCAT评分是PPC的特定预测工具[3]。它诞生于欧洲加泰罗尼亚地区（西班牙），并在不同国家的大型队列中进行了广泛的重新校准和外部验证，即所谓的欧洲术后肺部并发症风险评分前瞻性评估（PERISCOPE）研究[11]。此外，PERISCOPE研究还确定了一组术前变量，可以预测术后呼

吸衰竭（PERISCOPE-PRF评分）[34]。迄今为止，在PERISCOPE研究中重新校准的ARISCAT评分是预测PPC最有价值的工具之一。然而，由于该评分系统并非针对胸外科手术人群而设立，因此没有解决这类患者可能发生的某些特殊并发症，如手术肺的持续性漏气。此外，该系统也未阐述如何解决复合PPC，例如气胸合并肺水肿等问题，而且术中变量仅考虑了手术时间而忽略了其他因素的影响。

六、术后急性呼吸窘迫综合征的术前和术中预测因子

术后ARDS可能代表最严重的PPC。根据美国单个中心的数据，研究人员开发了一种用于预测普通外科患者ARDS的评分，该评分也可用于胸外科手术[41]。该评分的一个重要优点是确定了术前和术中预测因子。然而，由于缺乏外部验证，其普遍性仍值得怀疑。

七、从单中心数据库开发的评分系统

目前已经开发了多个可用于胸外科领域的预测评分系统。它们强调了非计划性术后气管插管[43,45]，以及术后急性肺损伤等不良事件[44]。最近，有文献提出了用于评估PPC的预测模型[47]，但是应排除事先接受肺部手术的患者。

第六节　结　　论

PPC是胸外科手术后常见问题。通常，PPC并不是指单一并发症，而是由轻度、中度和严重并发症组成的一系列并发症。尽管严重程度不同，但它们增加了患者住院时间和死亡率，特别是出现2种或2种以上并发症时。已经确定多种术前因素、术中因素与胸外科手术后PPC风险增加有关。大量回顾性、观察性、前瞻性、单中心和多中心研究，将这些风险因素通过多变量分析形成了预测PPC的风险评估系统。其中一些适用于普通

外科患者的评分已得到广泛的外部验证，而侧重于胸外科患者的研究，到目前为止尚未得到验证。尽管目前尚无胸外科术后PPC的理想化预测模型，但现有的评分系统仍可对胸外科术后肺部不良事件的风险评估提供一定的参考。

（戴丽华 译　李泉 校）

参考文献

[1] WEISER T G, MAKARY M A, HAYNES A B, et al. Standardisedmetrics for global surgical surveillance[J]. Lancet, 2009, 374: 1113 - 1117.

[2] SMETANA G W. Postoperative pulmonary complications: an update on risk assessmentand reduction[J]. Cleve Clin J Med, 2009, 76 (Suppl 4): S60 - S65.

[3] CANET J, GALLART L, GOMAR C, et al. Prediction of postoperative pulmonary complications in a population-basedsurgical cohort[J]. Anesthesiology, 2010, 113: 1338 - 1350.

[4] GARCIA-MIGUEL F J, SERRANO-AGUILAR P G, LOPEZ-BASTIDA J. Preoperative assessment[J]. Lancet, 2003, 362: 1749 - 1757.

[5] SERPA NETO A, HEMMES S N, BARBAS C S, et al. Incidence of mortality andmorbidity related to postoperative lung injury in patients who have undergone abdominal orthoracic surgery: a systematic review and meta-analysis[J]. Lancet Respir Med, 2014, 2: 1007 - 1015.

[6] SMETANA G W. Preoperative pulmonary evaluation[J]. N Engl J Med, 1999, 340: 937 - 944.

[7] AROZULLAH A M, DALEY J, HENDERSON W G, et al. Multifactorial risk index for predicting postoperative respiratory failure in men after major noncardiac surgery[J]. The National Veterans Administration Surgical Quality

Improvement Program. Ann Surg, 2000, 232: 242 - 253.

[8] QASEEM A, SNOW V, FITTERMAN N, et al. Risk assessment for and strategies to reduce perioperative pulmonary complications for patients undergoing noncardiothoracic surgery: a guideline from the American College of Physicians[J]. AnnIntern Med, 2006, 144: 575 - 580.

[9] CANET J, GALLART L. Predicting postoperative pulmonary complications in the generalpopulation[J]. Curr Opin Anaesthesiol, 2013, 26: 107 - 115.

[10] CANET J, GALLART L. Postoperative respiratory failure: pathogenesis, prediction, and prevention[J]. Curr Opin Crit Care, 2014, 20: 56 - 62.

[11] MAZO V, SABATE S, CANET J, et al. Prospective external validation of a predictive score for postoperative pulmonary complications[J]. Anesthesiology, 2014, 121: 219 - 231.

[12] JAMMER I, WICKBOLDT N, SANDER M, et al. Standards for definitions and use of outcome measures for clinical effectiveness research in perioperative medicine: European Perioperative Clinical Outcome (EPCO) definitions: a statement from the ESA-ESICM joint taskforce on perioperative outcome measures[J]. Eur J Anaesthesiol, 2015, 32 (2): 88 - 105.

[13] FERNANDEZ-PEREZ E R, KEEGAN M T, BROWN D R, et al. Intraoperativetidal volume as a risk factor for respiratory failure after pneumonectomy[J]. Anesthesiology, 2006, 105: 14 - 18.

[14] FORCE A D T, RANIERI V M, RUBENFELD G D, et al. Acute respiratory distress syndrome: the Berlin Definition[J]. JAMA, 2012, 307: 2526 - 2533.

[15] MASCHA E J, SESSLER D I. Statistical grand rounds: design and analysis of studies withbinary-event composite endpoints: guidelines for anesthesia research[J]. Anesth Analg, 2011,112: 1461 - 1471.

[16] STEPHAN F, BOUCHESEICHE S, HOLLANDE J, et al. Pulmonary complications following lung resection: a comprehensive analysis of incidence

andpossible risk factors[J]. Chest, 2000, 118: 1263 - 1270.

[17] SMETANA G W, LAWRENCE V A, CORNELL J E. Preoperative pulmonary risk stratification fornoncardiothoracic surgery: systematic review for the American College of Physicians[J]. AnnIntern Med, 2006, 144: 581 - 595.

[18] GRIFFITHS R, BEECH F, BROWN A, et al, ASSOCIATION Of ANESTHETISTS Of GREAT B, IRELAND. Perioperative care of the elderly 2014: Association of Anaesthetists of Great Britain and Ireland[J]. Anaesthesia, 2014, 69 (Suppl 1): 81 - 98.

[19] HUBBARD R E, STORY D A. Patient frailty: the elephant in the operating room[J]. Anaesthesia, 2014, 69 (Suppl 1): 26 - 34.

[20] COMPTE N, BOUDJELTIA K Z, VANHAEVERBEEK M, et al. Increased basal and alum-induced interleukin-6 levels in geriatricpatients are associated with cardiovascular morbidity[J]. PLoS One, 2013, 8: e81911.

[21] HUBBARD R E, O'MAHONY M S, SAVVA G M, et al. Inflammationand frailty measures in older people[J]. J Cell Mol Med, 2009, 13: 3103 - 3109.

[22] ADRIAENSEN W, MATHEI C, VAES B, et al. Interleukin-6 predicts short-term global functional decline in the oldest old: results from the BELFRAIL study[J]. Age, 2014, 36: 9723.

[23] ROBINSON T N, EISEMAN B, WALLACE J I, et al. Redefining geriatric preoperative assessment using frailty, disability and comorbidity[J]. Ann Surg, 2009, 250: 449 - 455.

[24] MAK P H, CAMPBELL R C, IRWIN M G, et al. The ASAP hysical Status Classification: inter-observer consistency. American Society of Anesthesiologists[J]. Anaesth Intensive Care, 2002, 30: 633 - 640.

[25] CASTILLO J, CANET J, GOMAR C, et al. Imprecise status allocation by users of the American Society of Anesthesiologists classification system: survey of Catalan anesthesiologists[J]. Rev Esp Anestesiol Reanim, 2007, 54: 394 - 398.

[26] SHIONO S, KATAHIRA M, ABIKO M, et al. Smoking is a perioperative risk factor andprognostic factor for lung cancer surgery[J]. Gen Thorac Cardiovasc Surg, 2015, 63: 93 - 98.

[27] BARRERA R, SHI W, AMAR D, et al. Smoking andtiming of cessation: impact on pulmonary complications after thoracotomy[J]. Chest, 2005, 127: 1977 - 1983.

[28] SEOK Y, HONG N, LEE E. Impact of smoking history on postoperative pulmonary complications: a review of recent lung cancer patients[J]. Ann Thorac Cardiovasc Surg Off J AssocThorac Cardiovasc Surg Asia, 2014, 20: 123 - 128.

[29] NIEWOEHNER D E. Clinical practice. Outpatient management of severe COPD[J]. N Engl J Med, 2010, 362: 1407 - 1416.

[30] COTES J E. Medical Research Council Questionnaire on Respiratory Symptoms (1986) [J]. Lancet, 1987, 2: 1028.

[31] BRUNELLI A, KIM A W, BERGER K I, et al. Physiologic evaluation of thepatient with lung cancer being considered for resectional surgery: Diagnosis and management of lung cancer, 3rd ed: American College of Chest Physicians evidence–based clinical practiceguidelines[M]. Chest, 2013, 143: e166S - e190S.

[32] STANZANI F, PAISANI DDE M, OLIVEIRA A, et al. Morbidity, mortality, and categorization of the risk of perioperative complications in lung cancer patients[J]. Jornal brasileiro de pneumologia publicacao oficial da Sociedade Brasileira de Pneumologia e Tisilogia, 2014, 40: 21 - 29.

[33] ZHANG R, LEE S M, WIGFIELD C, et al. Lung function predictspulmonary complications regardless of the surgical approach[J]. Ann Thorac Surg, 2015, 99: 1761 - 1767.

[34] CANET J, SABATE S, MAZO V, et al. Development and validation of a score

to predict postoperativerespiratory failure in a multicentre European cohort: A prospective, observational study[J]. Eur J Anaesthesiol, 2015, 32 (7): 458 - 470.

[35] MATSUOKA K, MISAKI N, SUMITOMO S. Preoperative hypoalbuminemia is a risk factor forlate bronchopleural fistula after pneumonectomy[J]. Ann Thorac Cardiovas Surg Off J Assoc Thorac Cardiovas Surg Asia, 2010, 16: 401 - 405.

[36] AROZULLAH A M, Khuri S F, Henderson W G, et al. Development and validation ofmultifactorial risk index for predicting postoperative pneumonia after major noncardiac surgery[J]. Ann Intern Med, 2001, 135: 847 - 857.

[37] TEWARI N, MARTIN-UCAR A E, BLACK E, et al. Nutritional status affects long term survival after lobectomy for lung cancer[J]. Lung Cancer, 2007, 57: 389 - 394.

[38] FERNANDES E O, TEIXEIRA C, Silva L C. Thoracic surgery: risk factors for postoperativecomplications of lung resection[J]. Rev Assoc Med Bras, 2011, 57: 292 - 298.

[39] MAY S M, LI J T. Burden of chronic obstructive pulmonary disease: healthcare costs andbeyond[J]. Allergy Asthma Proc Off J Reg State Allergy Soc, 2015, 36: 4 - 10.

[40] HAUSMAN MS JR, JEWELL E S, ENGOREN M. Regional versus general anesthesia in surgicalpatients with chronic obstructive pulmonary disease: does avoiding general anesthesia reducethe risk of postoperative complications? [J]. Anesth Analg, 2015, 120: 1405 - 1412.

[41] BLUM J M, STENTZ M J, DECHERT R, et al. Preoperative and intraoperative predictors of postoperative acute respiratory distress syndromein a general surgical population[J]. Anesthesiology, 2013, 118: 19 - 29.

[42] GUPTA H, GUPTA P K, FANG X, et al. Developmentand validation of a risk calculator predicting postoperative respiratory failure[J]. Che, 2011, 140:

1207 - 1215.

[43] HUA M, BRADY J E, LI G. A scoring system to predict unplanned intubation in patientshaving undergone major surgical procedures[J]. Anesth Analg, 2012, 115: 88 - 94.

[44] KOR D J, WARNER D O, ALSARA A, et al. Derivation and diagnostic accuracy of the surgical lung injury prediction model[J]. Anesthesiology, 2011, 115: 117 - 128.

[45] BRUECKMANN B, VILLA-URIBE J L, BATEMAN B T, et al. Development and validation of a score for prediction of postoperativerespiratory complications[J]. Anesthesiology, 2013, 118: 1276 - 1285.

[46] GUPTA H, GUPTA P K, SCHULLER D, et al. Development and validation of a risk calculator for predicting postoperative pneumonia[J]. Mayo Clin Proc, 2013, 88: 1241 - 1249.

[47] JEONG B H, SHIN B, EOM J S, et al. Development of a prediction rulefor estimating postoperative pulmonary complications[J]. PLoS One, 2014, 9: e113656.

[48] MARCHETTI N, CRINER G J. Surgical approaches to treating emphysema: lung volumereduction surgery, bullectomy, and lung transplantation[J]. Semin Respir Crit Care Med, 2015, 36: 592 - 608.

[49] ICHINOSE J, NAGAYAMA K, HINO H, et al. Results of surgical treatment for secondary spontaneous pneumothorax according to underlying diseases[J]. Eur J Cardiothorac Surg, 2016, 49 (4): 1132 - 1136.

[50] PINHEIRO L, SANTORO I L, PERFEITO J A, et al. Preoperativepredictive factors for intensive care unit admission after pulmonary resection[J]. Jornal brasileirode pneumologia publicacao oficial da Sociedade Brasileira de Pneumologia e Tisilogia, 2015, 41: 31 - 38.

[51] PEARSE R M, MORENO R P, BAUER P, et al. Mortality after surgery in

Europe: a 7 day cohort study[J]. Lancet, 2012, 380: 1059 - 1065.

[52] MIURA N, KOHNO M, ITO K, et al. Lung cancer surgery in patients aged 80 years or older: ananalysis of risk factors, morbidity, and mortality[J]. Gen Thorac Cardiovasc Surg, 2015, 63: 401 - 405.

[53] WAKEAM E, HYDER J A, JIANG W, et al. Risk and patterns of secondarycomplications in surgical inpatients[J]. JAMA Surg, 2015, 150: 65 - 73.

[54] MADOR M J, GOPLANI S, GOTTUMUKKALA V A, et al. Postoperative complications in obstructive sleep apnea[J]. Sleep Breath, 2013, 17: 727 - 734.

[55] HAI F, PORHOMAYON J, VERMONT L, et al. Postoperativecomplications in patients with obstructive sleep apnea: a meta-analysis[J]. J Clin Anesth, 2014, 26: 591 - 600.

[56] LIANG Y, HARRIS F L, BROWN L A. Alcohol induced mitochondrial oxidative stress andalveolar macrophage dysfunction[J]. Biomed Res Int , 2014, 2014: 371593.

[57] SAFI S, BENNER A, WALLOSCHEK J, et al. Development and validation of a risk score for predictingdeath after pneumonectomy[J]. PLoS One, 2015, 10: e0121295.

[58] WANG Z, CAI X J, SHI L, et al. Risk factors of postoperative nosocomial pneumonia in stage Ⅰ-Ⅲa lung cancer patients[J]. Asian P J Cancer Prev APJCP, 2014, 15: 3071 - 3074.

[59] ASAPH J W, HANDY JR JR, GRUNKEMEIER G L, et al. Median sternotomy versus thoracotomy to resect primary lung cancer: analysis of 815cases[J]. Ann Thorac Surg, 2000, 70: 373 - 379.

[60] ZHANG R, FERGUSON M K. Video-assisted versus open lobectomy in patients with compromised lung function: a literature review and meta-analysis[J]. PLoS One, 2015, 10: e0124512.

[61] ZELDIN R A, NORMANDIN D, LANDTWING D, et al.

Postpneumonectomy pulmonaryedema[J]. J Thorac Cardiovasc Surg, 1984, 87: 359 - 365.

[62] LICKER M, DE PERROT M, SPILIOPOULOS A, et al. Risk factors for acute lung injury after thoracic surgery for lung cancer[J]. Anesth Analg, 2003, 97: 1558 - 1565.

[63] ALGAR F J, ALVAREZ A, SALVATIERRA A, et al. Predictingpulmonary complications after pneumonectomy for lung cancer[J]. Eur J Cardiothorac Surg, 2003, 23: 201 - 208.

[64] FORTIS S, SPIETH P M, LU W Y, et al. Effects of anesthetic regimes on inflammatory responses in a rat model of acute lunginjury[J]. Intensive Care Med, 2012, 38: 1548 - 1555.

[65] SCHILLING T, KOZIAN A, KRETZSCHMAR M, et al. Effects of propofol and desflurane anaesthesia on the alveolar inflammatory response to one-lung ventilation[J]. Br J Anaesth, 2007, 99: 368 - 375.

[66] MCLEAN D J, DIAZ-GIL D, FARHAN H N, et al. Dosedependent association between intermediate-acting neuromuscular-blocking agents and postoperative respiratory complications[J]. Anesthesiology, 2015, 122: 1201 - 1213.

[67] CHAU E H, SLINGER P. Perioperative fluid management for pulmonary resection surgeryand esophagectomy[J]. Semin Cardiothorac Vasc Anesth, 2014, 18: 36 - 44.

[68] ARSLANTAS M K, KARA H V, TUNCER B B, et al. Effect of the amount of intraoperative fluid administration on postoperative pulmonary complications following anatomic lung resections[J]. J Thorac Cardiovasc Surg, 2015, 149: 314 - 320, 21 e1.

[69] PETERS A L, VAN STEIN D, VLAAR A P. Antibody-mediated transfusion-related acute lunginjury; from discovery to prevention[J]. Br J Haematol, 2015, 170: 597 - 614 .

[70] PETERS A L, VAN HEZEL M E, JUFFERMANS N P, et al. Pathogenesis of non−antibodymediated transfusion−related acute lung injury from bench to bedside[J]. Blood Rev, 2015, 29: 51 - 61.

[71] MICHELET P, D'JOURNO X B, ROCH A, et al. Protective ventilation influences systemic inflammation afteresophagectomy: a randomized controlled study[J]. Anesthesiology, 2006, 105: 911 - 919.

[72] SERPA NETO A, HEMMES S N, BARBAS C S, et al. Protective versus conventional ventilationfor surgery: a systematic review and individual patient data meta−analysis[J]. Anesthesiology, 2015, 123: 66 - 78.

[73] GUGLIELMINOTTI J, DECHARTRES A, MENTRE F, et al. Reporting and methodology of multivariable analyses in prognostic observational studies published in 4 anesthesiology journals: a methodological descriptive review[J]. Anesth Analg, 2014, 121 (4): 1011 - 1029.

[74] COPELAND G P, JONES D, WALTERS M. POSSUM: a scoring system for surgical audit[J]. Br J Surg, 1991, 78: 355 - 360.

[75] BRUNELLI A, FIANCHINI A, GESUITA R, et al. POSSUM scoring system as an instrumentof audit in lung resection surgery. Physiological and operative severity score for the enumeration of mortality and morbidity[J]. Ann Thorac Surg, 1999, 67: 329 - 331.

[76] MELENDEZ J A, CARLON V A. Cardiopulmonary risk index does not predict complicationsafter thoracic surgery[J]. Chest, 1998, 114: 69 - 75.

[77] FERGUSON M K, DURKIN A E. A comparison of three scoring systems for predicting complications after major lung resection[J]. Eur J Cardiothorac Surg, 2003, 23: 35 - 42.

第五章

胸外科围术期液体管理

Catherine Ashes, Peter Slinger

第一节 引 言

急性肺损伤是肺切除手术后死亡的主要原因[1]，胸外科手术麻醉医师的一个重要关注点是预防急性肺损伤的发生。液体治疗是发生急性肺损伤患者围术期治疗的一个主要部分[2]，液体超负荷和组织水肿的风险必须与血容量不足及重要器官缺血的风险相权衡[3]。

第二节 肺切除术后肺损伤的危险因素

肺切除术后肺水肿（PPPE）首先由Zeldin等人于1984年报道[4]，记录了10个肺切除术后肺损伤病例。有研究者发现急性肺损伤也可能发生在少量肺组织切除或者需要单肺通气（OLV）而无肺切除的手术后[5–6]。PPPE具有急性呼吸窘迫综合征（ARDS）的病理学特征[7]，非心源性[3]，并且最严重的PPPE与ARDS的发展进程无法区分[5]。因此，PPPE可称为开胸术后急性肺损伤（ALI）或ARDS。开胸术后ALI通常按照美国、欧洲共识的ARDS标准进行分级[8]。

虽然肺切除术后肺损伤的发生率不高，为2%～4%[9–11]，但是死亡率却从近100%降至40%以下，这主要是由于ICU管理的改进[1]。ARDS的死亡率高于ALI[5]。

围术期ALI最常见的危险因素是扩大肺切除术（如全肺切除术）和液体超负荷[5,9]。其他术前和术中因素还包括ASA分级[12-13]、酗酒[9,13]、既往放疗史[14]、术后肺功能低预测值[15]、非保护性通气策略[16]、右肺切除术[7,17]等。

液体管理是一个风险因素

Zeldin等人[4]在一项具有里程碑意义的研究中发现，肺切除术后24 h内接受大量液体输注［（4 913±1 169）mL，n = 10］的患者PPPE发生率较高，接受较少液体输注的患者［（3 483±984）mL，n = 15对照组］则较低。在犬右肺切除模型中同样证实了这一现象，该模型进行了3组液体输注的比较：自由晶体负荷（术前100 mL/kg推注，术后维持＞100 mL/kg）、恰当负荷（术前推注50 mL/kg，术后维持＜100 mL/kg）和对照组（假开胸术组输液方案同肺切除术组）。自由组所有行肺切除术的犬都出现了肺水肿，而其他各组未出现。这意味着不仅是给予液体容量易导致ALI，并且肺切除时发生的局部和全身病理变化对PPPE都有着显著影响。

随后，术中和术后的液体管理反复被证实是肺切除术后ALI发生的危险因素[9,12,14-17]（表5-1）。在肺切除术期间给予超过2 L总量的液体与术后呼吸结局呈负相关[3,12,14,16]，即使围术期高液体负荷在较小的肺组织切除术中也会出现同样的结果[3,9,15]。在肺纤维化患者中，围术期大量输液和正平衡与肺切除术后呼吸衰竭的风险增加有关，这是一种致命性的并发症[18]。在食管切除术中也证实了类似的发现，只是液体输注量更大（大约5 L）而已[6,19]。

表5-1 肺切除术和食管切除术液体管理与ALI

作者（发表年份）	手术类型	患者例数	研究设计	时间	ALI液体量	非ALI液体量	P值
Zeldin等[4]（1984）	全肺切除术	25	回顾性	术后24 h输液	37 mL/kg	27 mL/kg	<0.05

（续表）

作者（发表年份）	手术类型	患者例数	研究设计	时间	ALI液体量	非ALI液体量	P值
Parquin等（1996）[14]	全肺切除术	146	前瞻性（观察性）	术中	≥2.0 L	<2.0 L	<0.01
Licker等（2003）[9]	肺叶切除术	879	回顾性	术中	9.1 mL/（kg・h）	7.2 mL/（kg・h）	0.023
				术中+术后共24 h	2.6 mL/（kg・h）	2.0 mL/（kg・h）	0.003
				术后24 h液体平衡	2.0 L	1.52 L	0.026
Fernández-Pérez等（2006）[16]	全肺切除术	170	回顾性	术中	2.2 L	1.3 L	0.001
Alam等（2007）[15]	肺叶切除术	1 428	回顾性	术中+术后12 h	2.775 L	2.5 L	<0.05
Marret等（2010）[12]	全肺切除术	1 200	回顾性	术中	3.8 L	2.5 L	<0.000 1
Mizuno等（2012）[18]	肺叶切除术（肺纤维化患者）	52	回顾性	术中总量	7.71 mL/（kg・h）	10.3 mL/（kg・h）	0.049
				术中液体平衡	4.99 mL/（kg・h）	8.00 mL/（kg・h）	0.035
Casado等（2010）[6]	食管切除术	45	回顾性	术中液体平衡	5.415 L	4.174 L	0.01
				术后5天液体平衡	7.873 L	5.928 L	0.03
Tandon等（2001）[19]	食管切除术	168	回顾性	术中	5.0 L	4.4 L	<0.027

增加ALI风险所需的额外液体量并不大。从Licker等人[9]的研究中可以明显看出，在更“自由”的策略（导致ALI的液体管理量）和“保守”方法（未导致ALI的液体管理量）之间可能存在的差距较小[20]：术中接受更多液体量［ALI液体量为9.1 mL/（kg・h），非ALI液体量为7.2 mL/（kg・h）］，手术后24 h液体正平衡较高（ALI液体量为2.0 L，非ALI液体量为1.52 L）且围术期液体累积量更大（ALI液体量为2.6 L，非ALI液体量为2.0 L），虽然总量差异并不明显，但两组患者的预后却截然不同。此外，Alam等人[15]证实了围术期液体管理与ALI之间的“剂量依赖性”关系，即围术期每给予500 mL液体，原发性肺损伤概率就会显著增加［OR 1.2（1～1.4），$P=0.02$］。

第三节　病理生理学

肺损伤的“多重打击学说”可以解释ARDS的病理生理机制[21]。它包括了多种病理生理学损伤，这些损伤单独作用可能不会导致肺损伤，当累积到一定程度则导致ALI或ARDS的临床综合征。“多重打击学说”可能也与围术期ALI有关。首次打击是由手术创伤、操作或肺不张激活全身炎症反应引起[22]，此时虽然无肺损伤的临床表现，但会使肺更脆弱，并在第2次打击时更容易受损。连续打击会损伤脆弱的肺泡–毛细血管屏障，导致症状明显的ALI或ARDS。研究者推测第2次打击可能是由各种已知的术后ALI危险因素引起，如输注新鲜冰冻血浆（FFP）[13]、纵隔淋巴损伤[23]、非保护性通气策略[16]和氧中毒[24]等。

围术期ALI的多次打击学说在啮齿类动物模型中得到证实，该模型采用气管内注射脂多糖来模拟脓毒症诱导的肺损伤。OLV、肺切除术或脂多糖单独使用时仅观察到轻度肺损伤，但当OLV、肺切除术和脂多糖合并在同一只动物时则会引发严重的肺损伤[25]。这表明肺部被最初的打击“敏化”，接下来的打击可导致更严重且明显的肺损伤。

一、修订的Starling公式和内皮糖萼

一直以来，体液跨毛细血管过程被公认为符合Starling模型，这个理论最早于1896年提出[26]。该模型将体液流通表示为相对的静水压和渗透压之间的平衡，体液在毛细血管小动脉末端滤过并在小静脉末端重吸收。

然而，近来体外研究和体内研究与经典Starling原理存在偏差[27]，如缺乏静脉重吸收[28]和淋巴回流[29]来预防间质水肿，并且缺乏重要的、决定跨内皮体液平衡的间质胶体渗透压[30]。这促使涉及内皮糖萼层（EGL）的非Starling屏障调节机制的进一步研究[31]。

Danielli在1942年首次提出了EGL的存在[32]。它是一个动态的、脆弱的、复杂的膜结合大分子层，位于血管内皮的管腔表面[31]。糖萼的组成和厚度不断变化，因为它不断地被血流剪切和更新[33]。它的成分具有净负电荷，因此排斥带负电荷的分子和血细胞[34]。

EGL的主要功能是调节和影响血管通透性[35]。它与循环物质一起形成阻止循环细胞和大分子进入间质的屏障。与原始Starling模型相反，后者解释了跨整个内皮细胞发生的液体平衡调节现象，目前已经提出了一种修正模型，其中静水压和渗透压仅作用于内皮腔内的EGL表层[30]。这些作用力很快达到平衡，导致液体流通比传统Starling方程预测的要低得多（图5-1）。

EGL还有其他功能。其负电荷与白细胞和血小板形成特异性黏附分子调节红细胞与内皮相互作用。它们通常隐藏在糖萼结构的深处，但EGL损坏后会暴露出来[35]。它还通过一氧化氮诱导的血管舒张[36]和清除氧自由基[34]来保护血管内皮免受剪切力和氧化损伤。

EGL可能受到炎症细胞因子[37]、手术创伤和缺血再灌注损伤[38]的影响。高血容量损害EGL，是因为稀释的血浆蛋白和释放的心房利钠肽会剥离EGL[38]。EGL的完整性丧失导致血管通透性增加和液体外渗，血浆蛋白的损失进一步加剧了外渗，白细胞黏附分子暴露，并促进细胞黏附、迁移和放大的炎症反应[39]。正如在ALI中观察到的那样，这种增加通透性、外渗和炎症的恶性循环导致肺水肿。

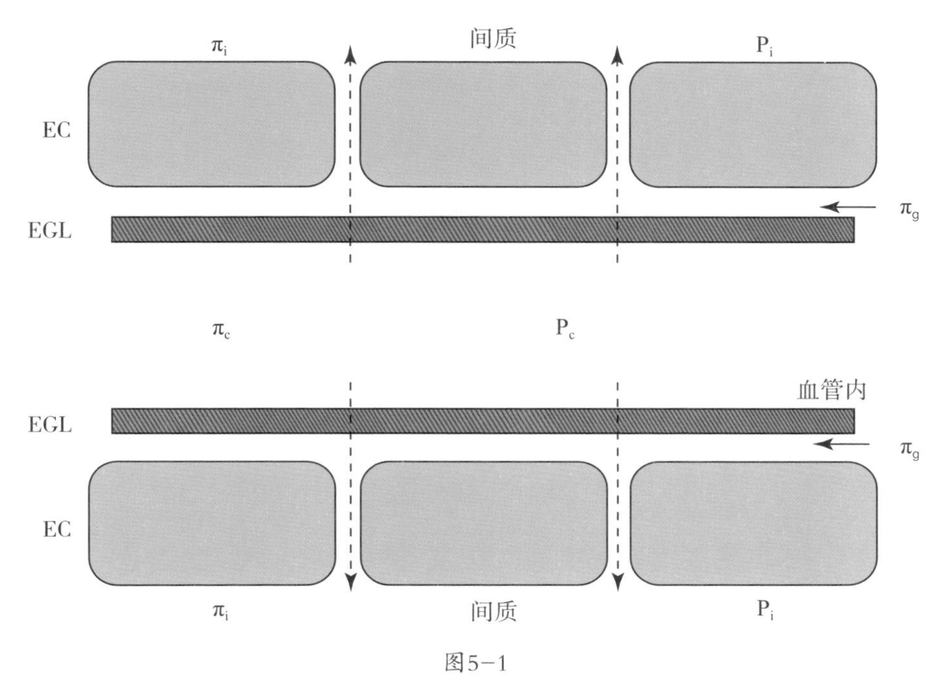

图5-1

用于血管内（c）和间质（i）之间液体交换的糖萼模型。显示了糖萼层（EGL）的各种组分和修订的Starling力。在稳定状态下，进入间质的净过滤出现并且随后通过淋巴系统去除。EC，内皮细胞；π，渗透压；P，静水压；g，糖萼（经Ashes和Slinger[3]许可转载）。

根据动物实验提出以下策略来保护EGL，包括避免高血容量和输注白蛋白[40]，避免使用皮质类固醇[41]、抗凝血酶Ⅲ[42]及炎症细胞因子直接抑制剂[43]。与异丙酚相比，挥发性麻醉剂抑制炎症介质释放[44-45]且糖萼破坏较小（图5-2）[46]。

二、肺内皮损伤

肺泡内皮也在肺间质液体平衡的调节中起作用，通过紧密连接、紧密连接处的断裂和囊泡运输完成跨内皮的体液运输[47]。连接处的断裂与细胞死亡有关，使较大的分子也可通过。上皮钠通道（ENaC）能够增强肺泡液的清除[47]，它们可被β肾上腺素能激动剂激活[48]。

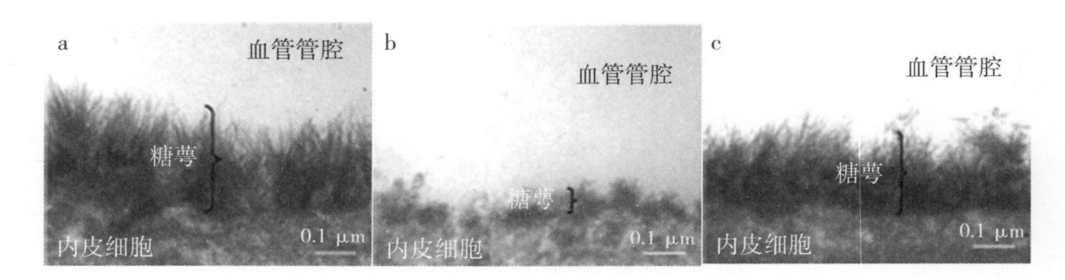

图5-2

心脏染色显示糖萼的电子显微镜观。a. 非缺血性灌注25 min后完整的糖萼；b. 20 min热缺血和连续10 min再灌注后残余内皮糖萼；c. 用1MAC七氟醚预处理糖萼，然后是20 min的热缺血和10 min再灌注（经Chappell等人[46]许可转载）。

因此，在肺切除手术后ALI的发病机制中涉及内皮损伤。内皮损伤可能由全身和局部炎症因子介导，常见诱因有正压通气、容积伤、氧中毒、缺血再灌注损伤、手术创伤、存在原发肺部疾病等[1,3]。内皮细胞损伤引起细胞间内皮细胞连接的破坏、细胞骨架收缩和细胞死亡，导致肺泡-毛细血管屏障通透性增加和肺顺应性降低[1]。

三、淋巴管和右心室功能障碍

虽然液体超负荷被认为是胸外科手术后ALI的危险因素，但似乎还有其他因素在起作用，因为严格实施液体限制策略后，ALI仍可能发生[49]。

肺淋巴管在肺部液体清除中起关键作用[47]。进入间质的毛细血管滤液被淋巴管排出，当超过排出液体的能力时，就会发生肺水肿[3]。虽然淋巴流量可以增加7倍，以应对间质压升高[50]，但在围术期，这种能力可能会降低。肺切除手术相关的手术创伤是影响这一过程的重要因素[3]。肺部淋巴回流不对称：右肺基本上是同侧回流（>90%），而左肺有明显向对侧回流的现象（>55%）[51]。因此，右肺切除术会使左肺肺水肿的风险显著增加，因为超过一半的淋巴回流液将会丢失，这已在临床上得到证实[7,17]。

术后右心室（RV）功能障碍可能进一步损害淋巴回流：中心静脉压升

高会降低淋巴系统的回流能力[52]。RV功能障碍在肺切除手术，特别是全肺切除术后很常见[53]，并且被认为与RV后负荷增加及心动过速有关[54-55]。

第四节 围术期限制液体策略的风险：组织低灌注和急性肾损伤

限制液体的管理方法已广泛用于预防胸外科手术后的ALI[47]。然而，限制液体方案可能会导致与血容量不足相关的风险，包括损伤终末器官的灌注，特别是急性肾损伤（AKI）[3,47]。

最近的数据表明肺切除手术后AKI的发生率为5.9%～6.8%[56-57]，可导致住院时间延长[56]和心肺复杂并发症[57]。虽然最近的一项研究表明AKI患者的死亡率为19.8%[57]，但不同研究死亡率增加的报道却不一致[56]。

已经明确了许多AKI的危险因素。Licker等人[1]和Ishikawa等人[56]的研究分别发现了肺切除手术后与AKI相关的多种因素。术前因素包括ASAⅢ级或ASAⅣ级、FEV1、高血压、外周血管疾病、术前肾功能不全和术前使用血管紧张素Ⅱ受体拮抗剂。术中因素包括使用血管加压剂、麻醉持续时间、使用胶体和开胸手术。未发现术中和术后给予的液体量与AKI发生率增加有关，Licker等人[57]发现有AKI和无AKI的患者术中［4.8 mL/（kg·h），4.9 mL/（kg·h）］和术后第1天［1.1 mL/（kg·h），1.1 mL/（kg·h）］输注相似体积的液体。同样，Ishikawa等人[56]发现有AKI和无AKI（1 450 mL，1 276 mL）的患者术中给予了相似体积的液体。

维持足够的灌注压是预防AKI的重要因素[3]，尤其是那些与慢性肾病、高血压或外周血管疾病相关的术前风险增加的患者。应避免出现与麻醉过深相关的低血压，并且麻醉深度监测可以使麻醉药物剂量更精确。应合理选用血管加压药以保持足够的灌注压，有创血流动力学监测可提供有价值的信息，以帮助指导治疗[3]。

第五节　食管切除术的液体管理

由于假设的第三间隙损失，在食管切除术中，传统方法倾向于积极的液体复苏[3]。第三间隙的概念首次在1961年的某次腹部大手术中提及[58]，通常被认为是一个液性隔室，它在解剖学上和功能上与血管内空间分开，不参与血管内和间质之间的液体交换[59]。这个假设隔室的确切位置，被认为存在于胃肠道或受创伤的组织中，但是从未确切阐明过。由于最初的证据不足，方法存在缺陷，以及评估手术和失血中细胞外液容积的新数据出现，第三间隙是否存在，近期备受质疑[60]。

食管切除术后液体平衡与术后并发症之间存在关联。围术期液体正平衡与心肺并发症及死亡之间的联系已得到证实[61]。食管切除后的液体限制似乎可以预防呼吸系统并发症，这既是单一的因素[62]，也是标准化多模式方案的一部分。标准化多模式方案包括胸段硬膜外镇痛、早期拔管和合理的液体限制[63]。由于大手术后发生的全身性炎症反应，以及随之而来的毛细血管通透性增加，在食管切除术中不合理地补充假设的第三间隙损失将导致间质的液体积聚，从而导致肺水肿[3]。

补液可能对手术结果产生不利影响。越来越多的数据表明，胃肠道手术后的手术结局[64-65]包括吻合口并发症[66-67]可以通过限制液体策略或包括液体限制在内的多模式围术期管理方案得到改善。在食管切除术中，液体限制方案没有特定的吻合口保护证据；然而，这些发现的推断表明，食管切除术中液体限制可能会带来一些额外的好处，既可改善手术效果，又可降低ALI风险。

曾经有人顾虑吻合口缺血（一种导致术后死亡的主要原因）而在食管切除术中慎用血管收缩剂。在猪模型的研究中，去甲肾上腺素用于治疗由出血引起的低血压，导致移植物严重低灌注[68]。然而，一项小样本临床研究发现，用于治疗由胸段硬膜外丁哌卡因引起的低血压的肾上腺素可以改善低血压导致的吻合口血流减少[69]。同样，另一项小样本临床研究也发现去氧肾上腺素输注可以纠正硬膜外推注引起的新生胃—食管吻合口末端血流减少[70]。因此，使用血管活性药物治疗由全身麻醉或椎管内麻醉引起的低血压时，不会影响外科吻合口的血供。

第六节　围术期液体管理的目标导向方案

目标导向方案已被成功应用于心脏、血管、整形外科和腹部大手术。Shoemaker等人[71]将目标导向方案应用于高危手术患者的围术期管理，可降低发病率和死亡率。随后的一些研究表明感染并发症[72]、AKI[73]、心血管并发症[74]、肺炎和住院时长[73]的风险也降低了。然而，其他在腹主动脉手术[75]或结肠直肠手术[76]中的研究没有发现任何益处。事实上，该研究表明，在有氧锻炼的结直肠外科患者中，目标导向方案甚至延长了住院时间并推迟了出院进程[76]。

有人建议使用心脏前负荷的临床评估来指导液体治疗可以降低胸外科手术后ALI的风险[3,47,77]，通过优化输注的液体量，无论液体超负荷合并ALI还是血容量不足合并AKI，这两方面风险都会减少。然而，应该指出的是，在非胸外科手术中目标导向液体治疗的研究经常进行更具“激进”的液体复苏，即接受目标导向治疗的患者输注的液体明显多于对照组[78-80]。这与已经讨论过的胸外科患者的传统限液方法不一致。

预测心脏前负荷是众所周知的挑战。常用的压力测量，如中心静脉压（CVP）和肺动脉嵌压（PAOP），是左心室舒张末期容积（LVEDV）的间接替代指标，受到许多其他因素的影响，包括胸膜腔内压力变化（如正压通气和OLV）、开胸手术、RV功能和心血管顺应性[77]。大多数目标导向策略是利用监测血流动力学的参数来预测液体反应性，定义为液体负荷下心输出量显著增加，理论上使得心功能最大化并避免不必要的液体输注。

一、心指数预测

许多目标导向的制定以心脏指数为准，可以使用多种方式进行测量，包括肺动脉导管、经肺热稀释法［如脉搏指数持续心输出量（PiCCO）监测］、脉搏形态分析（如FloTrac-Vigileo系统）和经食管多普勒超声测量。虽然食管多普勒超声的应用在食管手术中是不切实际的，但它在肺切除手术中使用效果很好。即使心率和平均动脉压没有变化，但食管超声能够检测到肺切除手术中每搏输出量指数的减少，用于指导血流动力学支持和液体治疗[81]。

二、动态变量：每搏量变异和动脉脉压变异

每搏量变异（SVV）和动脉脉压变异（PPV）都利用了心肺相互作用，整合前负荷、呼吸变异和血压的影响来评估液体反应性[3,47]。在胸外科手术中使用这些指标存在一些理论上的局限性。第一，考虑到开胸情况下它们的有效性[82]。第二，由于这些测量值依赖于呼吸变化，它们的准确性也取决于潮气量。在双肺通气（TLV）期间使用相对较大的潮气量（8～10 mL/kg）时，SVV≥12 mL/kg和PPV≥10 mL/kg与液体反应性高度相关[83]；然而，采用肺保护策略的通气可能不具有这样的相关性。第三，经过非通气肺的分流血量未对SVV和PVV产生影响，在OLV期间需要比TLV期间使用更低的阈值[3,84]。在一项研究OLV期间SVV的实验中发现，只有潮气量＞8 mL/kg时容量反应性具有一定的预测性，液体反应性阈值为10.5％[85]。在液体反应性的上限，心输出量（CO）的小幅度增加与血管外肺水肿（EVLW）的大量增加相关。这在毛细血管内皮通透性增加的情况下是个难题（图5-3）[84]。SVV已成功用于指导胸外科手术的液体治疗。在一项胸腔镜辅助肺叶切除术的随机研究中发现，目标导向治疗组使用FloTrac-Vigileo系统在SVV指导下进行液体输注，在OLV结束时，PaO_2-FiO_2比值较高，且拔管时间较早并接受较少的液体总量［分别为（1385±350）mL、（985±135）mL］[86]。在食管切除术中，相较于CVP和CO，SVV与血容量相关性更好，可准确判断并及时指导液体治疗[87]。

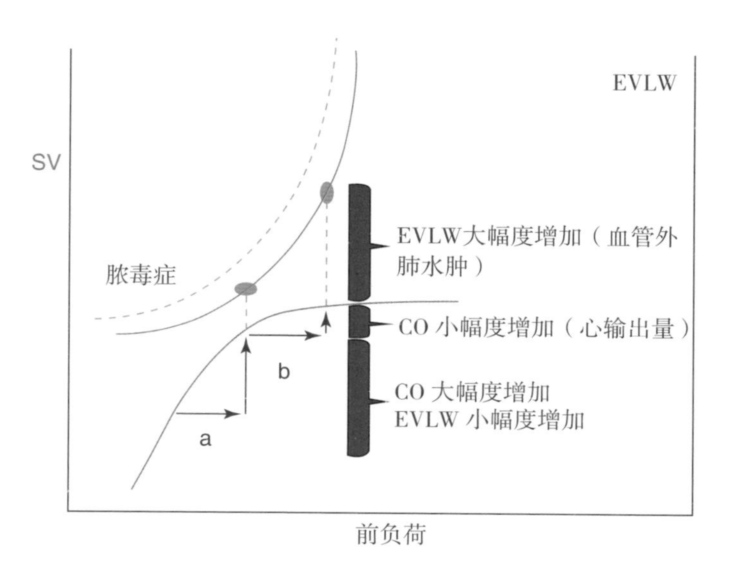

图5-3

叠加Frank-Starling（绿色）和Marik-Phillips（蓝色）曲线，比较前负荷反应性大幅度增加的患者（a）和前负荷反应性小幅度增加的患者（b），前负荷增加对每搏输出量（SV）及血管外肺水肿（EVLW）的影响。在脓毒症等毛细血管通透性增加的条件下，EVLW曲线左移，前负荷的小幅度增加可导致EVLW的大幅度增加（经Marik和Lemson[84]许可转载）。

三、早期发现肺水肿

跨肺热稀释技术具有额外的优势，可以计算血管外肺水（EVLW），从而量化肺水肿[88]。EVLW已被证实是重症患者预后和生存的独立预测因子[89]，并且在食管切除术中发现EVLW与PaO_2-FiO_2比值、肺顺应性、肺损伤评分[90]及肺部并发症相关[91]。从肺热容量（PTV）中减去肺血容量（PBV）可得出EVLW；令人担心的一点是肺切除后使用EVLW，因为PBV和PTV可能已经发生了变化[92]。然而，在肺大部切除术后长达12 h的患者研究中证明PiCCO测量的EVLW与双染色技术有很好的相关性[93]。在一项需要开胸和OLV的胸外科手术患者中采用目标导向液体管理策略，即采用SVV指导液体管理，证明通过PiCCO测量EVLW并未导致肺液过载[94]。

肺超声已被用于诊断肺水肿，超声B线（以前称为“超声肺彗星”）具有高度敏感性和特异性（分别为97%和95%）[95]。B线也可以量化，具有良好的可信度[96]，并且心脏手术后患者的B线值和EVLW之间存在相关性[97]。在ARDS中，超声B线评分与EVLW之间存在显著相关性，B线评分≥6表示病理性的EVLW＞10 mL/kg（敏感性82%，特异性77%）[98]。定量评估ALI的这项技术资料非常少[99]，迄今为止没有研究涉及围术期的应用。然而，肺部超声代表了一种有前景的无创床边模式，可快速评估围术期肺损伤高风险患者的EVLW，包括接受胸外科手术的患者，因此需要在围术期开展进一步的研究。

第七节　液体选择

胸外科手术中的液体选择仍然存在争议，选择晶体会顾虑血管外肺水危害，而选择胶体也会顾虑其潜在副作用（包括AKI、凝血病和过敏反应），因此晶胶平衡是个难点。鉴于高渗性胶体液有可能促进血管外肺水肿向血管内转移，因此有人主张将其用于ALI[47]。已经证实其对肺部参数的改善有利，包括降低肺通透性[100-101]、减轻组织学反应[102]、减少呼吸机相关性肺损伤（VILI）和肺水肿[103]，以及更快的血流动力学稳定[101]。然而，在烧伤、创伤和手术患者的大型系统评价中，没有结果可以证实胶体的益处，并且发现羟乙基淀粉（HES）可能增加死亡率[104]。

HES和AKI的风险特别令人担忧，在脓毒症重症患者的多中心随机对照试验（RCT）中发现，HES会增加死亡风险和增加肾脏替代治疗的使用[105]。近期对危重患者HES使用情况的系统评价和荟萃分析表明HES的使用会明显增加AKI风险，使得肾脏替代治疗的使用率和死亡率显著增加[106]。

由于对合成胶体治疗的担忧，人白蛋白重新引起了大众的兴趣，目前尚无证据表明其对肾功能有不良影响，并且通常不会影响凝血[107]。生理盐水与白蛋白的比较试验（SAFE）[108]未能证明4%白蛋白比生理盐水治疗更能改善多病因危重患者的各种预后指标。最近关于比较ARDS患者白蛋白与生理盐水治疗的系统评价和荟萃分析发现，在接受白蛋白治疗的患者中，死亡率无明显改善，但前48 h和7天后的PaO_2-FiO_2比值明显增加[109]。然而，总体上缺乏证据，并且需要更多的随机对照试验来明确这个问题。

第八节 结　论

术后ALI是胸外科手术的致命性并发症，本章概述了其病理生理学的新进展，包括各种危险因素的分析，EGL发挥作用的理念等。过量输液无疑是有害的，可以通过限制输液来降低ALI的风险，同时需要兼顾重要器官的灌注。几个新概念尚需不断探索，包括目标导向治疗、床边评估EVLW和液体选择等。

（张楠 译　李泉 校）

参考文献

[1] LICKER M, FAUCONNET P, VILLIGER Y, et al. Acute lung injury and outcomes after thoracic surgery[J]. CurrOpinAnaesthesiol, 2009, 22 (1): 61 - 67.

[2] SLINGER P D. Perioperative fluid management for thoracic surgery: the puzzle of postpneumonectomy pulmonary edema[J]. J Cardiothorac Vasc Anesth, 1995, 9 (4): 442 - 451.

[3] ASHES C, SLINGER P. Volume management and resuscitation in thoracic surgery[J]. Curr Anesthesiol Rep, 2014, 4: 386 - 396.

[4] ZELDIN R A, NORMANDIN D, LANDTWING D, et al. Postpneumonectomy pulmonary edema[J]. J Thorac Cardiovasc Surg, 1984, 87: 359 - 365.

[5] GOTHARD J. Lung injury after thoracic surgery and one-lung ventilation[J]. Curr Opin Anaesthesiol, 2006, 19 (1): 5 - 10.

[6] CASADO D, LÓPEZ F, MARTÍ R. Perioperative fluid management and major respiratory complications in patients undergoing esophagectomy[J]. Dis Esophagus, 2010, 23 (7): 523 - 528.

[7] TURNAGE W S, LUNN J J. Postpneumonectomy pulmonary edema. A retrospective analy-sis of associated variables. [J]Chest, 1993, 103 (6): 1646 - 1650.

[8] BERNARD G R, ARTIGAS A, BRIGHAM K L, et al. The American-European consensus conference on ARDS. Definitions, mechanisms, relevant outcomes, and clinical trial coordination[J]. Am J Respir Crit Care Med, 1994, 149: 818 - 824.

[9] LICKER M, DE PERROT M, SPILIOPOULOS A, et al. Risk factors for acute lung injury after thoracic surgery for lung cancer[J]. Anesth Analg, 2003, 97 (6): 1558 - 1565.

[10] RUFFINI E, PAROLA A, PAPALIA E, et al. Frequency and mortality of acute lung injury and acute respiratory distress syndrome after pulmonary resection for bronchogenic carcinoma[J]. Eur J Cardiothorac Surg, 2001, 20 (1): 30 - 36, - discussion36 - 37.

[11] KUTLU C A, WILLIAMS E A, EVANS T W, et al. Acute lung injury and acute respiratory distress syndrome after pulmonary resection[J]. Ann Thorac Surg, 2000, 69 (2): 376 - 380.

[12] MARRET E, MILED F, BAZELLY B, et al. Risk and protective factors for major complications after pneumonectomy for lung cancer[J]. Interact Cardiovasc Thorac Surg, 2010, 10 (6): 936 - 939.

[13] SEN S, SEN S, SENTU□RK E, et al. Postresectional lung injury in thoracic surgery pre and intraoperative risk factors: a retrospective clinical study of a

hundred forty–three cases[J]. J Cardiothorac Surg, 2010, 5 (1): 62.

[14] PARQUIN F, MARCHAL M, MEHIRI S, et al. Post–pneumonectomy pulmonary edema: analysis and risk factors[J]. Eur J Cardiothorac Surg, 1996, 10 (11): 929 - 932.

[15] ALAM N, PARK B J, WILTON A, et al. Incidence and risk factors for lung injury after lung cancer resection[J]. Ann Thorac Surg, 2007, 84 (4): 1085 - 1091.

[16] FERNÁNDEZ–PÉREZ E R, KEEGAN M T, BROWN D R, et al. Intraoperative tidal volume as a risk factor for respiratory failure after pneumonectomy[J]. Anesthesiology, 2006, 105 (1): 14 - 18.

[17] VERHEIJEN–BREEMHAAR L, BOGAARD J M, VAN DEN BERG B, et al. Postpneumonectomy pulmonary oedema[J]. Thorax, 1988, 43 (4): 323 - 326.

[18] MIZUNO Y, IWATA H, SHIRAHASHI K, et al. The importance of intraoperative fluid balance for the prevention of postoperative acute exacerbation of idio–pathic pulmonary fibrosis after pulmonary resection for primary lung cancer[J]. Eur J Cardiothorac Surg, 2012, 41 (6): e161 - e165.

[19] TANDON S, BATCHELOR A, BULLOCK R, et al. Perioperative risk factors for acute lung injury after elective oesophagectomy[J]. Br J Anaesth, 2001, 86 (5): 633 - 638.

[20] EVANS R G, NAIDU B. Does a conservative fluid management strategy in the periopera–tive management of lung resection patients reduce the risk of acute lung injury? [J]. Interact Cardiovasc Thorac Surg, 2012, 15 (3): 498 - 504.

[21] LITELL J M, GONG M N, TALMOR D, et al. Acute lung injury: prevention may be the best medicine[J]. Respir Care, 2011, 56 (10): 1546 - 1554.

[22] GUARRACINO F. Perioperative acute lung injury: reviewing the role of anesthetic man–agement[J]. J Anesth Clin Res, 2012, 4: 312.

[23] SLINGER P. Post–pneumonectomy pulmonary edema: is anesthesia to blame? [J]. Curr Opin Anaesthesiol, 1999, 12 (1): 49 - 54.

[24] LASES E C, DUURKENS V A, GERRITSEN W B, et al. Oxidative stress after lung resection therapy: a pilot study[J]. Chest, 2000, 117 (4): 999 - 1003.

[25] EVANS R G, NDUNGE O B A, NAIDU B. A novel two–hit rodent model of postoperative acute lung injury: priming the immune system leads to an exaggerated injury after pneumo–nectomy[J]. Interact Cardiovasc Thorac Surg, 2013, 16 (6): 844 - 848.

[26] STARLING E H. On the absorption of fluids from the connective tissue spaces[J]. J Physiol (Lond) , 1896, 19 (4): 312 - 326.

[27] LEVICK J R, MICHEL C C. Microvascular fluid exchange and the revised starling princi ple[J]. Cardiovasc Res, 2010, 87 (2): 198 - 210.

[28] BATES D O, LEVICK J R, MORTIMER P S. Starling pressures in the human arm and their alteration in postmastectomy oedema[J]. J Physiol, 1994, 477: 355 - 363.

[29] AUKLAND K, REED R K. Interstitial–lymphatic mechanisms in the control of extracellular fluid volume[J]. Physiol Rev, 1993, 73: 1 - 78. .

[30] CHAU E H L, SLINGER P. Perioperative fluid management for pulmonary resection sur–gery and esophagectomy[J]. Semin Cardiothorac Vasc Anesth, 2014, 18 (1): 36 - 44.

[31] COLLINS S R, BLANK R S, DEATHERAGE L S, et al. The endothelial glycocalyx[J]. Anesth Analg, 2013, 117 (3): 664 - 674.

[32] DANIELLI J F. Capillary permeability and oedema in the perfused frog[J]. J Physiol, 1940, 98 (1): 109 - 129.

[33] LIPOWSKY H H. Microvascular rheology and hemodynamics[J]. Microcirculation, 2005, 12 (1): 5 - 15.

[34] REITSMA S, SLAAF D W, VINK H, et al. The endo–thelial glycocalyx:

composition, functions, and visualization[J]. Eur J Physiol, 2007, 454 (3): 345 - 359.

[35] ALPHONSUS C S, RODSETH R N. The endothelial glycocalyx: a review of the vascular bar-rier[J]. Anaesthesia, 2014, 69 (7): 777 - 784.

[36] JACOB M, REHM M, LOETSCH M, et al. The endothelialglycocalyx prefers albumin for evoking shear stress-induced, nitric oxide-mediated coronary dilatation[J]. J Vasc Res, 2007, 44 (6): 435 - 443.

[37] CHAPPELL D, HOFMANN-KIEFER K, JACOB M, et al. TNF-alpha induced shedding of the endothelial glycocalyx is prevented by hydrocortisone and antithrombin[J]. Basic Res Cardiol, 2009, 104 (1): 78 - 89.

[38] BRUEGGER D, JACOB M, REHM M, et al. Atrial natri-uretic peptide induces shedding of endothelial glycocalyx in coronary vascular bed of guinea pig hearts[J]. Am J Physiol Heart Circ Physiol, 2005, 289 (5): H1993 - H1999.

[39] AIT-OUFELLA H, MAURY E, LEHOUX S, et al. The endothelium: physi-ological functions and role in microcirculatory failure during severe sepsis[J]. Intensive Care Med, 2010, 36 (8): 1286 - 1298.

[40] JACOB M, PAUL O, MEHRINGER L, et al. Albumin aug-mentation improves condition of guinea pig hearts after 4 hr of cold ischemia[J]. Transplantation, 2009, 87 (7): 956 - 965.

[41] CHAPPELL D, JACOB M, HOFMANN-KIEFER K, et al. Hydrocortisone preserves the vascular barrier by protecting the endothelial glycocalyx[J]. Anesthesiology, 2007, 107 (5): 776 - 784.

[42] CHAPPELL D, JACOB M, HOFMANN-KIEFER K, et al. Antithrombin reduces shedding of the endothelial glycocalyx following ischaemia/reperfusion[J]. Cardiovasc Res, 2009, 83 (2): 388 - 396.

[43] NIEUWDORP M, MEUWESE M C, MOOIJ H L, et al. Tumor necrosis factor-alpha inhibition protects against endotoxin-induced endothelial glyco-

calyx perturbation[J]. Atherosclerosis, 2009, 202 (1): 296 - 303.

[44] DE CONNO E, STEURER M P, WITTLINGER M, et al. Anesthetic-induced improvement of the inflammatory response to one-lung ventilation[J]. Anesthesiology, 2009, 110 (6): 1316 - 1326.

[45] SCHILLING T, KOZIAN A, SENTURK M, et al. Effects of volatile and intravenous anesthesia on the alveolar and systemic inflammatory response in thoracic surgical patients[J]. Anesthesiology, 2011, 115 (1): 65 - 74.

[46] CHAPPELL D, HEINDL B, JACOB M, et al. Sevoflurane reduces leukocyte and platelet adhesion after ischemia-reperfusion by protecting the endo-thelial glycocalyx[J]. Anesthesiology, 2011, 115: 483 - 491.

[47] ASSAAD S, POPESCU W, PERRINO A. Fluid management in thoracic surgery[J]. Curr Opin Anaesthesiol, 2013, 26 (1): 31 - 39.

[48] DOWNS C A, KRIENER L H, YU L, et al. β-Adrenergic agonists differentially regulate highly selective and nonselective epithelial sodium channels to promote alveolar fluid clearance in vivo[J]. Am J Physiol Lung Cell Mol Physiol, 2012, 302 (11): L1167 - L1178.

[49] SLINGER P. Fluid management during pulmonary resection surgery[J]. Ann Card Anaesth, 2002, 5 (2): 220 - 224.

[50] ZARINS C K, RICE C L, PETERS R M, et al. Lymph and pulmonary response to isobaric reduction in plasma oncotic pressure in baboons[J]. Circ Res, 1978, 43 (6): 925 - 930.

[51] NOHL-OSER H C. An investigation of the anatomy of the lymphatic drainage of the lungs as shown by the lymphatic spread of bronchial carcinoma[J]. Ann R Coll Surg Engl, 1972, 51 (3): 157 - 176.

[52] LAINE G A, ALLEN S J, KATZ J, et al. Effect of systemic venous pressure elevation on lymph flow and lung edema formation[J]. J Appl Physiol, 1986, 61 (5): 1634 - 1638.

[53] PEDOTO A, AMAR D. Right heart function in thoracic surgery: role of echocardiography[J]. Curr Opin Anaesthesiol, 2009, 22 (1): 44 - 49.

[54] REED C E, DORMAN B H, SPINALE F G. Mechanisms of right ventricular dysfunction after pulmonary resection[J]. Ann Thorac Surg, 1996, 62 (1): 225 - 231.

[55] OKADA M, OTA T, MATSUDA H, et al. Right ventricular dysfunction after major pulmonary resection[J]. J Thorac Cardiovasc Surg, 1994, 108 (3): 503 - 511.

[56] ISHIKAWA S, GRIESDALE D E G, LOHSER J. Acute kidney injury after lung resection surgery: incidence and perioperative risk factors[J]. Anesth Analg, 2012, 114 (6): 1256 - 1262.

[57] LICKER M, CARTIER V, ROBERT J, et al. Risk factors of acute kidney injury according to RIFLE criteria after lung cancer surgery[J]. Ann Thorac Surg, 2011, 91 (3): 844 - 850.

[58] SHIRES T, WILLIAMS J, BROWN F. Acute change in extracellular fluids associated with major surgical procedures[J]. Ann Surg, 1961, 154: 803 - 810.

[59] CHAPPELL D, JACOB M, HOFMANN-KIEFER K, et al. A rational approach to perioperative fluid management[J]. Anesthesiology, 2008, 109 (4): 723 - 740.

[60] BRANDSTRUP B, SVENSEN C, ENGQUIST A. Hemorrhage and operation cause a contraction of the extracellular space needing replacement—evidence and implications? A systematic review[J]. Surgery, 2006, 139 (3): 419 - 432.

[61] WEI S, TIAN J, SONG X, et al. Association of perioperative fluid balance and adverse surgical outcomes in esophageal cancer and esophagogastric junction cancer[J]. Ann Thorac Surg, 2008, 86 (1): 266 - 272.

[62] KITA T, MAMMOTO T, KISHI Y. Fluid management and postoperative

respiratory disturbances in patients with transthoracic esophagectomy for carcinoma[J]. J Clin Anesth, 2002, 14 (4): 252 - 256.

[63] NEAL J M, WILCOX R T, ALLEN H W, et al. Near–total esophagectomy: the influence of standardized multimodal management and intraoperative fluid restriction[J]. Reg Anesth Pain Med, 2003, 28 (4): 328 - 334.

[64] LOBO D N, BOSTOCK K A, NEAL K R, et al. Effect of salt and water balance on recovery of gastrointestinal function after elective colonic resection: a randomised controlled trial[J]. Lancet, 2002, 359: 1812 - 1818.

[65] BRANDSTRUP B, TØNNESEN H, BEIER–HOLGERSEN R, et al. Effects of intravenous fluid restriction on postoperative complications: comparison of two perioperative fluid regimens: a randomized assessor–blinded multicenter trial[J]. Ann Surg, 2003, 238 (5): 641 - 648.

[66] MARJANOVIC G, VILLAIN C, JUETTNER E, et al. Impact of different crystalloid volume regimes on intestinal anastomotic stability[J]. Ann Surg , 2009, 249 (2): 181 - 185.

[67] SCHNU□RIGER B, INABA K, WU T, et al. Crystalloids after primary colon resection and anastomosis at initial trauma laparotomy: excessive volumes are associated with anastomotic leakage[J]. J Trauma, 2011, 70 (3): 603 - 610.

[68] THEODOROU D, DRIMOUSIS P G, LARENTZAKIS A, et al. The effects of vasopressors on perfusion of gastric graft after esophagectomy. An experimental study[J]. J Gastrointest Surg, 2008, 12 (9): 1497 - 1501.

[69] Al–RAWI O Y, PENNEFATHER S H, PAGE R D, et al. The effect of thoracic epidural bupivacaine and an intravenous adrenaline infusion on gastric tube blood flow during esophagectomy[J]. Anesth Analg, 2008, 106 (3): 884 - 887.

[70] PATHAK D, PENNEFATHER S H, RUSSELL G N, et al. Phenylephrine infusion improves blood flow to the stomach during oesophagectomy in the

presence of a thoracic epidural analgesia[J]. Eur J Cardiothorac Surg, 2013, 44 (1): 130 - 133.

[71] SHOEMAKER W C, APPEL P L, KRAM H B, et al. Prospective trial of supranormal values of survivors as therapeutic goals in high–risk surgical patients[J]. Chest, 1988, 94 (6): 1176 - 1186.

[72] DALFINO L, GIGLIO M T, PUNTILLO F, et al. Haemodynamic goal–directed therapy and postoperative infections: earlier is better. A systematic review and meta–analysis[J]. Crit Care, 2011, 15 (3): R154.

[73] CORCORAN T, RHODES J E J, CLARKE S, et al. Perioperative fluid management strategies in major surgery: a stratified meta–analysis[J]. Anesth Analg, 2012, 114 (3): 640 - 651.

[74] ARULKUMARAN N, CORREDOR C, HAMILTON M A, et al. Cardiac complications associated with goal–directed therapy in high–risk surgical patients: a meta–analysis[J]. Br J Anaesth, 2014, 112 (4): 648 - 659.

[75] BISGAARD J, GILSAA T, RØNHOLM E, et al. Optimising stroke volume and oxygen deliv–ery in abdominal aortic surgery: a randomised controlled trial[J]. Acta Anaesthesiol Scand, 2013, 57 (2): 178 - 188.

[76] CHALLAND C, STRUTHERS R, SNEYD J R, et al. Randomizedcontrolled trial of intraoperative goal–directed fluid therapy in aerobically fit and unfit patients having major colorectal surgery[J]. Br J Anaesth, 2012, 108 (1): 53 - 62.

[77] ROCCA DELLA G, COSTA M G. Preload indexes in thoracic anesthesia[J]. Curr Opin Anaesthesiol, 2003, 16: 69 - 73.

[78] GOEPFERT M S G, REUTER D A, AKYOL D, et al. Goal–directed fluid management reduces vasopressor and catecholamine use in cardiac surgery patients[J]. Intensive Care Med, 2007, 33 (1): 96 - 103.

[79] BENES J, CHYTRA I, ALTMANN P, et al. Intraoperative fluid optimization using stroke volume variation in high risk surgical patients: results of prospective

randomizedstudy[J]. Crit Care, 2010, 14: R118.

[80] LOPES M R, OLIVEIRA M A, PEREIRA V O S, et al. Goal-directed fluid management based on pulse pressure variation monitoring during high-risk surgery: a pilot randomized controlled trial[J]. Crit Care, 2007, 11 (5): R100.

[81] DIAPER J, ELLENBERGER C, VILLIGER Y, et al. Transoesophageal Doppler monitoring for fluid and hemodynamic treatment during lung surgery[J]. J Clin Monit Comput, 2008, 22 (5): 367 - 374.

[82] WYFFELS P A H, SERGEANT P, WOUTERS P F. The value of pulse pressure and stroke volume variation as predictors of fluid responsiveness during open chest surgery[J]. Anaesthesia, 2010, 65 (7): 704 - 709.

[83] MARIK P E, CAVALLAZZI R, VASU T, et al. Dynamic changes in arterial waveform derived variables and fluid responsiveness in mechanically ventilated patients: a systematic review of the literature[J]. Crit Care Med, 2009, 37 (9): 2642 - 2647.

[84] MARIK P E, LEMSON J. Fluid responsiveness: an evolution of our understanding[J]. Br J Anaesth, 2014, 112: 617 - 620.

[85] SUEHIRO K, OKUTANI R. Influence of tidal volume for stroke volume variation to predict fluid responsiveness in patients undergoing one-lung ventilation[J]. J Anesth, 2011, 25 (5): 777 - 780.

[86] ZHANG J, CHEN C Q, LEI X Z, et al. Goal-directed fluid optimization based on stroke volume variation and cardiac index during one-lung ventilation in patients undergoing thoracoscopy lobectomy operations: a pilot study[J]. Clinics (Sao Paulo) , 2013, 68 (7): 1065 - 1070.

[87] KOBAYASHI M, KOH M, IRINODA T, et al. Stroke volume variation as a predictor of intravascular volume depression and possible hypotension during the early postoperative period after esophagectomy[J]. Ann Surg Oncol, 2009, 16 (5): 1371 - 1377.

[88] KATZENELSON R, PEREL A, BERKENSTADT H, et al. Accuracy of transpulmonary thermodilution versus gravimetric measurement of extravascular lung water[J]. Crit Care Med, 2004, 32 (7): 1550 - 1554.

[89] SAKKA SG, KLEIN M, REINHART K, et al. Prognostic value of extravascular lung water in critically ill patients[J]. Chest, 2002, 122 (6): 2080 - 2086.

[90] OSHIMA K, KUNIMOTO F, HINOHARA H, et al. Evaluation of respiratory status in patients after thoracic esophagectomy using PiCCO system[J]. Ann Thorac Cardiovasc Surg, 2008, 14 (5): 283 - 288.

[91] SATO Y, MOTOYAMA S, MARUYAMA K, et al. Extravascular lung water measured using single transpulmonary thermodilution reflects perioperative pulmonary edema induced by esophagectomy[J]. Eur Surg Res, 2007, 39 (1): 7 - 13.

[92] MICHARD F. Bedside assessment of extravascular lung water by dilution methods: temptations and pitfalls[J]. Crit Care Med, 2007, 35 (4): 1186 - 1192.

[93] NAIDU B V, DRONAVALLI V B, RAJESH P B. Measuring lung water following major lung resection[J]. Interact Cardiovasc Thorac Surg, 2009, 8 (5): 503 - 506.

[94] HAAS S, EICHHORN V, HASBACH T, et al. Goal-directed fluid therapy using stroke volume variation does not result in pulmonary fluid overload in thoracic surgery requiring one-lung ventilation[J]. Crit Care Res Pract, 2012, 2012: 1 - 8.

[95] LICHTENSTEIN D A, MEZIERE G A. Relevance of lung ultrasound in the diagnosis of acute respiratory failure: the BLUE protocol[J]. Chest, 2008, 134: 118 - 125.

[96] ANDERSON K L, FIELDS J M, PANEBIANCO N L, et al. Inter-rater reliability of quantifying pleural B-lines using multiple counting methods[J]. J

Ultrasound Med, 2013, 32 (1): 115 - 120.

[97] AGRICOLA E, BOVE T, OPPIZZI M, et al. “Ultrasound comet-tail images”: a marker of pulmonary edema: a comparative study with wedge pressure and extravascular lung water[J]. Chest, 2005, 127 (5): 1690 - 1695.

[98] BATAILLE B, RAO G, COCQUET P, et al. Accuracy of ultrasound B-lines score and E/Ea ratio to estimate extravascular lung water and its variations in patients with acute respiratory distress syndrome[J]. J Clin Monit Comput, 2015, 29: 169 - 176.

[99] CORRADI F, BRUSASCO C, PELOSI P. Chest ultrasound in acute respiratory distress syndrome[J]. Curr Opin Crit Care, 2014, 20 (1): 98 - 103.

[100] VERHEIJ J. Effect of fluid loading with saline or colloids on pulmonary permeability, oedema and lung injury score after cardiac and major vascular surgery[J]. Br J Anaesth, 2005, 96 (1): 21 - 30.

[101] HUANG C-C, KAO K-C, HSU K-H, et al. Effects of hydroxyethyl starch resuscitation on extravascular lung water and pulmonary permeability in sepsisrelated acute respiratory distress syndrome[J]. Crit Care Med, 2009, 37 (6): 1948 - 1955.

[102] MARGARIDO C B, MARGARIDO N F, OTSUKI D A, et al. Pulmonary function is better preserved in pigs when acute normovolemichemodilution is achieved with hydroxyethyl starch versus lactated Ringer’s solution[J]. Shock, 2007, 27 (4): 390 - 396.

[103] LI L-F, HUANG C-C, LIU Y-Y, et al. Hydroxyethyl starch reduces high stretch ventilation-augmented lung injury via vascular endothelial growth factor[J]. Transl Res, 2011, 157 (5): 293 - 305.

[104] PEREL P, ROBERTS I. Colloids versus crystalloids for fluid resuscitation in critically ill patients[J]. Cochrane Database Syst Rev, 2013, 28: CD000567.

[105] PERNER A, HAASE N, GUTTORMSEN A B. Hydroxyethyl starch

130/0. 42 versus Ringer's acetate in severe sepsis[J]. N Engl J Med, 2012, 367: 124 - 134.

[106] ZARYCHANSKI R, ABOU-SETTA A M, TURGEON A F. Association of hydroxyethyl starch administration with mortality and acute kidney injury in critically ill patients requiring volume resuscitation: a systematic review and meta-analysis[J]. JAMA, 2013, 309: 678 - 688.

[107] LANGE M, ERTMER C, VAN AKEN H. Intravascular volume therapy with colloids in cardiac surgery[J]. J Cardiothorac Vasc Anesth, 2011, 25: 847 - 855.

[108] FINFER S, BELLOMO R, BOYCE N, et al. A comparison of albumin and saline for fluid resuscitation in the intensive care unit[J]. N Engl J Med, 2004, 350: 2247 - 2256.

[109] UHLIG C, SILVA P L, DECKERT S, et al. Albumin versus crystalloid solutions in patients with the acute respiratory distress syndrome: a systematic review and meta-analysis[J]. Crit Care, 2014, 18 (2): R10.

第六章

胸外科手术麻醉后监测治疗室的管理

Mohamed R. El Tahan

第一节　麻醉后监测治疗室的管理

麻醉后监测治疗室（PACU）的成立可以追溯到1942年，当时的医疗工作者为了提高患者的安全，降低术后麻醉相关并发症、死亡率和住院时间，建立了PACU[1]。建立PACU的另一个目的是降低医疗的支出[2]。PACU的优势在胸外科手术后患者身上尤为突出，因为PACU是一个高度专业化的部门，其功能类似于ICU。因此，在胸外科手术后，PACU床位的增加会减少ICU使用率，并且不会降低患者的术后恢复质量[3]。

一、PACU的位置

应将PACU安置在手术室的周围，最好在同一楼层，能为需要的患者提供必要的设备和人员帮助，便于及时发现并处理PACU中患者的各种并发症。但是根据各个医院现有的条件，这种情况未必都能如愿实现。

在建立PACU前，我们需要考虑最直接的路径，即最短的距离，方便从手术室向PACU转运患者。在这一过程中，不宜使用电梯，以防耽误时间或延误病情。在确定PACU设置的位置时，麻醉科负责人需要了解推着1辆转运车和几个输液泵从最远的手术室到PACU所需的时间[4]。

二、PACU床位数

PACU的床位数需要根据手术时间和类型（如在第2台手术结束前，第1台手术患者应该从PACU中转出），以及手术室和PACU床位的周转时间进行调整。因此，建议每间手术室配备1.5～2个PACU床位。

三、PACU建筑平面图

PACU传统的设计是一个正方形的开放式设计，靠近一面墙放置护士的办公桌并设置工作区域（如药物推车、开医嘱的区域、器材和药物的储存区域等），另外三面墙放置患者的床位（图6-1）。补充的药物通常放在墙上的篮子或者架子上（图6-2）。这种设计使得医护人员能直接、同时照看多位患者，在出现紧急情况时，能与PACU床位之间的距离最短，从而减少护理人员的数量。

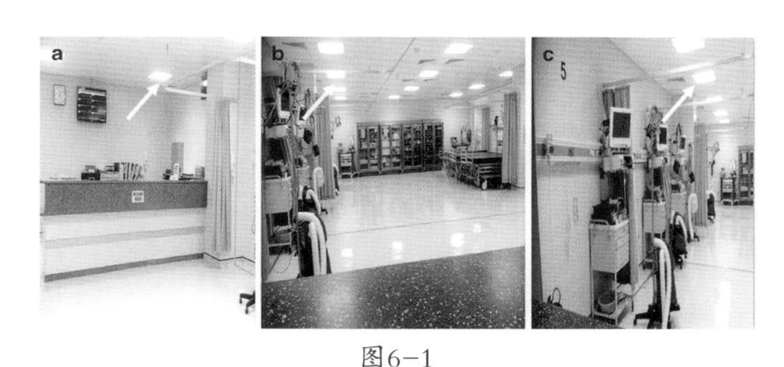

图6-1

a、b. 一个常规PACU的开放空间设计；c. PACU的床位设计以及标准的顶灯位置。

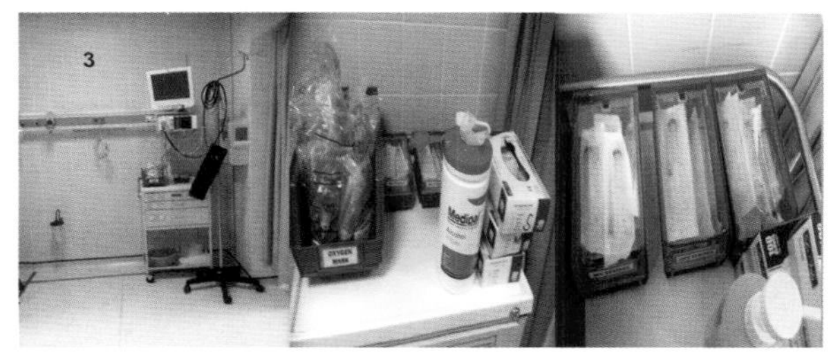

图6-2

储存在墙上篮子里的PACU耗材。

患者床位的设计包括：

（1）公用设施设置在患者的头部，沿着墙壁摆放。

（2）在PACU的中间区域可以90° 垂直墙面的方式排放4张病床。设备可安置在天花板或者4个病床中间的吊塔上，配置原则是让护士能立即接触到这些设备，而不需要来回走动。

PACU的设计必须为急救推车安排出一个合适且固定的摆放位置（复苏设备、气道和手术设备，这些对胸科患者更为重要）（图6-3），以及有效的储存空间（图6-4）。

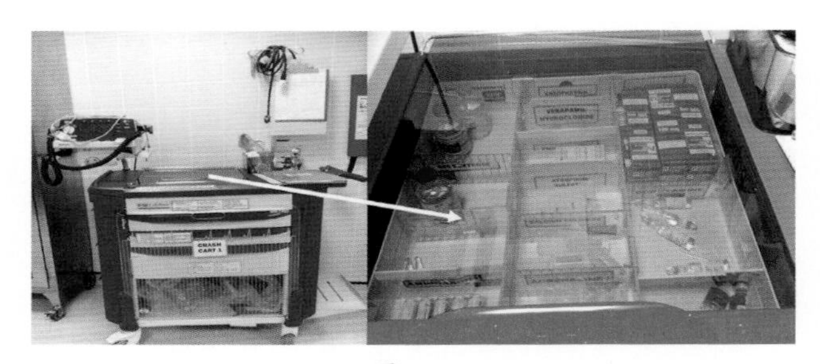

图6-3

PACU的急救推车。

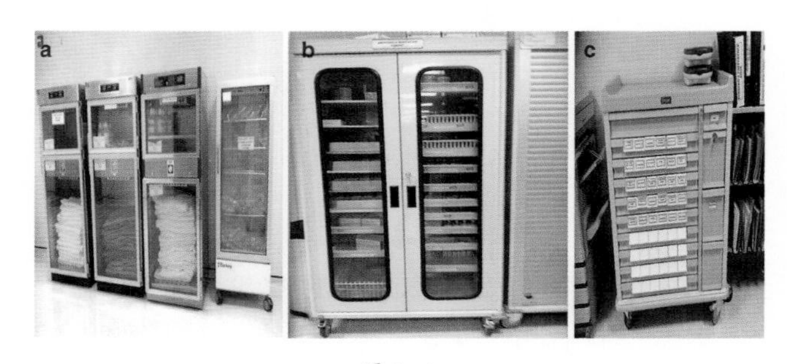

图6-4

PACU中的存储空间。a. 包括篮子、线和液体；b. PACU中放置常用药物的抽屉；c. 放药品的柜子和推车。

最好再设置一个空余的房间，这个房间和PACU的主要区域由1扇门相互连通，该房间的其他门通往医院的其他走廊，并配备1个空气处理系统，能把严重感染和免疫功能不全的患者及PACU中的普通患者隔离开来。

四、PACU的患者的转运

PACU需要设置在便利的位置，其中一个出口能让患者从手术室的走廊直接进入PACU，另一出口和医院的走廊相通。如果PACU的入口和出口共用1个门，则会导致无法避免的拥挤，甚至发生危险情况。

进出PACU的通道需要加宽以保证带着体外膜肺氧合（ECMO）和主动脉内球囊泵控制装置的病床及两侧推床的工作人员能够顺利通过。通道中的门应该设置成可以通过墙壁按钮或者运动感应打开的自动门[4]。

最好在PACU中再设计1个步行入口，同患者出入的入口分隔开。这一通道可以留给工作人员和探视家属进出，防止在主干道上出现拥堵，防止经常开关门出现的影响以及从其他地方带来的污染空气进入PACU。

五、PACU的床位空间

为了能给每位患者留出足够的床位空间（表6-1和图6-1c），每位患者的床位基本上要150～200平方英尺（14～18.6 m^2），从而保证每位患者之间有窗帘间隔的空间。每张病床上都需配备1个手拉式紧急呼叫按钮，保证患者在需要时能呼叫到不在床边的PACU护士或者PACU护士需要紧急帮助时不用大声呼叫，吵到房间里的其他患者[4]。

表6-1　PACU的床位空间

空间类型	尺寸
病床占据的空间	≥100～120 平方英尺（9.3～11.1m^2）
病床四周护士的工作区域	≥3 平方英尺（0.3m^2）
支持设备和器材占用的空间	≥12 平方英尺（1.1m^2）
周边的书写区域（小桌子等）	—
为放置地面输液架留出空间或者使用更为方便的与天花板连接的输液架	—

六、PACU总则

（一）布局

（1）建议在房间两端设置2个火灾出口，以遵守所在机构的消防规范。

（2）中性色的防滑瓷砖容易发现掉落的物品（如针），墙壁的颜色也建议使用明亮、温暖的中性色调（图6–5a）。

（3）PACU中需要配备多个同步的时钟，方便在各个角落都能看到时间（图6–5b）。

（4）有一个专门存放药物的房间或者橱柜（图6–4c）。

（5）还应该设置2个独立的杂物间用以存放物品。1个干净的存放保温毯的杂物区（图6–4a）；另一个堆放污物的区域，其中至少包含3个水槽用以冲洗设备，1个单独的门通往外部走廊，通过这些门来运输医用垃圾和污染的物品，避免接触到PACU中的患者。

（6）工作人员区域包括符合工作人员数量的盥洗室，这些区域要和患者使用的设备完全分隔开。工作人员休息区，其中需要安装中央监控以及警报设备，在工作人员休息时也能持续地查看患者情况；有给医师和工作人员书写医嘱的桌子，如果医院使用自动化办公系统，则需要配备足够数量的电脑（图6–6a）。需要额外配备护士长的办公区域（图6–6a）。

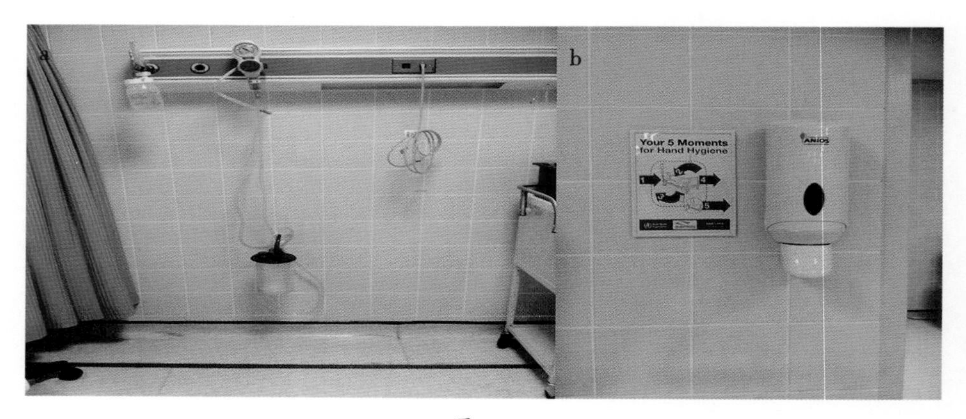

图6–5

a. PACU中的防滑地板；b. PACU中的洗手设备。

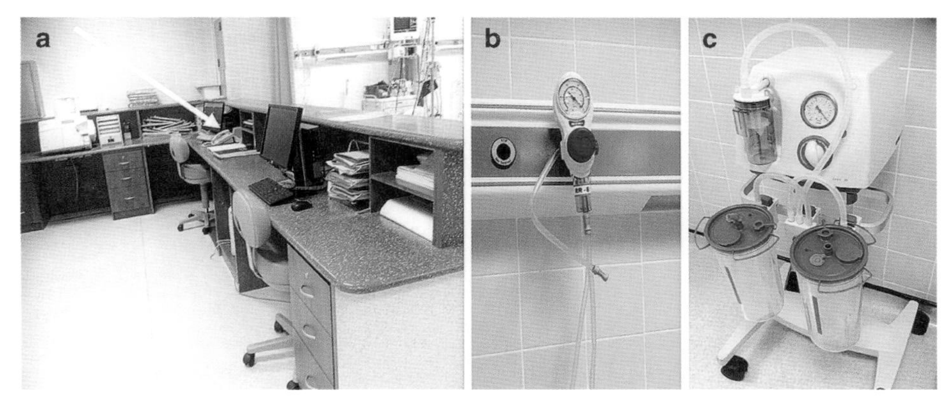

图6-6

a. 在PACU中给医师和护士写医嘱的桌子，一根电话线（白色箭头），一台电脑终端和一个患者生命体征显示器；b. 床旁吸引设备；c. 手持吸引设备。

（二）设备和药品

（1）PACU中需要有能方便获取的设备和药品，包括每张床需要配备吸引装置和供氧设备（图6-2，图6-4c，图6-6b和图6-6c）。

（2）将患者从手术室送到病房、重症病房或者ICU的过程中，需要安排转运呼吸机。

（三）PACU的灯光

（1）在PACU中应该有日光的照射，用以防止术后认知功能障碍（POCD）的发生[5]。此外，天花板上需要安装日光灯（图6-1c）。

（2）每张病床均需要足够的可控光源。

（3）夜间需要低强度的光照，来观察熟睡的患者以防止POCD的发生[5]。

（4）此外，PACU至少需要有1个手持灯，以方便夜间医护人员到达床旁进行必要的操作。

（四）PACU的环境

（1）PACU中的平均温度需保持在75℉（24 ℃）以防止手术导致的低体温加重。

（2）相对湿度需要控制在40%～60%。

（3）PACU中的加热、通风、空调系统的设置，需使PACU中呈轻微正气压，防止PACU之外的病菌进入。每小时至少要换气6次，其中2次是室外新鲜空气。

（五）电力系统

（1）在PACU的墙上或者每个病床周围应有6～8个常规的插座。其中至少2个用红色标识并连接到紧急电力系统，在断电后的启动时间应该<10 s。

（2）PACU中需要配备手电筒和电池供电的手提灯，以防止断电的同时紧急电源也失效的情况。

（3）呼吸机和液体输注泵需要持续接在紧急电源上，以防止突然断电。

（4）还需要配备一些240 V的插头，来连接手持X线仪（根据国内情况设置）。

（六）医用气体

（1）需要对所有的吸入医用气体设立标准规范。

（2）每张病床的墙上至少需要有2～3个氧气出口（其中1个安装有流量表）。

（3）在每张病床的床头应该有3～5个吸引器口，用以气管吸痰、胃肠吸引、胸管和引流管的吸引以及紧急情况的吸引（图6-6b、c）

（4）在每张病床旁需要有1个压缩空气出口，供呼吸机使用。

（七）PACU中的核心设备

（1）依据PACU的大小，对于胸外科手术的患者，需要1台或多台装有全套复苏设备的推车，包括体内外除颤仪等设备（图6-3）。

（2）需要配备外部和经静脉起搏电极及起搏器。

（3）PACU中应该配备1台装有完整的困难气道装置推车，推车上应该包括视频喉镜、纤支镜和光源。

（4）PACU中需要备1台呼吸机，如果没有，需要能够及时调配1台备用。

（5）由于没有时间从手术室拿器械到PACU，所以PACU中需要准备一些手术托盘和手术器械，包括进行胸壁切开和气管切开的器械。

（八）每个床位上必配的设备

（1）PACU中所有的病床需能够调整为头低位或半卧位。通常而言，每个床位有1张病床还不够，因为不能保证从PACU送出患者后，转运床能在下一个患者进入PACU之前返回。

（2）在患者的床头，应该配备有自充气的氧气袋、听诊器和1个加热装置（而不是传统的保温毯）。

（3）肺活量计和负压吸引计必须配足，以便需要的时候随时使用。

（4）其他随手可及的物品包括快速静脉输液需要的压力袋、输血管、血气分析试剂盒、基础的护理设备（如呕吐盆、纱布、手套、护目镜、护垫、胶带、静脉输液设备等）以及护理工具（如剪刀、螺丝刀、缝合工具等）。

（九）患者的监护

（1）所有ASA建议的标准监护都应该在PACU的患者中使用，包括心电监护、心率监测、无创血压监测、脉氧饱和度监测、呼吸频率监测、体温监测[6]。

（2）所有的PACU监测设备应该配备有创血压监测的模块，以便胸外科手术患者使用。患者在PACU中至少每隔15 min记录1次关键生命体征。

（3）整个PACU中至少要有1台CO_2监测设备，以供重症患者使用，或者用来判断气管插管是否插入气管。

（4）如果有患者使用肺动脉导管，则需要有1台电脑专门监测心输出量。

（5）在PACU中，至少需要有1台能进行4个成串刺激（TOF）和双重爆发刺激的外周神经电刺激仪，用来监测患者的术后残余肌松，术后残余肌松的标准为TOF比＜0.9，这一情况在PACU中出现的概率为22%～60%。

（6）患者电子化数据管理系统已经在医院中广泛使用了，通过软件可以直接采集监护仪上的信号或者由PACU的医护人员录入，从而获得相应的数据。

（十）PACU中的交流

（1）在PACU中，电话数量不够是一个普遍的问题，所以无线电话的使用会带来很大的便利，它们可以让护士在不离开患者的情况下接到电话。

（2）PACU中主要的那台电话不能被占用，防止电话占线的情况出现。

（3）最好让手术室的护士用另外一个电话号码专门联系PACU，PACU的工作人员看见电话即可知道将有新患者转入PACU。

（4）可以在手术室之外专门用一套对讲机系统，避免和手术室中的寻呼系统相互干扰。另一种选择是使用双向话音通信设备，利用医院的无线网络、声音识别和头盔式设备等，以方便PACU的护理人员无需中断正在进行的护理工作。

目前，一套专用报警系统已经在某些医院启用，它包括1个位于PACU中心区域桌上或者墙上的按钮（主要是红色的按钮），用以在紧急情况下呼叫，寻求帮助。这套系统能激活手术室中的灯和警报器，主要安装在麻醉医师多的地方，使他们能够立刻前往救援。

七、人员

理想的人员应该包括：

（1）1名有经验的麻醉专家，需要对PACU中最后的医嘱负责（如呼吸、循环、液体量、机体代谢平衡以及镇痛情况等）。

（2）1名有高级心脏生命支持经验的护士长，当PACU很繁忙时，她可以随时加入护理工作，同时可以监督大家的实时操作情况。

（3）PACU护士，熟识气道管理、基本生命支持，熟识胸外科手术麻醉后护理（对于急性手术伤口和胸管引流的护理）在早期术后护理中发挥重要作用。对于胸外科手术后进入PACU的患者，原则上每位患者应该有1名PACU护士进行护理，如果人手不够，至少在进入PACU的最初15 min内应该安排专门的PACU护士进行一对一护理。之后，2位同样意识清醒并且情况稳定的患者可以由同1个护士照看。那些进入PACU超过30 min，情况稳定，意识清醒，警觉并且没有并发症的患者可以不用频繁地照看。相反，那些情况不稳定，有并发症（如肺通气功能差）的患者无论他们进入PACU多久，均需要持续而密切的监护[8]。PACU的护士在接到患者之后，至少用60 min的时间来评估患者，帮助患者进行恢复，帮助患者做好从PACU中出去的准备并完成所有的文书工作。

八、PACU的出科标准

胸外科手术患者PACU的出科标准通常是医师或者PACU护士根据制定的规则和出科标准（表6-2）来把握的[4]。Brown等人报道，使用这些预先制定好的出科标准，能缩短患者在PACU中停留时间的24%[11]。

表6-2 从PACU转出到普通病房的标准[4,9]

序号	出科标准
1	神志警觉
2	清楚时间和地点
3	配合医护人员工作
4	生命体征平稳至少30 min
5	患者坐起不感到头晕眼花
6	患者的疼痛可以忍受，Aldrete 改良评分≥9分[10]
7	门诊患者需要有一个成年人陪同回家
8	医师需要提供给门诊患者一份详细的清单，其中包括术后饮食、服药、活动和遇到紧急情况可以拨打的电话号码

第二节　胸外科手术后患者在PACU的治疗

需要对PACU中胸外科术后发生的不良事件加倍关注，如气道阻塞、呕吐物误吸和残余肌松通气不足等。在PACU中可以通过提高护理质量和多学科之间的医护人员有效沟通来减少这些并发症[12]。

早期术后并发症

（一）术后恶心呕吐（PONV）

PONV患者的发病率总体上为20%～30%。PONV影响患者麻醉满意度，甚至可能导致严重的并发症，如Boerhaave综合征、气道受损和肺气肿[13]。PONV的独立预测因素包括女性、年龄、非吸烟状态、晕动病史或既往PONV、术中使用挥发性麻醉药或氧化亚氮、麻醉时间延长和术后使用阿片类药物[13,14]。考虑采用多模式方法可以有效预防术后恶心呕吐。

如表6-3和图6-7所示，许多种止吐药可用于治疗PONV。

表6-3　常用止吐药分类

分组	药物	副作用
5-HT_3受体拮抗剂	昂丹司琼 多拉司琼 帕洛诺司琼 托烷司琼 格拉司琼 帕洛诺司琼	头痛
		转氨酶升高
		QT间期延长
		帕洛诺司琼的副作用少
糖皮质激素	地塞米松	高血压
		高血糖
抗组胺药	茶苯 海明赛克	嗜睡
		口干
		心动过速
		QT间期延长

（续表）

分组	药物	副作用
3抗组胺药	茶苯 海明赛克	视觉障碍
		排尿困难
胆碱能拮抗剂	东莨菪碱	视觉障碍
		口干
		意识错乱
		幻觉
神经激肽-1受体拮抗剂	阿瑞吡坦 福沙吡	头痛
		心动过速
		口干
		嗜睡
丁酰苯	氟哌利多 氟哌啶醇	QT间期延长
		低血压
		反射性心动过速
		嗜睡
		肌张力障碍
		焦虑失眠
		静坐不能
		运动障碍
		头痛
		低血压
		口干
		视觉障碍
苯甲酰胺	甲氧氯普胺	低血压
		反射性心动过速
		运动障碍

注：由Haret等人[4]和Jokinen等人修订[13]。

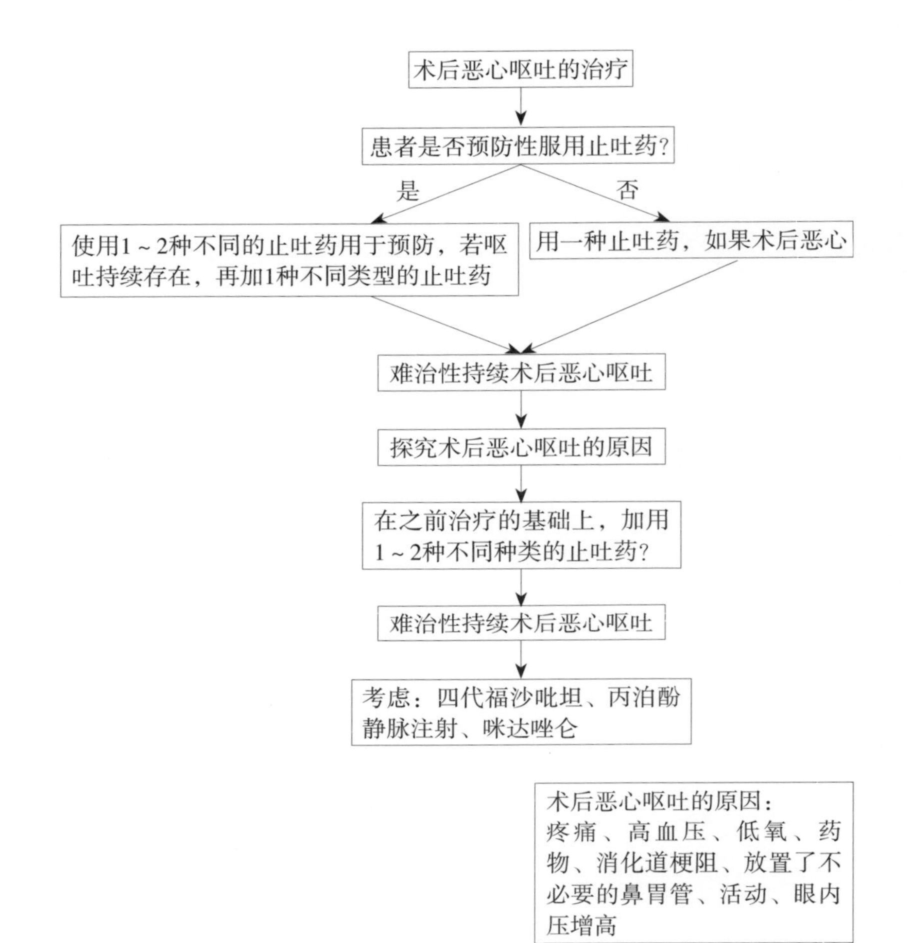

图6-7

治疗术后PONV（由Haret等人[4]和Jokinen等人[13]修订）。

（二）术后肌松残余（PORC）

当术中使用神经肌肉阻滞药物时，PORC在PACU中比较常见。TOF比值为0.70~0.90，与上呼吸道阻塞、肺功能恢复不足、咽部肌肉协调性下降、误吸风险增加及缺氧通气反应受损有关[15]。常规神经肌肉监测和标准临床试验（如5 s抬头试验）在检测PORC时并不可靠，因此在PACU中使用加速肌电图监测可以使神经肌肉恢复不完全的风险降到最低[16]。

（三）出现谵妄和术后认知功能障碍

麻醉苏醒可能伴有谵妄的迹象，包括精神状态波动和注意力不集中，报告的发病率为5%～19%[17]。出现谵妄，主要表现为急性或亚急性起病，可能与PACU时间延长及预后较差有关[18-20]。谵妄的可预防因素包括术后疼痛评分高、禁食时间长、预先使用了苯二氮䓬类药物[17]和使用阿片类药物[18]。

（四）焦虑

成人术后焦虑的危险因素包括ASA分级，术前焦虑，轻微精神障碍，中度至重度术后疼痛和对未来的消极态度。相反，神经阻滞麻醉，全身多模式镇痛和椎管内使用阿片类药物是术后焦虑的保护性因素[21]。在可控浓度范围内，使用苯二氮䓬类药物可以降低老年人的术后焦虑。值得注意的是，替代疗法可包括给予右美托咪定、可乐定或考虑穴位按压及按摩治疗[22]。

（五）血糖控制

糖尿病是肺移植术后死亡率最高的危险因素［风险比3.96（2.85～5.51）］[23]。在糖尿病和非糖尿病患者中，对于手术的应激和神经内分泌反应均会导致明显的术后高糖血症。已证明控制术后血糖可以减少伤口感染和高血糖相关的不良结局[24]。因此，对于胸外科手术后的患者，静脉连续输注胰岛素联合每30～60 min进行1次血糖监测，可以避免严重的高糖血症［＞10 mmol/L（＞180 mg/dL）］。此外，手术前2 h应该摄入含有50～100g碳水化合物的清流质，并避免体温过低和出血，这样可以减少术后胰岛素抵抗[25]。此外，应该十分注意术后低血糖的发生，可能会导致意识障碍和不可逆转的脑损伤及死亡。

（六）疼痛

胸外科手术后对急性疼痛的控制不佳可能导致术后肺部并发症，这与痰液清除能力较差、呼吸运动减弱[26]有关，也可能引起术后慢性疼痛[27]。

使用区域镇痛，比如胸段硬膜外镇痛（TEA）、椎旁阻滞（PVB）、肋间神经阻滞、胸膜内阻滞、冷冻止痛、经皮神经电刺激（TENS）、全身镇痛［阿片类药物、氯胺酮、地塞米松、可乐定、非甾体类抗炎药

（NSAID）、对乙酰氨基酚以及局部麻醉药］是PACU中比较常见的镇痛方法[28]。值得注意的是，胸段硬膜外镇痛用于胸外科术后肩部镇痛效果不理想，需要复合NASID，普瑞巴林和阿片类药物[29-30]。

（七）低体温

术后低体温并发症在PACU患者中的发生率为60%～90%，术后低体温使得患者的耗氧量增加300%～400%。

术后低体温的原因包括：

（1）由于机体暴露在低温环境中导致热量过度丢失，尤其是开胸手术和蛤壳状切口。

（2）继发于全身麻醉作用（如静脉麻醉药、吸入麻醉药、肌松药等）或局部麻醉作用（如TEA）而影响了正常的体温调节机制。

（3）已明确与术后低体温有关的风险因素包括：老年人、女性、ASA分级Ⅲ级或Ⅳ级、手术时间＞2 h、手术室温＜26 ℃（78.8 °F），体重低且有慢性内分泌疾病病史以及静脉输注低温液体[31]。

主动升温（包括空气加温仪的使用）可有效改善低体温[32]。许多药物可以缓解术后寒战，如可乐定、右美托咪定、哌替啶、奈福泮、曲马多、恩丹西酮、格拉司琼和帕瑞昔布[33-34]。

（八）术后胸腔引流的护理

在降低气胸发病率方面，吸引要优于水封装置[35]。

胸外科手术之后，只有肺组织完全复张才能进行术后胸部X线检测[36]。术后超声可以在无法进行常规胸部X线检查的情况下用于排除气胸[37]。

胸外科手术后的出血可能是胸腔镜手术后（＜2%）或开胸手术后（1%～3%）凝血障碍、接受抗血小板/抗凝血药物治疗，或者是某些疾病（如糖尿病、肾功能不全、肝功能不全等）的并发症[38-39]。

观察术后出血情况，需要护理人员每小时观察胸腔引流管流出的液体量[40]：

（1）胸腔引流管中术后第1 h流出的液体量超过1 000 mL则需要立刻重

新开胸探查并同时纠正凝血功能障碍。

（2）在纠正凝血障碍后的2～4 h，每小时从引流管中引流出超过200 mL血液也提示术后出血，需要重新探查。

（3）如果患者的血流动力学不稳定，但是胸部引流管中没有活动性出血，则需要通过胸部X线排除胸腔引流管是不是出现堵塞。

（4）如果患者的血流动力学稳定，但是胸腔引流管引流出大量液体，需要检测胸腔引流管中液体的红细胞比容来区分是活动性出血还是淋巴管漏出液。

（5）肺切除术后明显的术后漏气可以出现在呼气时、用力呼气时、吸气时（正压通气）或连续呼吸时。

PACU的管理[35]：

（1）如果胸膜腔没有空间，则对胸腔进行水封。

（2）如果胸膜腔有空间，则在水封的同时进行负压吸引。

（九）术后早期低氧血症和氧疗

胸外科手术后早期气管拔管有利于减少PACU停留时间，同时降低住院费用[41]。术后低氧血症的原因（SpO_2＜6.4%，PaO_2＜60 mmHg）列于表6-4[42-43]。

表6-4　术后低氧的发生原因

序号	原因
1	镇痛不足
2	术中低温
3	寒战
4	术中低氧
5	术后肌松残余
6	术中使用阿片类药物
7	肺不张
8	气胸

（续表）

序号	原因
9	肺切除术后或者复张性肺水肿
10	炎性小体的激活
11	过度漏气
12	胃内容物误吸
13	过度液体治疗
14	快速性心律失常（尤其像心房颤动）
15	右心室功能不全
16	右向左的分流
17	膈神经损伤

术中使用肺复张策略，短效阿片类药物和神经肌肉阻断药物，TEA或PVB允许患者半卧位（semi-setting position），同时在PACU中吸氧，可以预防术后低氧血症[44-46]。无创通气（NIV）可用来治疗术后肺功能障碍，以避免血流动力学稳定并且意识清醒的患者重新插管[47]。

（十）心血管并发症

在肺大部切除后，10%～15%的患者可出现这种情况[48]。最重要的心血管并发症有心律失常、右到左分流、心力衰竭、心脏疝、心包压塞和心肌缺血。

包括房颤在内的术后室性心动过速（SVT）是肺切除术后常见的并发症，24%～67%的全肺切除术的患者和12.3%的肺叶切除术的患者会出现这种情况。如果患者发生房颤且血流动力学不稳定，那么应立即进行电复律。如果患者发生了有症状的房颤，可以使用胺碘酮且不会增加呼吸系统并发症[49]。

胸腔手术后心力衰竭发生率为8.2%[50]。在PACU，经胸超声心动图、功能分级和N末端B型钠尿肽水平是诊断术后右心功能障碍的常见方法[51-52]。通常使用药物、通气支持和机械支持来控制前负荷，降低后负荷，为心室提供肌力支持，从而改善右心功能。

心脏疝最常见于肺切除术后，与心包切开术或心包切除术相关[53]。

心包填塞虽然在开胸肺叶切除术后很少见，但当患者的CVP和肺动脉舒张压正常，却反复出现低血压时，应该考虑心包填塞的可能。超声心动图可用来观察右心充盈受损，明确心包压力增加。

冠状动脉支架置入术后1年内有明显冠状动脉疾病的患者，在胸部术后出现心肌缺血/梗死的风险较高[54-55]。

（十一）液体治疗和急性肾损伤

肺癌手术后ALI的独立危险因素之一是过度的输液（优势比为2.9；95%置信区间为1.9～7.4）[56]。

应在PACU中推荐液体静脉输注，速率为：1～2 mL/（kg·h）[57]。可以通过有创血流动力学监测脉压和每搏变异度、血管外肺水量和胸内血量指数来指导胸外科手术后的液体输注量，但是这些方式能否真正减轻术后AKI的损伤目前尚不清楚[58]。

在PACU中尿量＜0.5 mL/（kg·h）很常见，而AKI则不常见。术后早期发生AKI需要重新气管插管，机械通气，并延长住院时间。

致谢

作者想对Angelin Jeba Suja女士表示感谢。Angelin Jeba Suja女士是达曼大学法赫德国王医院PACU的一名护士，她为本章提供了照片。

（施烜 译　李泉 校）

参考文献

[1] SIMPSON J C, MOONESINGHE S R. Introduction to the postanaesthetic care unit[J]. Perioper Med (Lond) , 2013, 2: 5.

[2] MACARIO A, GLENN D, DEXTER F. What can the postanesthesia care unit manager do todecrease costs in the postanesthesia care unit? [J]. J Perianesth Nurs, 1999, 14: 284 - 293.

[3] SCHWEIZER A, KHATCHATOURIAN G, HÖHN L, et al. Opening of a new postanesthesia care unit: impact on critical care utilization and complicationsfollowing major vascular and thoracic surgery[J]. J Clin Anesth, 2002, 14: 486 - 493.

[4] HARET D, KNEELAND M, HO E. Postanesthesia care units. In: Operating room design manual 2012[J]. American Society of Anesthesiologists, Park Ridge, 2012, 14. pp 57 - 72. Permission to usewas obtained.

[5] KRENK L, RASMUSSEN L S, KEHLET H. New insights into the pathophysiology of postoperativecognitive dysfunction[J]. Acta Anaesthesiol Scand, 2010, 54: 951 - 956.

[6] Practice guidelines for postanesthetic care: a report by the American Society of Anesthesiologists Task Force on Postanesthetic Care[M]. Anesthesiology, 2002, 96: 742 - 745.

[7] FREDERICO A. Innovations in care: the nurse practitioner in the PACU[J]. J Perianesth Nurs, 2007, 22: 235 - 242.

[8] NICHOLAU D. The postanesthesia care unit[M]. //MILLER RD. Miller's anesthesia. 6th ed. Philadelphia: Elsevier Chruchill Livingstone, 2009.

[9] EL TAHAN M R. Effects of aminophylline on cognitive recovery after sevoflurane[J]. J Anesth, 2011, 25: 648 - 656.

[10] ALDRETE J A. The post−anaesthesia recovery score revisited[J]. J Clin Anesth, 1995, 7: 89 - 91.

[11] BROWN I, JELLISH W S, KLEINMAN B, et al. Use of postanesthesiadischarge criteria to reduce discharge delays for inpatients in the postanesthesia careunit[J]. J Clin Anesth, 2008, 20: 175 - 179.

[12] HOKE N, FALK S. Interdisciplinary rounds in the post-anesthesia care unit: a new perioperativeparadigm[J]. Anesthesiol Clin, 2012, 30: 427 - 431.

[13] JOKINEN J, SMITH A F, ROEWER N, et al. Management of postoperativenausea and vomiting. How to deal with refractory PONV? [J]. Anesthesiol Clin, 2012, 30: 481 - 493.

[14] LESLIE K, MYLES P S, CHAN M T, et al. Risk factors forsevere postoperative nausea and vomiting in a randomized trial of nitrous oxide-based vs nitrous oxide-free anaesthesia[J]. Br J Anaesth, 2008, 101: 498 - 505.

[15] MURPHY G S, SZOKOL J W, MARYMONT J H, et al. Residualneuromuscular blockade and critical respiratory events in the post-anesthesia care unit[J]. Anesth Analg, 2008, 107: 130 - 137.

[16] MURPHY G S, SZOKOL J W, MARYMONT JH, et al. Intraoperative acceleromyographic monitoring reduces the risk of residualneuromuscular blockadeand adverse respiratory events in the post-anesthesia care unit[J]. Anesthesiology, 2008, 109: 389 - 398.

[17] RADTKE F M, FRANCK M, HAGEMANN L, et al. Risk factorsfor inadequate emergence after anesthesia: emergence delirium and hypoactive emergence[J]. Minerva Anestesiol, 2010, 76: 394 - 403.

[18] CARD E, PANDHARIPANDE P, TOMES C, et al. Emergence fromgeneral anaesthesia and evolution of delirium signs in the post-anaesthesia care unit[J]. Br J Anaesth, 2014, pii: aeu442.

[19] NEUFELD K J, LEOUTSAKOS J M, SIEBER F E, et al. Outcomes of early delirium diagnosis after general anesthesia in the elderly[J]. Anesth Analg, 2013, 117: 471 - 478.

[20] XARÁ D, SILVA A, MENDON J, et al. Inadequate emergence after anesthesia: emergencedelirium and hypoactive emergence in the post-anesthesia care unit[J]. J Clin Anesth, 2013, 25: 439 - 446.

[21] CAUMO W, SCHMIDT A P, SCHNEIDER C N, et al. Risk factors for preoperative anxiety in adults[J]. Acta Anaesthesiol Scand, 2001, 45: 298 - 307.

[22] JELLISH W S, O'ROURKE M. Anxiolytic use in the postoperative care unit[J]. Anesthesiol Clin, 2012, 30: 467 - 480.

[23] HACKMAN K L, BAILEY M J, SNELL G I, et al. Diabetes is a major risk factor for mortalityafter lung transplantation[J]. Am J Transplant, 2014, 14: 438 - 445.

[24] RUSSO N. Perioperative glycemic control[J]. Anesthesiol Clin, 2012, 30: 445 - 466.

[25] LENA D, KALFON P, PREISER J C, et al. Glycemic control in the intensive care unit andduring the postoperative period[J]. Anesthesiology, 2011, 114: 438 - 444.

[26] WENK M, SCHUG S A. Perioperative pain management after thoracotomy[J]. Curr Opin Anaesthesiol, 2011, 24: 8 - 12. doi: 10. 1097/ACO. 0b013e3283414175.

[27] KHELEMSKY Y, NOTO C J. Preventing post-thoracotomy pain syndrome[J]. Mt Sinai J Med, 2012, 79: 133 - 139.

[28] BUVANENDRAN A, KROIN J S. Multimodal analgesia for controlling acute postoperativepain[J]. Curr Opin Anaesthesiol, 2009, 22: 588 - 593.

[29] BUNCHUNGMONGKOL N, PIPANMEKAPORN T, PAIBOONWORACHAT S, et al. Incidence and risk factors associated with ipsilateral shoulder pain after thoracic surgery[J]. J Cardiothorac Vasc Anesth, 2014, 28: 991 - 994.

[30] IMAI Y, IMAI K, KIMURA T, et al. Evaluation of postoperativepregabalin for attenuation of postoperative shoulder painafter thoracotomy in patientswith lung cancer, a preliminary result[J]. Gen Thorac Cardiovasc Surg, 2015, 63: 99 - 104.

[31] KIEKKAS P, POULOPOULOU M, PAPAHATZI A, et al. Effects of hypothermia and shiveringon standard PACU monitoring of patients[J]. AANA J, 2005, 73: 47 - 53.

[32] WARTTIG S, ALDERSON P, CAMPBELL G, et al. Interventions for treating inadvertentpostoperative hypothermia[J]. Cochrane Database Syst Rev, 2014, 11, CD009892.

[33] ALFONSI P. Postanaesthetic shivering. Epidemiology, pathophysiology and approaches toprevention and management[J]. Minerva Anestesiol, 2003, 69: 438 - 442.

[34] LI X, ZHOU M, XIA Q, et al. Effect of parecoxib sodium on postoperativeshivering: a randomised, double-blind clinical trial[J]. Eur J Anaesthesiol, 2014, 31: 225 - 230.

[35] COUGHLIN S M, EMMERTON-COUGHLIN H M, MALTHANER R. Management of chest tubes afterpulmonary resection: a systematic review and meta-analysis[J]. Can J Surg, 2012, 55: 264 - 270.

[36] LESCHBER G, MAY C J, SIMBREY-CHRYSELIUS N. Do thoracic surgery patients always needa postoperative chest X-ray? [J]. Zentralbl Chir, 2014, 139 (Suppl 1): S43 - S49.

[37] GOUDIE E, BAH I, KHEREBA M, et al. Prospective trialevaluating sonography after thoracic surgery in postoperative careand decision making[J]. Eur J Cardiothorac Surg, 2012, 41: 1025 - 1030.

[38] IMPERATORI A, ROTOLO N, GATTI M, et al. Peri-operativecomplications of video-assisted thoracoscopic surgery (VATS) [J]. Int J Surg, 2008, 6 (Suppl1): S78 - S81.

[39] SIRBU H, BUSCH T, ALEKSIC I, et al. Chest re-explorationfor complications after lung surgery[J]. Thorac Cardiovasc Surg, 1999, 47: 73 - 76.

[40] LITLE V R, SWANSON S J. Postoperative bleeding: coagulopathy, bleeding,

hemothorax[J]. Thorac Surg Clin, 2006, 16: 203 - 207, v.

[41] BROWNE S M, HALLIGAN P W, WADE D T, et al. Postoperative hypoxia is a contributoryfactor to cognitive impairment after cardiac surgery[J]. J Thorac Cardiovasc Surg, 2003, 126: 1061 - 1064.

[42] BOSCEANU M, SANDU C, IONESCU L R, et al. Clinical−epidemiological studyon he incidence of postoperative complications after pulmonary resection for lung cancer[J]. Reved Chir Soc Med Nat Iasi, 2014, 118: 1040 - 1046.

[43] SIDDIQUI N, ARZOLA C, TERESI J, et al. Predictors of desaturationn the postoperative anesthesia care unit: an observational study[J]. J Clin Anesth, 2013, 25: 612 - 617.

[44] MARTIN D S, GROCOTT MPW. Oxygen therapy in anaesthesia: the yin and yang of O_2[J]. Br J Anaesth, 2013, 111: 867 - 871.

[45] AUST H, EBERHART L H, KRANKE P, et al. Hypoxemiaafter general anesthesia[J]. Anaesthesist, 2012, 61: 299 - 309.

[46] PAI V B, VALLURUPALLI S, KASULA S R, et al. A change of heart: reopening ofa foramen ovale[J]. Can J Cardiol, 2014, 30: 1250. e17−8.

[47] JABER S, DE JONG A, CASTAGNOLI A, et al. Non−invasive ventilation aftersurgery[J]. Ann Fr Anesth Reanim, 2014, 33: 487 - 491.

[48] FERGUSON M K, SAHA−CHAUDHURI P, MITCHELL J D, et al. Prediction ofmajor cardiovascular events after lung resection using a modified scoring system[J]. Ann Thorac Surg, 2014, 97: 1135 - 1140.

[49] BERRY M F, D'AMICO T A, ONAITIS M. Use of amiodarone after major lung resection[J]. Ann Thorac Surg, 2014, 98: 1199 - 1206.

[50] HERNANDEZ A F, WHELLAN D J, STROUD S, et al. Outcomes inheart failure patients after major noncardiac surgery[J]. J Am Coll Cardiol, 2004, 44: 1446 - 1453.

[51] PEDOTO A, AMAR D. Right heart function in thoracic surgery: role of

echocardiography[J]. Curr Opin Anaesthesiol, 2009, 22: 44 - 49.

[52] HO S Y, NIHOYANNOPOULOS P. Anatomy, echocardiography, and normal right ventriculardimension[J]. Heart, 2006, 92: i2 - i13.

[53] MEHANNA M J, ISRAEL G M, KATIGBAK M, et al. Cardiac herniation after rightpneumonectomy: case report and review of the literature[J]. J Thorac Imaging, 2007, 22: 280 - 282.

[54] WANG Z, ZHANG J, CHENG Z, et al. Factors affecting major morbidityafter video—assisted thoracic surgery for lung cancer[J]. J Surg Res, 2014, 192: 628 - 634.

[55] FERNANDEZ F G, CRABTREE T D, LIU J, et al. Incremental risk of prior coronary arterialstents for pulmonary resection[J]. Ann Thorac Surg, 2013, 95: 1212 - 1218, discussion 1219 - 20.

[56] LICKER M, DE PERROT M, SPILIOPOULOS A, et al. Risk factorsfor acute lung injury after thoracic surgery for lung cancer[J]. Anesth Analg, 2003, 97: 1558 - 1565.

[57] EVANS R G, NAIDU B. Does a conservative fluid management strategy in the perioperativemanagement of lung resection patients reduce the risk of acute lung injury? [J]. Interact Cardiovasc Thorac Surg, 2012, 15: 498 - 504.

[58] HAASE O, RAUE W, NEUSS H, et al. Influence of postoperativefluid management on pulmonary function after esophagectomy[J]. Acta Chir Belg, 2013, 113: 415 - 422.

第七章

胸外科手术相关并发症

Jelena Grusina-Ujumaza, Alper Toker

第一节 引 言

在本章中，笔者试图简述胸外科手术后的常见并发症，主要见于肺切除、纵隔肿瘤切除和肺移植术后。由于术后心律失常和肺水肿已在书中其他章节讨论过，因此本章节不再赘述。

第二节 术后出血和胸腔残余积血

在手术结束时放置胸管有助于预防气胸，并监测术后早期的漏气和出血情况。胸外科手术后出血的发生率不同，这取决于手术类型：肺切除术后出血的发生率为4%，而纵隔镜手术出血的发生率仅为0.33%[1,2]。大多数术后出血量较小，如无凝血因子异常即INR（国际标准化比值）、凝血酶原时间、血小板计数均正常，一般可自行止血。只有极少数的出血（最高为2.6%）需要急诊手术[3]。术后出血的干预以引流量及其血流动力学波动为依据。若持续性胸腔出血超过1 000 mL，或以200 mL/h速度持续出血4～6 h，或短期内出血达400 mL，则可能需要急诊手术[4–5]。通过血细胞计数检测血红蛋白和红细胞比容，通过胸部X线检查排除血胸。从胸管抽取引流液检测红细胞比容判断出血的严重程度，如果红细胞比容水平超过50%，提示可能存在活动性出血。术后早期应检查胸腔引流系统——确保引流通畅（全肺切除术后引流除外）和正常运行（需观察到引流管中液面波动）。全肺切除术后，建议每小时夹闭、开放胸管几分钟以控制出血。在采用呼气末正压通气（PEEP）的插管患者中，术后出现漏气可能为正常现象，此外，若引流管中液面无波动也可能属于正常现象。

近年来，由于冠状动脉支架置入的患者增多，围术期抗凝、抗血小板治疗（APT）需求增加使肺切除方案的选择更加复杂。Bertolaccini等人[6]研究发现，与对照组相比接受APT治疗的38例患者，在手术时间、住院时间、估计失血量和并发症（根据手术类型分层分析时的并发症）等方面无显著的统计学差异[6]。然而，Foroulis[7]的研究指出，APT是术后出血的一个诱发因素。

根据我们的经验，随着电视辅助胸腔镜手术（video-assisted thoracic surgery，VATS）和血管闭合器的普及，因结扎夹滑脱而导致大出血的情况越来越少见。

胸外科手术后可能出现胸腔残余积血，但不一定是活动性出血。在肺移植患者中，这种并发症的发生率高达15%。尽管使用溶栓药物是一种常见的治疗方法，但笔者更倾向于通过VATS来清除残余积血[8]。在部分患者中，改变胸管的位置可能有助于清除残余积血（图7-1）。

第三节　心脏疝和心脏压塞

心脏疝和心脏压塞均是罕见的并发症，可能发生在肺扩大切除术后（全肺切除术或肺叶切除术），或恶性间皮瘤胸膜外全肺切除术后，或胸腺瘤术后，或心包切开术和心包切除术后。在肺移植术后也可能出现[9-11]。心脏疝死亡率较高。因诊断或治疗延误所致的死亡率可达30%~50%。若未被诊断出心脏疝，则死亡率为100%[12]。

肺癌患者肺切除术后，心脏疝的发生率约为1.7%[13]。右肺切除术后心脏疝的发生更为常见。一般发生在术后3天内[14-15]，可表现出急性症状，如

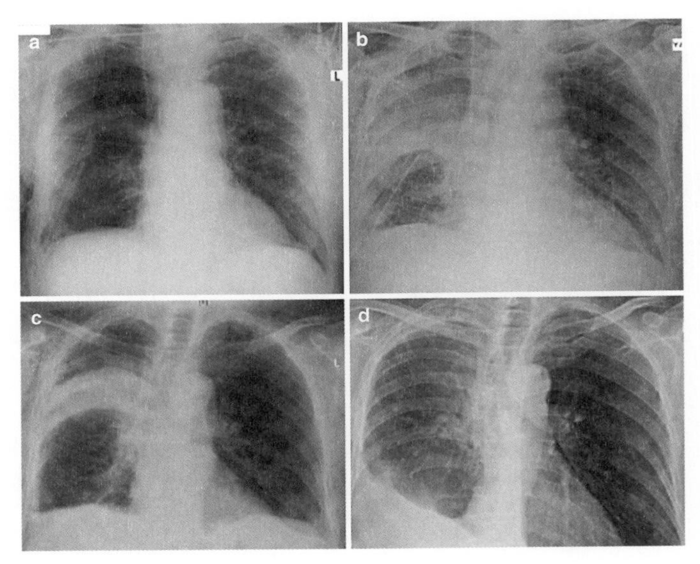

图7-1

使用VATS或改变胸管位置有助于清除胸腔残余积血。a. 术后早期；b. 术后数小时，右侧胸腔积血；c. VATS术后残余的胸腔积血；d. VATS术后一周，肺组织上移。

肺切除术后发生心脏疝和（或）心脏压塞危象，甚至在术中患者由侧卧位转仰卧位时也有可能发生，快速出现严重低血压症状。其原因可能是心脏绞窄（心包移植物可能较小）、心脏疝（心包切除术后，心包未闭合或补片裂开）或压塞。在离开手术室之前，使用食管超声心动图检查有助于诊断，避免二次开胸[9]。在术后早期，咳嗽、咳痰、正压通气、引流管的负压吸引，以及患者体位变化（如手术侧卧位）都可使胸膜腔内压力增加，心脏疝的危险随之增加[5]。心脏疝起病急骤，表现为上腔静脉综合征、心输出量低、心律失常、低血压、心脏骤停和休克。诊断心脏疝时，需进行胸部X线摄片（心脏和心尖阴影）、心电图（ECG）和超声心动图检查。ECG显示电轴改变、超声心动图提示心脏旋转不良和血流动力学紊乱[16]。也可进行胸部计算机断层扫描（CT）（如果患者血流动力学情况允许）。心脏疝一经确诊，应立即处理。患者取健侧卧位，并立即行急诊二次手术。

在胸膜外全肺切除术后，心脏压塞的发生率约为3.6%[9]。即使在肺叶切除时未行心包切除，术后仍可能发生心包出血。若患者出现急性临床表现，应立即急诊手术[17]。心包内肺静脉缝合线处出血可能导致心脏压塞[18–20]，应进行经皮心包引流和（或）立即手术。

心脏压塞表现为心输出量降低和经典的贝克三联征（血压低、心音低钝、颈静脉怒张）。应进行胸部X线片、心电图和超声心动图检查。大多数情况下需进行外科治疗。

心脏疝和心脏压塞可导致心脏骤停，危及生命。Sugarbaker[9]认为，术后10天内发生心脏骤停需要紧急开胸（有时在重症监护病房进行），开放式心脏按压和心包补片切除。全肺切除术后行胸外按压的效果不佳，因心脏已偏离中线，不能被胸骨和脊柱有效挤压。所有术后护理人员都必须认识到这一点，避免把时间浪费在胸外按压上[9]。

第四节　肺叶扭转和坏疽

肺叶、肺段或肺基底部扭转是罕见的并发症，可见于不同类型的肺切除术后和肺移植术后，发生率低于0.1%[21–23]。通常扭转部位在肺上叶切除术后的肺中叶或左下叶。肺叶扭转可在术后2周内发生[21,23–24]。支气管血管蒂扭转导致支气管阻塞和血管损伤是坏疽的原因，如果不及时治疗可能会导致死亡[25]。肺扭转的鉴别较困难，临床表现从轻微的低氧血症到感染性休克不等，症状的轻重取决于肺门扭转的程度，一般扭转为180°，但也有90° 和360° 扭转的报道[26]。肺扭转起病急骤，表现为不明原因的呼吸困难、咳嗽、咯血、心动过速、发热、呼吸音减弱和漏气。胸部X线显示肺叶实变。经鼻导管吸氧后无改善。胸部X线提示肺部异常位置发生气胸或肺萎陷。胸部高分辨率CT和肺血管造影可证实影像学诊断，表现为支气管不显影、完全性阻塞、支气管“离断”、血管狭窄、扭转或阻塞[23]。如发现“鱼口”样表现，应进行纤维支气管镜检查并可确诊。经食管超声心动图检查提示肺静脉存在潜在的致命性血栓。如果怀疑肺梗死或坏疽，提示应立即进行二次手术，可进行抗凝治疗后，再进行复位和固定。良好的镇痛、积极的抗生素治疗、微创气管切开术、及时吸出分泌物，有助于减少扭转后感染的发生[25]。

第五节　肺漏气和皮下气肿

肺漏气是肺切除术后最常见的并发症。在术后早期，可能有28%～60%的患者出现这种情况；然而，在术后短时间内，漏气不应被视为病理状态。病理性“漏气”是指肺部漏气，观察胸腔引流系统中有气泡、进行性皮下气肿或气胸[27-28]。术后第1天（POD1）早晨，有26%～48%的患者出现漏气，术后第4天（POD4）漏气的发生率可降至8%[29-31]。但是，在一些特殊的手术中，如双侧肺减容手术，90%的患者可能发生漏气[32]。如果漏气超过7天（有的认为超过4天或超过10天），可视为术后持续漏气（prolonged air leak，PAL）[27]。PAL的发生率为9.6%～15%。此外，PAL可能增加其他肺部并发症的发生率，包括肺不张、肺炎和脓胸，但不包括心肺并发症[31,34]。由于PAL的发生，术后住院时间延长[28,35]。

11%的PAL患者可发生脓胸[31]。PAL最重要的危险因素包括：潜在的慢性阻塞性肺病、吸入性类固醇治疗、活动性肺部感染、胰岛素依赖性糖尿病、低体重指数（BMI＜25.5 kg/m^2）、第一秒用力呼气容积（FEV1）降低或术后FEV1预测值降低、肺上叶切除、肺减容术和术中胸膜粘连[32,36]。如前所述，胸管引流系统有助于监测肺部手术后的漏气情况。术后可采用不同的胸管引流方式——水封或负压引流系统（−20 cmH$_2$O或−10 cmH$_2$O抽吸）。肺叶切除术后放置水封的胸管，通常耐受性和安全性良好；但与负压引流系统相比，水封不会减少漏气的持续时间和发生率[33]。如果使用数字引流系统，可以很容易地观测到漏气量。如果持续大量漏气，可能会出现气胸和（或）皮下气肿，此时应使用负压引流系统。如果在24 h内没有漏气且引流量＜200 mL，则可以拔除胸管，但引流量一般视疾病和手术情况而定。如在我们的临床实践中，当间皮瘤的根治性胸膜切除和剥脱术后无引流液流出和漏气时，可拔除胸管。在常规肺切除术中（如肺叶切除术），每天引流量在400 mL左右或12 h内引流量＜50 mL时，可以拔除胸管。

如果有少量漏气，肺部完全膨胀，可将胸管夹闭（称为“尝试夹闭”），并进行胸部X线检查以确定肺部是否膨胀。如果肺部保持膨胀，则可以拔除胸管，但如果肺部塌陷，并出现皮下气肿，则应打开夹子，患者可通过安装连接至胸管的Heimlich阀出院。PAL很少需要手术治疗。对于高危患者可以尝试滑石粉胸膜固定术或经胸管的自体血补片，或使用一个支气管阀门解决这一问题[29,37-38]。

皮下气肿（subcutaneous emphysema，SE）是肺漏气的并发症，指空气进入胸壁的皮下空间及面部、颈部、上胸部、肩部软组织，并引起声音改变。SE可延伸至腹部皮下，甚至腹膜。Cerfolio[30]研究显示，肺切除术后SE的发生率为6.3%。虽然不足以致命，但很难说服家属和ICU的其他同事接受。CT有助于识别气囊并引导经皮引流导管。在放置导管过程中可能需要支气管镜辅助排除支气管胸膜瘘或气管撕裂伤。根据SE的严重程度，进行不同的处理方案，包括临床观察、二次手术和使用截止阀。如果需要二次手术，可以进行VATS或开胸手术[30]。

第六节 乳 糜 胸

乳糜胸是指含乳糜微粒和脂肪的淋巴液漏入胸膜腔。乳糜胸表现为在术后早期或术后数天内从胸管流出乳状或油状胸腔积液。可能是由于淋巴管侧支断裂或直接医源性胸导管损伤和（或）淋巴管结扎不全所致，其中包括纵隔淋巴结扩大切除术、纵隔肿瘤切除术、食管癌切除和胸膜外全肺切除术[39]。肺切除术后乳糜胸的发生率为0.2%～2.1%，食管癌切除术后的发生率为3.8%，发病率也与纵隔淋巴结清扫技术有关[39 - 43]。如果胸腔积液中甘油三酯含量升高（＞110 mg/dL），就可以确诊乳糜胸，但如果乳糜胸的甘油三酯含量在50～100 mg/dL，应进行脂蛋白分析[41]。如果甘油三酯含量＜50 mg/dL，可能不是乳糜胸。持续性渗漏可能导致白蛋白和抗体丢失、营养不良及淋巴细胞减少，并增加细菌和病毒感染的风险，这与术后并发症及死亡率有关[43]。此外，术后早期平均每天胸管引流量＞400 mL，提示应及时对引流液进行分析，以便做出早期诊断并考虑进行胸导管结扎[43]。首选治疗是立即停止口服饮食，改用肠外营养，每天引流量得到控制后决定继续保守治疗还是手术治疗。大部分术后乳糜胸可通过保守治疗解决，如输注奥曲肽或生长抑素[42,44−45]。如果漏出量减少，可自行封闭，但在取出胸管前，应给予患者2天的脂肪餐；如果漏出液非乳糜性且漏出量少，则取出胸管[40]。但如果术后2天内乳糜渗漏量＞2 000 mL，或如一些作者认为的5天内乳糜渗漏量每天＞1 000 mL，则应进行二次手术[46−47]。淋巴管造影和淋巴显像有助于定位渗漏部位[44−45]。乳糜胸的另一种治疗方法是经皮胸导管插管和栓塞[48]。

第七节　神 经 损 伤

胸外科手术可能导致胸内神经损伤（膈神经或喉返神经）。在大多数文献中提及膈神经损伤多发生于心脏手术后，但也可能发生于胸外科手术后，如肺扩大切除术、食管或纵隔手术及胸廓出口综合征的颈肋切除术[49]。单侧膈肌或双侧膈肌麻痹可能导致肺不张、肺炎、肺功能下降、睡眠呼吸障碍和肺渗漏。当患者运动耐受性下降或呼吸困难时，通常怀疑神经损伤。插管患者可能在拔管时出现神经损伤。胸部X线显示受累的膈肌抬高，超声检查有助于诊断[50]。首选的治疗方法是手术，单侧损伤采用膈肌折叠术或膈神经重建，双侧损伤安装膈肌起搏器[50−54]。图7−2显示的是一名膈神经麻痹患者及其于VATS下行膈肌折叠术后的胸部X线。

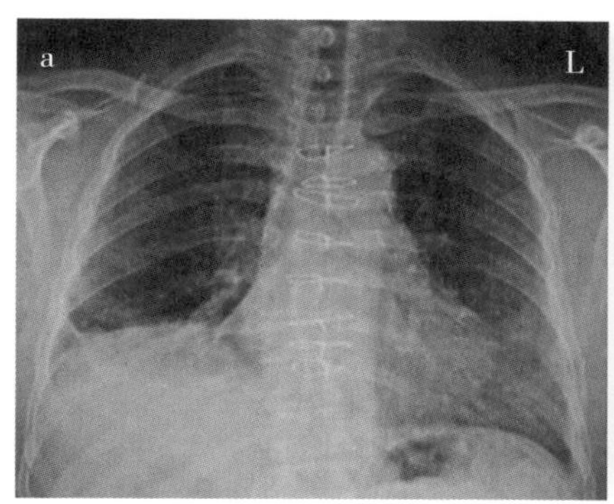

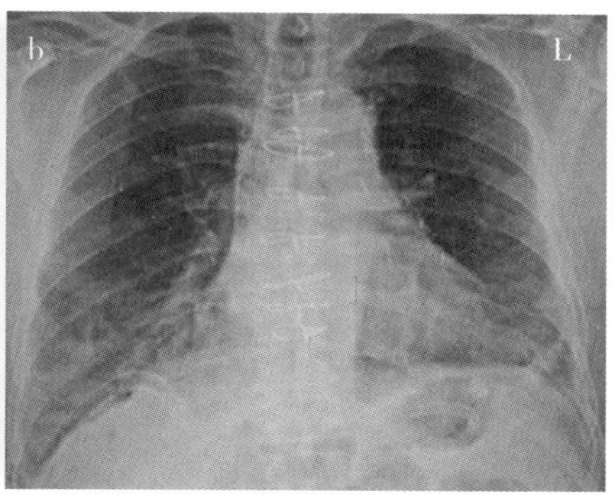

图7-2
a. 患者膈神经麻痹的胸部X线；b. 该患者VATS膈肌折叠术后的胸部X线。

喉返神经在主动脉下区域剥离过程中，尤其是在肺切除和食管切除过程中，或患者在术前接受放疗的情况下损伤风险较高[55]。纵隔淋巴结清扫术后喉返神经麻痹发生率可达1.5%，食管切除术后可达8%，而左侧肺切除术后可达30%[56-58]。喉返神经损伤可导致声带麻痹，如果患者声音微弱或低语，或咳嗽无力，或术后早期饮水后呛咳，应怀疑声带麻痹，其中饮水后呛咳应与拔管后早期声带水肿相鉴别。当怀疑声带麻痹时，应进行喉镜检查或纤维喉镜检查，进一步的检查包括动态频闪喉镜检查和喉部肌电图检查。治疗包括物理治疗以降低误吸的风险，以及喉中隔成形术（使用或不使用植入物）或药物治疗[59-61]。双侧声带麻痹是一种十分严重的并发症，可能发生在声门下水平的气管狭窄切除术后。一般有经验的外科医师，不会让这种并发症发生。

第八节　右向左分流

右肺切除术后或右半膈肌抬高后，很少观察到右向左分流或仰卧呼吸—直立性低氧血症综合征。卵圆孔未闭（persistent foramen ovale，PFO）或开放性房间隔缺损可导致这一症状。通过超声心动图或磁共振成像（MRI）可以诊断。PFO在正常人群中约占20%。在肺切除术后，PFO患者仰卧位可能不会出现呼吸困难和氧饱和度下降，但可能发生于坐位或直立位。虽然PFO通常无症状，但当肺动脉和右心压力增加时，它是右向左分流的一个潜在因素[62-66]。

Perkins[63]建议将心脏分流纳入低氧血症的鉴别诊断中，即使在心内压力正常的情况下，一旦排除了其他常见病因也应考虑心脏分流。经食管超声心动图可以确诊。如果分流持续存在，则需要经皮或手术闭合。

第九节 肺 不 张

肺不张是指肺或部分肺的塌陷及不完全扩张。这是胸外科手术后胸部X线检查中最常见的征象之一，如果治疗不当可能危及生命。15%的患者会出现肺不张，常见于右上肺切除术后[1,67]。术前戒烟和使用支气管扩张剂有助于预防肺不张。术后肺不张的易感因素有分泌物堵塞、通气不足、肺容量超负荷引起的肺水肿、袖式肺叶切除术后纤毛活性下降和COPD。常见的症状包括呼吸困难、呼吸急促、呼吸音下降、心动过速和发热。胸部X线片上可见肺野显著实变、肺容积减少、裂隙移位、横膈膜增高和纵隔移位。

术后早期的物理治疗和经鼻气管吸引法通常有助于预防这种并发症。肺不张的治疗包括支气管内吸引和经支气管镜检查（图7-3）。胸外科数

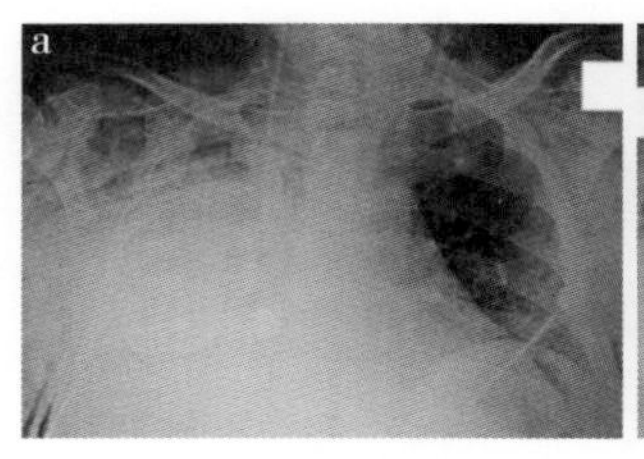

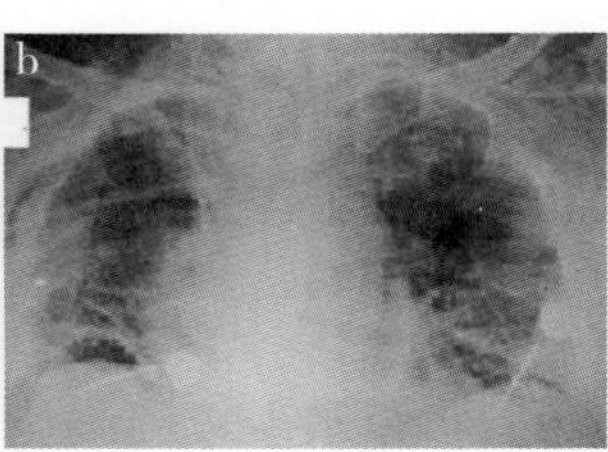

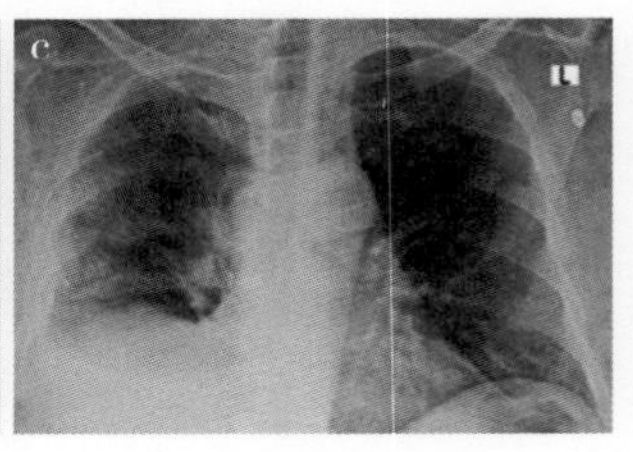

图7-3

早期的物理治疗和经鼻气管吸引通常有助于预防术后肺不张。肺不张的治疗包括支气管内吸引和经支气管镜检查。a. 右肺不张；b. 立即进行经鼻气管吸引后；c. 第2天进行积极的物理治疗。

据库显示，约3.7%的肺不张患者在肺叶切除术后需要行支气管镜检查。此外，无创正压通气和有效的疼痛管理也有助于改善肺不张[5,68–69]。

第十节 术后脓胸

术后脓胸是由食管、肺或纵隔手术后胸腔内感染所致。全肺切除术后的发生率较高（2%～12%），肺叶切除术后发生率为3%；而这些患者大多数合并支气管胸膜瘘（bronchopleural fistula，BPF）[5]。术后脓胸的发生率随着手术切除指征（炎症或肿瘤性疾病）和新辅助治疗的增加而增加[70]。其危险因素包括高龄、心肺损害、营养不良、诱导治疗（尤其是放化疗）、糖尿病、类固醇、右侧肺切除、扩大肺切除、术后肺炎和长时间机械通气所致的气压伤。脓胸可继发于自发性气胸伴持续性BPF[71]。PAL可增加脓胸的发生风险，高达11%[11]。大多数病例发生在术后早期（通常在术后3个月内），但也可能发生在术后较晚时期（图7–4）。胸腔内感染是由BPF或食管瘘口及血源性引起的。临床症状主要与患者的年龄、一般情况有关。患者可能无明显症状，但也可能有发热、疲劳、胸痛、呼吸困难、咳脓性或浆液性痰。如果胸管位置未发生移动，脓胸的首发症状是引流液从浆液性变为脓性。如果伴随漏气，则考虑BPF。在肺叶切除术或肺段切除术后，胸部X线上常表现为胸膜透光度减低，伴或不伴积液。但在全肺切除术

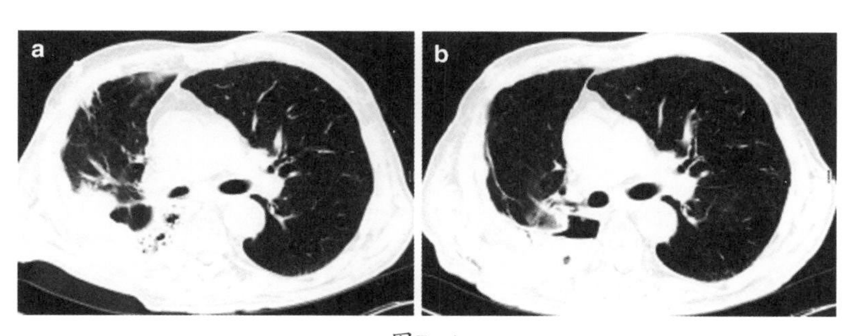

图7–4

肺切除后脓胸的CT表现。

后，可看到液平面下降。最常见的细菌病原体是葡萄球菌、假单胞菌和厌氧菌。

胸膜积液的治疗取决于确诊时间、是否合并BPF和患者的一般情况。治疗包括抗生素治疗和胸廓造口术，并用敏感的抗生素溶液冲洗感染胸腔[71]。患者病情稳定后（通常在1～2周内），可以进行手术。脓胸的手术治疗包括Eloesser手术、肌肉瓣闭合的肌肉成形术、胸腔成形术、改良的Clagett或Eloesser手术[72]。

第十一节　支气管胸膜瘘

支气管胸膜瘘（BPF）是支气管与胸膜间形成的异常通道。BPF的范围大小不等，直径较大的瘘口是胸外科医师的噩梦，常可危及生命。这种并发症可导致肺切除术后发病率和死亡率增加，总体发病率为4.4%，主要取决于手术类型[73]。在肺切除术后，BPF患者死亡率在40%～70%[74-75]。BPF的危险因素包括右肺切除或全肺切除、感染性或炎性疾病手术、大剂量诱导放疗、长时间机械通气、脓胸、切除后感染和支气管残端残余肿瘤（图7-5）。大多数死亡原因是败血症、吸入性肺炎、ARDS和营养不良。由于感染性炎症引起肺动脉闭塞，因此很少能见到大量咯血。BPF最常见于术后1周[71-72]。

小瘘管可能无明显症状，无需任何特殊治疗，但一些BPF可导致张力性气胸、吸入性肺炎和窒息。早期症状为突然呼吸困难、剧烈咳嗽、发热、疲劳、咳血性痰和皮下气肿。如果出现张力性气胸，应立即进行胸管引流。如果全肺切除术后怀疑BPF，应嘱患者术侧卧位，防止污染健侧肺，并进行适当的胸腔引流和抗菌治疗[72]。支气管镜检查有助于确诊BPF（图7-5）。如果未见瘘管，但仍怀疑BPF，可以在支气管残端注射亚甲蓝，然后通过胸管引流亚甲蓝进行诊断。支气管镜检查时，可插入球囊导管，以观察是否能阻止漏气。全肺切除术后，术侧液平面通常会下降。放射性核素肺通气扫描也有助于BPF的诊断。应根据瘘口直径和患者的一般情况选择最终治疗方法。对于早期发生BPF（即2周内）的肺切除患者，可考虑修复支气管残端。开放性胸腔镜辅助检查可用于BPF伴脓胸的治疗[71-72]。

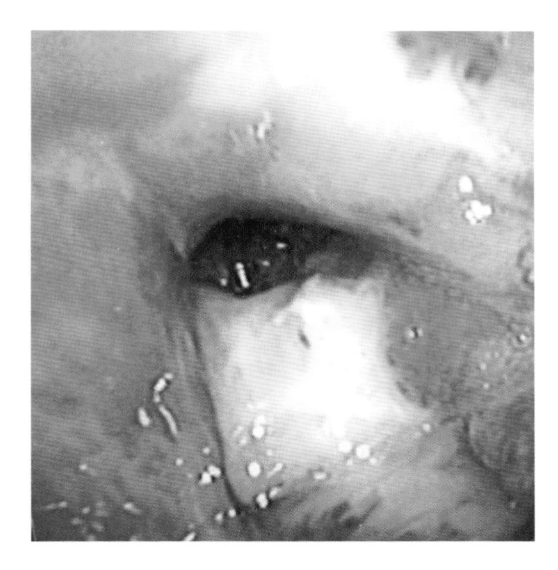

图7-5

支气管胸膜瘘的危险因素包括右肺切除或全肺切除、感染性或炎性疾病手术、大剂量诱导放疗、长时间机械通气、脓胸、切除后感染和支气管残端残余肿瘤。支气管镜检查是确诊的关键。

第十二节　肺移植术后并发症

一、血管吻合并发症

动脉和静脉吻合的并发症包括狭窄、动脉扭转和血栓形成。肺动脉狭窄在肺移植术后早期和晚期均有报道。患者可能出现呼吸困难、肺动脉高压和右心衰竭（如全身性低血压、周围性水肿）。超声心动图显示右心室压力增加或右心室功能不全。定量通气—灌注扫描显示双肺移植后肺间血流分布不均，单肺移植术后供肺与健侧肺间的血流不均。肺血管造影通常可确诊，并有助于球囊扩张和支架置入。对于无法进行其他干预的血管狭窄，外科手术重建是最终选择[73-77]。

经食管超声心动图提示，肺动脉扭转与肺静脉血流减少有关时[78]，建议经皮置入金属支架。

肺静脉血栓的形成发生在术后早期。肺静脉或左心房吻合口缝合线血栓的形成会导致发生全身性栓塞和脑血管意外的危险，也可能阻塞肺静脉流出，引起严重的难治性肺水肿[79-81]。临床表现包括低氧血症、肺顺应性下降以及供肺影像学上的弥漫性实变。经食管超声心动图可确诊。

肺移植术后肺静脉血栓形成尚无规范化处理。如果出血风险不高，可使用溶栓疗法[82]。难治性低氧血症和（或）血流动力学不稳定可能需要立即手术清除血栓，但预后通常较差。另外，小静脉吻合口血栓可自发消退[5,83-84]。

二、气道并发症

随着肺移植手术技术和围术期管理水平的提高，气道并发症（AC）的发生率降至10%～20%，死亡率为2%～3%[85-87]。已明确与AC相关的危险因素：手术技术、感染和几种免疫抑制药物。目前的建议是在移植后至少90天内避免使用西罗莫司，因为它具有抗增殖的特性。供体和受体的危险因素可能导致AC，如供体的机械通气时间（器官离体前50～70 h）或供体和受体之间支气管直径的差异。其他危险因素可能包括原发性移植物功能障碍、急性排斥、正压通气和高呼气末正压（PEEP）、器官保存技术、急性肾损伤等。原发性移植物功能障碍是一种再灌注损伤，可能会影响肺部血流，延长机械通气时间和增加PEEP。正压机械通气和PEEP有可能增加支气管壁张力，当需要较高压力通气时，吻合口压力和移植物灌注可能会受到损害[88-92]。

支气管狭窄是常见的并发症之一，发生率在6%～23%。它可能无明显症状，经常规支气管镜检查可以确诊，也可能有轻微的临床症状或支气管狭窄的表现，如呼吸困难、咳嗽、阻塞性肺炎或影像学异常。支气管镜检查可以确诊支气管狭窄。支气管狭窄的治疗包括球囊扩张、冷冻消融术、电凝或激光氩等离子凝固和支架置入术[92,95-96]。

三、吻合口坏死或裂开

肺移植患者在术后1～5周可能会出现不同程度的吻合口坏死。坏死可迅速消退，也可以进展到裂开。早期诊断至关重要。如果临床表现为术后持续漏气、气胸或纵隔气肿，提示吻合口裂开的可能。纤维支气管镜检查是诊断的金标准，可以看到明显的坏死和缝合线松脱。吻合口裂开需要外科手术进行修复，甚至重新移植[97]。

肺移植后的气管瘘并不常见。气管和胸膜、纵隔、主动脉、肺动脉或左心房之间可能形成瘘。BPF较为罕见，患者可能出现呼吸困难、低血压、败血症、气胸、皮下气肿或持续性漏气。可以选择内窥镜闭合瘘管或手术治疗。支气管纵隔瘘死亡率高，临床表现为菌血症、败血症、纵隔炎、纵隔脓肿或空洞，建议手术治疗。支气管血管瘘可出现轻微咯血甚至大出血。这些并发症十分少见，死亡率高。一旦发生，应怀疑曲霉菌感染。

（吴灵敏 译　李泉 校）

参考文献

[1] STEPHAN F, BOUCHESEL S, HOLLANDE J, et al. Pulmonary complications following lung resection: a comprehensive analysis of incidence and possible risk factors[J]. Chest, 2000, 118 (5): 1263 - 1270.

[2] LEMAIRE A, NIKOLIC I, PETERSEN T, et al. Nine-year single center experience with cervical mediastinoscopy: complications and false negative

rate[J]. Ann Thorac Surg, 2006, 82 (4): 1185 - 1189; discussion 1189 - 1190.

[3] PETERFFY A, HENZE A. Hemorrhagic complications during pulmonary resection: a retrospective review of 1428 resections with 113 hemorrhagic episodes[J]. Scand J Thorac Cardiovasc Surg, 1983, 17 (3): 283 - 287.

[4] HAITHCOCK B E, FEINS R H. Complications of pulmonary resection[M]. //SHIELDS TW. General thoracic surgery. 7th ed. Philadelphia: Lippincott Williams & Wilkins, 2009: 557 - 559.

[5] GEBITEKIN C, VARELA G, ARANDA J L, et al. Early postoperative complications[M]. //KUZDZAL J, ASAMURA H, DETTERBERCK F, et al. ESTS textbook. Cracow: Medycyna Praktyczna, 2014: 85 - 93

[6] BERTOLACCINI L, TERZIA A, RIZZARDIA G, et al. Risk is not our business: safety of thoracic surgery in patients using antiplatelet therapy[J]. Interact Cardiovasc Thorac Surg, 2012, 14: 162 - 166.

[7] FOROULIS C N, KLEONTAS A, KARATZOPOULOS A, et al. Early reoperation performed for the management of complications in patients undergoing general thoracic surgical procedures[J]. J Thorac Dis, 2014, 6 (S1): S21 - S31.

[8] FERRER J, ROLDAN J, ROMAN A, et al. Acute and chronic pleural complications in lung transplantation[J]. J Heart Lung Transplant, 2003, 22: 1217 - 1225.

[9] SUGARBAKER D J, JAKLITSCH M T, BUENO R, et al. Prevention, early detection, and management of complications after 328 consecutive extrapleural pneumonectomies[J]. J Thorac Cardiovasc Surg, 2004, 128 (1): 138 - 146.

[10] KARALAPILLAI D, LAROBINA M, STEVENSON K, et al. A change of heart: acute cardiac dextroversion with cardiogenic shock after partial lung resection[J]. Crit Care Resusc, 2008, 10 (2): 140 - 143.

[11] MOHITE P N, SABASHNIKOV A, RAO P, et al. Single lung

retransplantation for graft infarction due to herniation of heart[J]. Thorac Cardiovasc Surg Rep, 2013, 2 (1): 40 - 42.
[12] VERONESI G, SPAGGIARI L, SOLLI P G, et al. Cardiac dislocation after extended pneumonectomy with pericardioplasty[J]. Eur J Cardiothorac Surg, 2001, 19 (1): 89 - 91.
[13] DESLAURIERS J, GINSBERG R J, PIANTADOSI S, et al. Prospective assessment of 30−Day operative morbidity for surgical resections in lung cancer[J]. Chest, 1994, 106 (6 Suppl): 329 - 330.
[14] TERAUCHI Y, KITAOKA H, TANIOKA K, et al. Inferior acute myocardial infarction due to acute cardiac herniation after right pneumonectomy[J]. Cardiovasc Interv Ther, 2012, 27 (2): 110 - 113.
[15] BAISI A, CIOFFI U, NOSOTTI M, et al. Intrapericardial left pneumonectomy after induction chemotherapy: the risk of cardiac herniation[J]. J Thorac Cardiovasc Surg, 2002, 123: 1206 - 1207.
[16] FENSTAD E R, ANAVEKAR N S, WILLIAMSON E, et al. Acute right ventricular failure secondary to cardiac herniation and pulmonary artery compression[J]. Circulation, 2014, 129: e409 - e412.
[17] PILLAI J B, BARNARD S. Cardiac tamponade: a rare complication after pulmonary lobectomy[J]. Interact Cardiovasc Thorac Surg, 2003, 2 (4): 657 - 659.
[18] OZAWA Y, ICHIMURA H, SATO T, et al. Cardiac tamponade due to coronary artery rupture after pulmonary resection[J]. Ann Thorac Surg, 2013, 96 (4): e97 - e99.
[19] CHEN J, CHEN Z, PANG L, et al. A malformed staple causing cardiac tamponade after lobectomy[J]. Ann Thorac Surg, 2012, 94 (6): 2107 - 2108.
[20] MCLEAN R H, PARADIAN B B, Nam M H. Pericardial tamponade: an unusual complication of lobectomy for lung cancer[J]. Ann Thorac Surg, 1999,

67: 545 - 546.

[21] CABLE D G, DESCHAMPS C, AILEN M S, et al. Lobar torsion after pulmonary resection: presentation and outcome[J]. J Thorac Cardiovasc Surg, 2001, 122 (6): 1091 - 1093.

[22] STEPHENS G, BHAGWAT K, PICK A, et al. Lobar torsion following bilateral lung transplantation[J]. J Card Surg, 2015, 30: 209 - 214.

[23] APOSTOLAKIS E, KOLETSIS E N, PANAGOPOULOS N, et al. Fatal stroke after completion pneumonectomy for torsion of left upper lobe following left lower lobectomy[J]. J Cardiothorac Surg, 2006, 1: 25.

[24] CRIJNS K, JANSEN F H, VAN STRATEN A H M, et al. A pulmonary shadow after lobectomy: an unexpected diagnosis[J]. Neth J Med, 2012, 70 (5): 232 - 235.

[25] ALASSAR A, MARCHBANK A. Left lower lobe torsion following upper lobectomy—prompt recognition and treatment improve survival[J]. J Surg Case Rep, 2014, 8, jju078.

[26] HENNINK S, WOUTERS M W J M, KLOMP H M, et al. Necrotizing pneumonitis caused by postoperative pulmonary torsion[J]. Interact Cardiovasc Thorac Surg, 2008, 7 (1): 144 - 145.

[27] SINGHAL S, FERRARIS V A, BRIDGES C R, et al. Management of alveolar air leaks after pulmonary resection[J]. Ann Thorac Surg, 2010, 89: 1327 - 1335.

[28] BRUNELLI A, XIUME F, AL REFAI M, et al. Air leaks after lobectomy increase the risk of empyema but not of cardiopulmonary complications: a case—matched analysis[J]. Chest, 2006, 130 (4): 1150 - 1156.

[29] CERFOLIO R J, TUMMALA R P, HOLMANN W L, et al. A prospective algorithm for the management of air leaks after pulmonary resections[J]. Ann Thorac Surg, 1998, 66: 1726 - 1731.

[30] CERFOLIO R J, BRYANT A S, MANISCALCO L M. Management of subcutaneous emphysema after pulmonary resections[J]. Ann Thorac Surg, 2008, 85: 1759 - 1765.

[31] BRUNELLI A, MONTEVERDE M, BORRI A, et al. Predictors of prolonged air leak after pulmonary lobectomy[J]. Ann Thorac Surg, 2004, 77 (4): 1205 - 1210; discussion 1210.

[32] DECAMP M M, BLACKSTONE E H, NAUNHEIM K S, et al. Patient and surgical factors influencing air leak after lung volume reduction surgery: lessons learned from the National Emphysema Treatment Trial[J]. Ann Thorac Surg, 2006, 82 (1): 197 - 206; discussion 206 - 207.

[33] BRUNELLI A, MONTEVERDE M, BORRI A, et al. Comparison of water seal and suction after pulmonary lobectomy: a prospective, randomized trial[J]. Ann Thorac Surg, 2004, 77 (6): 1932 - 1937; discussion 1937.

[34] ISOWA N, HASEGAWA S, BANDO T, et al. Preoperative risk factors for prolonged air leak following lobectomy or segmentectomy for primary lung cancer[J]. Eur J Cardiothorac Surg, 2002, 21: 951 - 954.

[35] VARELA G, JIMENEZ M F, NOVOA N, et al. Estimating hospital costs attributable to prolonged air leak in pulmonary lobectomy[J]. Eur J Cardiothorac Surg, 2005, 27 (2): 329 - 333.

[36] BRUNELLI A, VARELA G, REFAI M, et al. A scoring system to predict the risk of prolonged air leak after lobectomy[J]. Ann Thorac Surg, 2010, 90: 204 - 209.

[37] LANG-LAZDUNSKI L, COONAR A S. A prospective study of autologous 'blood patch' pleurodesis for persistent air leak after pulmonary resection[J]. Eur J Cardiothorac Surg, 2004, 26 (5): 897 - 900.

[38] GKEGKES I D, MOURTARAKOS S, GAKIDIS I. Endobronchial valves in treatment of persistent air leaks: a systematic review of clinical evidence[J]. Med

Sci Monit, 2015, 21: 432 - 438.

[39] WANG W, YIN W, SHAO W, et al. Comparative study of systematic thoracoscopic lymphadenectomy and conventional thoracotomy in resectable non−small cell lung cancer[J]. J Thorac Dis, 2014, 6 (1): 45 - 51.

[40] BRYANT A S, MINNICH D J, WEI B, et al. The incidence and management of postoperative chylothorax after pulmonary resection and thoracic mediastinal lymph node dissection[J]. Ann Thorac Surg, 2014, 98 (1): 232 - 235; discussion 235 - 237.

[41] CHO H J, KIM D K, LEE G D, et al. Chylothorax complicating pulmonary resection for lung cancer: effective management and pleurodesis[J]. Ann Thorac Surg, 2014, 97 (2): 408 - 413.

[42] FUJITA T, DAIKO H. Efficacy and predictor of octreotide treatment for postoperative chylothorax after thoracic esophagectomy[J]. World J Surg, 2014, 38 (8): 2039 - 2045.

[43] SHAH R D, LUKETICH J D, SCHUCHERT M J, et al. Postesophagectomy chylothorax: incidence, risk factors, and outcomes[J]. Ann Thorac Surg, 2012, 93 (3): 897 - 903; discussion 903 - 904.

[44] BENDER B, MURTHY V, CHAMBERLAIN R S. The changing management of chylothorax in the modern era[J]. Eur J Cardiothorac Surg, 2015, 49 (1): 18 - 24.

[45] UCHIDA S, SUZUKI K, HATTORI A, et al. Surgical intervention strategy for postoperative chylothorax after lung resection[J]. Surg Today, 2016, 46 (2): 197 - 202.

[46] CERFOLIO R J, ALLEN M S, DESCHAMPS C, et al. Postoperative chylothorax[J]. J Thorac Cardiovasc Surg, 1996, 112 (5): 1361 - 1365.

[47] LAGARDE S M, OMLOO J M, DE JONG K, et al. Incidence and management of chyle leakage after esophagectomy[J]. Ann Thorac Surg, 2005,

80 (2): 449 - 454.

[48] MARCON F, IRANI K, AQUINO T, et al. Percutaneous treatment of thoracic duct injuries[J]. Surg Endosc, 2011, 25 (9): 2844 - 2848.

[49] KITAGAWA N, SHINKAI M, TAKE H, et al. Mediastinoscopic extended thymectomy for pediatric patients with myasthenia gravis[J]. J Pediatr Surg, 2015, 50 (4): 528 - 530.

[50] SIMANSKY D A, PALEY M, REFAELY Y, et al. Diaphragm plication following phrenic nerve injury: a comparison of paediatric and adult patients[J]. Thorax, 2002, 57: 613 - 616.

[51] KAUFMAN M R, ELKWOOD A I, ROSE M I, et al. Reinnervation of the paralyzed diaphragm: application of nerve surgery techniques following unilateral phrenic nerve injury[J]. Chest, 2011, 140 (1): 191 - 197.

[52] BROUILLETTE R T, HAHN Y S, NOAH Z L, et al. Successful reinnervation of the diaphragm after phrenic nerve transection[J]. J Pediatr Surg, 1986, 21 (1): 63 - 65.

[53] ONDERS R P, DIMARCO A F, IGNAGNI A R, et al. Mapping the phrenic nerve motor point: the key to a successful laparoscopic diaphragm pacing system in the first human series[J]. Surgery, 2004, 136 (4): 819 - 826.

[54] KAWASHIMA S, KOHNO T, FUJIMORI S, et al. Phrenic nerve reconstruction in complete video-assisted thoracic surgery[J]. Interact Cardiovasc Thorac Surg, 2015, 20: 54 - 59.

[55] BAKHOS C, OYASIJI T, ELMADHUN N, et al. Feasibility of minimally invasive esophagectomy after neoadjuvant chemoradiation[J]. J Laparoendosc Adv Surg Tech A, 2014, 24 (10): 688 - 692.

[56] WATANABE A, NAKAZAWA J, MIYAJIMA M, et al. Thoracoscopic mediastinal lymph node dissection for lung cancer[J]. Semin Thorac Cardiovasc Surg, 2012, 24 (1): 68 - 73.

[57] LUKETICH J D, PENNATHUR A, AWAIS O, et al. Outcomes after minimally invasive esophagectomy: review of over 1000 patients[J]. Ann Surg, 2012, 256 (1): 95 - 103.

[58] WELTER S, CHEUFOU D, DARWICHE K, et al. Tracheal injuries, fistulae from bronchial stump and bronchial anastomoses and recurrent laryngeal nerve paralysis: management of complications in thoracic surgery[J]. Chirurg, 2015, 86 (5): 410 - 418.

[59] SCHNEIDER B, BIGENZAHN W, END A, et al. External vocal fold medialization in patients with recurrent nerve paralysis following cardiothoracic surgery[J]. Eur J Cardiothorac Surg, 2003, 23 (4): 477 - 483.

[60] BHATTACHARYYA N, BATIREL H, SWANSON S J. Improved outcomes with early vocal fold medialization for vocal fold paralysis after thoracic surgery[J]. Auris Nasus Larynx, 2003, 30 (1): 71 - 75.

[61] KRASNA M J, FORTI G. Nerve injury: injury to the recurrent laryngeal, phrenic, vagus, long thoracic, and sympathetic nerves during thoracic surgery[J]. Thorac Surg Clin, 2006, 16 (3): 267 - 275.

[62] SMEENK F W, POSTMUS P E. Interatrial right-to-left shunting developing after pulmonary resection in the absence of elevated right-sided heart pressures[J]. Review of the literature. Chest, 1993, 103 (2): 528 - 531.

[63] PERKINS L A, COSTA S M, BOETHEL C D, et al. Hypoxemia secondary to right-to-left interatrial shunt through a patent foramen ovale in a patient with an elevated right hemidiaphragm[J]. Respir Care, 2008, 53 (4): 462 - 465.

[64] BELLATO V, BRUSA S, BALAZOVA J, et al. Platypnea-orthodeoxia syndrome in interatrial right to left shunt postpneumonectomy[J]. Minerva Anestesiol, 2008, 74: 271 - 275.

[65] GODART F, REY C, PRAT A, et al. Atrial right-to-left shunting causing severe hypoxaemia despite normal right-sided pressures. Report of 11

consecutive cases corrected by percutaneous closure[J]. Eur Heart J, 2000, 21: 483 - 489.

[66] BHATTACHARYA K, BIRLA R, NORTHRIDGE D, et al. Platypnea-orthodeoxia syndrome: a rare complication after right pneumonectomy[J]. Ann Thorac Surg, 2009, 88 (6): 2018 - 2019.

[67] SANCHEZ P G, VENDRAME G S, MADKE G R, et al. Lobectomy for treating bronchial carcinoma: analysis of comorbidities and their impact on postoperative morbidity and mortality[J]. J Bras Pneumol, 2006, 32 (6): 495 - 504.

[68] KORST R J, HUMPHREY C B. Complete lobar collapse following pulmonary lobectomy. Its incidence, predisposing factors, and clinical ramifications[J]. Chest, 1997, 111 (5): 1285 - 1289.

[69] STOLZ A J, SCHUTZNER J, LISCHKE R, et al. Predictors of atelectasis after pulmonary lobectomy[J]. Surg Today, 2008, 38 (11): 987 - 992.

[70] CRABTREE T D, DENLINGER C E. Complications of surgery for lung cancer[M]. //PASS HI, CARBONE DP, JOHNSON DH, et al. Principles and practice of lung cancer. Philadelphia: Lippincott Williams & Wilkins, 2010, pp 531 - 546.

[71] VAN SCHIL P E, JEROEN M, HENDRIKS J M, et al. Focus on treatment complications and optimal management surgery[J]. Transl Lung Cancer Res, 2014, 3 (3): 181 - 186.

[72] MILLER JR JI. General Thoracic Surgery 7th ed[M]. Philadelphia: Lippincott Williams & Wilkins, 2009: 784 - 787.

[73] WAURICK P E, KLEBER F X, EWERT R, et al. Pulmonary artery stenosis 5 years after single lung transplantation in primary pulmonary hypertension[J]. J Heart Lung Transplant, 1999, 18: 1243.

[74] BANERJEE S K, SANTHANAKRISHNAN K, SHAPIRO L, et al. Successful

stenting of anastomotic stenosis of the left pulmonary artery after single lung transplantation[J]. Eur Respir Rev, 2011, 20: 59.

[75] LUMSDEN A B, ANAYA-AYALA J E, BIRNBAUM I, et al. Robot-assisted stenting of a high-grade anastomotic pulmonary artery stenosis following single lung transplantation[J]. J Endovasc Ther, 2010, 17: 612.

[76] SORIANO C M, GAINE S P, CONTE J V, et al. Anastomotic pulmonary hypertension after lung transplantation for primary pulmonary hypertension: report of surgical correction[J]. Chest, 1999, 116: 564.

[77] AHYA V N, KAWUT S M. Noninfectious complications following lung transplantation[J]. Clin Chest Med, 2005, 26 (4): 613 - 622.

[78] MIYAJI K, NAKAMURA K, MARUO T, et al. Effect of a kink in unilateral pulmonary artery anastomosis on velocities of blood flow through bilateral pulmonary vein anastomoses in living-donor lobar lung transplantation[J]. J Am Soc Echocardiogr, 2004, 17: 998.

[79] UHLMANN E J, DUNITZ J M, FIOL M E. Pulmonary vein thrombosis after lung transplantation presenting as stroke[J]. J Heart Lung Transplant, 2009, 28: 209.

[80] SCHULMAN L L, ANANDARANGAM T, LEIBOWITZ D W, et al. Four-year prospective study of pulmonary venous thrombosis after lung transplantation[J]. J Am Soc Echocardiogr, 2001, 14: 806.

[81] LEIBOWITZ D W, SMITH C R, MICHLER R E, et al. Incidence of pulmonary vein complications after lung transplantation: a prospective transesophageal echocardiographic study[J]. J Am Coll Cardiol, 1994, 24: 671.

[82] GONZÁLEZ-FERNÁNDEZ C, GONZÁLEZ-CASTRO A, RODRÍGUEZ-BORREGÁN J C, et al. Pulmonary venous obstruction after lung transplantation diagnostic advantages of transesophageal echocardiography[J]. Clin Transplant, 2009, 23: 975.

[83] SHAH A S, MICHLER R E, DOWNEY R J, et al. Management strategies for pulmonary vein thrombosis following single lung transplantation[J]. J Card Surg, 1995, 10: 169.

[84] NAGAHIRO I, HORTON M, WILSON M, et al. Pulmonary vein thrombosis treated successfully by thrombectomy after bilateral sequential lung transplantation: report of a case[J]. Surg Today, 2003, 33: 282.

[85] MEYERS B F, LYNCH J, TRULOCK E P, et al. Lung transplantation: a decade of experience[J]. Ann Surg, 1999, 230 (3): 362 - 371.

[86] MURTHY S C, BLACKSTONE E H, GILDEA T R, et al. Impact of anastomotic airway complications after lung transplantation[J]. Ann Thorac Surg, 2007, 84: 401 - 409.

[87] FERNÁNDEZ-BUSSY S, MAJID A, CAVIEDES I, et al. Treatment of airway complications following lung transplantation[J]. Arch Bronconeumol, 2011, 47 (3): 128 - 133.

[88] MULLIGAN M S. Endoscopic management of airway complications after lung transplantation[J]. Chest Surg Clin N Am, 2001, 11 (4): 907 - 915.

[89] KING-BIGGS M B, DUNITZ J M, PARK S J, et al. Airway anastomotic dehiscence associated with use of sirolimus immediately after lung transplantation[J]. Transplantation, 2003, 75 (9): 1437 - 1443.

[90] VAN DE WAUWER C, VAN RAEMDONCK D, VERLEDEN G M, et al. Risk factors for airway complications within the first year after lung transplantation[J]. Eur J Cardiothorac Surg, 2007, 31 (4): 703 - 710.

[91] KSHETTRY V R, KROSHUS T J, HERTZ M I, et al. Early and late airway complications after lung transplantation: incidence and management[J]. Ann Thorac Surg, 1997, 63 (6): 1576 - 1583.

[92] SANTACRUZM J F, MEHTA A C. Airway complications and management after lung transplantation: ischemia, dehiscence, and stenosis[J]. Proc Am Thorac

Soc, 2009, 6: 79 - 93.

[93] SCHRÖDER C, SCHOLL F, DAON E, et al. A modified bronchial anastomosis technique for lung transplantation[J]. Ann Thorac Surg, 2003, 75 (6): 1697 - 1704.

[94] HERRERA J M, MCNEIL K D, HIGGINS R S, et al. Airway complications after lung transplantation: treatment and long-term outcome[J]. Ann Thorac Surg, 2001, 71 (3): 989 - 993.

[95] DE GRACIA J, CULEBRAS M, ALVAREZ A, et al. Bronchoscopic balloon dilatation in the management of bronchial stenosis following lung transplantation[J]. Respir Med, 2007, 101 (1): 27 - 33.

[96] KELLER C A, HINERMAN R, SINGH A, et al. The use of endoscopic argon plasma coagulation in airway complications after solid organ transplantation[J]. Chest, 2001, 119 (6): 1968 - 1975.

[97] MACHUZAK M, SANTACRUZ J F, GILDEA T, et al. Airway complications after lung transplantation[J]. Thorac Surg Clin, 2015, 25 (1): 55 - 75.

第八章

重症肌无力胸腺切除术患者术后管理

ZerrinSungur and MertŞentürk

第一节 引　　言

随着对病理生理学认识加深，近年来重症肌无力（MG）患者的围术期诊疗策略取得实质性进展，治疗方案也不断进步。外科手术治疗方法得以发展，一些新型微创技术，如电视胸腔镜辅助胸腺扩大切除术（VATET），获得了更好预后，同时减少了严重术后并发症的发生[1]。另外，麻醉方法和药物的改进也帮助我们解决既往面临的临床难题。然而针对重症肌无力患者围术期的安全和有效治疗，依然需要多学科协作。本章节着重聚焦重症肌无力（MG）的主要知识点和常见术后并发症。

第二节 概　　述

重症肌无力（MG）最早描述于19世纪末，作为一种渐进性肌张力减退的疾病，伴有疲劳加重、休息可缓解的特点。进入20世纪后，病理生理学发现它是一种影响成人神经肌接头突触后膜的自身免疫性疾病。青少年型肌无力（JMG）被定义为年龄小于19岁的肌无力患者[2]，然而该定义排除了新生儿型重症肌无力，后者是由于母体的乙酰胆碱受体抗体被动转运导致的病理状态。新生儿型重症肌无力症状在2～4周内自行缓解，主要采取对症治疗。

随着近十年来诊疗水平的提高，MG的流行率和发病率也呈增加趋势[3]，据报道目前每年发病率约5.3/100万人，预估总患病率约77.7/100万人。欧洲JMG每年发病率为0.1～0.5/10万人[4-5]。

MG是因为自身抗体作用于神经肌肉接头突触后膜终板导致的。依据抗体不同将疾病分为不同亚型[6]，疾病分型可影响包括手术方案在内的临床策略的选择，主要分为作用于乙酰胆碱受体（AChR）、肌肉特异性激酶（MuSK）、脂蛋白相关蛋白4（LRP4）的自身抗体。AChR自身抗体型重症肌无力进一步细分为早发型重症肌无力和迟发型重症肌无力。此外也可分型为胸腺瘤相关型、自身抗体阴性来源型和单纯眼肌型重症肌无力。早发AChR自身抗体型重症肌无力和胸腺瘤相关型重症肌无力可通过手术治疗获益。总体而言，手术指征与胸腺细胞异常化（增生或胸腺瘤）密切相关。青少年型重症肌无力通常表现出抗AChR血清学阳性结果[6]。

第三节 诊　断

首先，临床上疑似存在波动性肌无力症状的患者，都需进一步行以下3项检查明确诊断[7]：

（1）依酚氯铵试验：依酚氯铵是一种快速起效的抗乙酰胆碱酯酶药物。如果用药45 s后患者肌无力症状得以改善，且改善效应持续约5 min，则判定试验为阳性结果。

（2）肌电图：受累肌群的重复动作电位的衰减反应是MG的特征性肌电图表现。该肌电图表现也可出现在需要鉴别诊断的类似疾病，如Lambert-Eaton综合征、肌痉挛和某些运动神经元疾病。

（3）自身抗体检测：抗乙酰胆碱受体自身抗体存在是MG的病因。

第四节 临 床 表 现

休息后缓解、劳力后加剧的肌无力症状是MG的主要临床表现[8]。因此未经手术治疗的肌无力患者在急性加重期可能需要机械通气支持。

MG发病高峰多见于30岁左右的女性，其次多见于50岁左右的中年男性。

超过半数患者出现眼肌受累，表现为复视或眼睑下垂。四肢肌群受累主要表现为晨轻暮重，肢体肌群中的近端肌相比远端肌更易受累。吞咽困难或发音障碍等延髓受累症状往往预示病情严重，此类危重患者术前往往需要评估是否存在误吸和营养不良。表8-1总结了MG的临床分级，该分级最早由Osserman提出，之后经美国重症肌无力协会改进。

表8-1 美国重症肌无力协会临床分级

分级	临床特征
Ⅰ级	单纯眼肌受累
Ⅱ级 Ⅱa级 Ⅱb级	轻度肌无力 四肢肌群和中轴肌群受累 延髓受累或呼吸乏力
Ⅲ级 Ⅲa级 Ⅲb级	中度肌无力 四肢肌群和中轴肌群受累 延髓受累或呼吸乏力
Ⅳ级 Ⅳa级 Ⅳb级	重度肌无力 四肢和中轴肌群受累 延髓肌群受累或呼吸乏力
Ⅴ级	需要气管插管和机械通气支持

注：MGFA，美国重症肌无力协会。

一、并存疾病和药物相互作用

重症肌无力患者应该评估是否患有其他自身免疫疾病，如内分泌疾病（甲状腺功能异常）、类风湿关节炎、溃疡性结肠炎和结节病，因为这些疾病经常并存[9]。如前所述，吞咽困难或甲状腺功能减退导致的营养不良应该受到麻醉医师的重视，因为这可能会影响术后恢复。如果发现这些情况，必须在手术前进行治疗。

研究发现许多危险因素可能加剧病情甚至需要机械通气治疗。感染、甲状腺功能障碍、辐射和体温异常是常见的病理危险因素；然而，睡眠障碍、疼痛、女性经期等因素也会使患者病情恶化[6,9]。除去直接影响或削弱神经肌肉接头功能的药物，许多其他种类的药物会以剂量依赖的方式加速肌无力病情的恶化，如抗生素（氨基糖苷类）、抗心律失常药物（维拉帕米）以及神经精神类药物（表8–2）。虽然糖皮质激素作为重症肌无力治疗方案的组成部分，但它也可导致重症肌无力病情的早期加重。因此，如果激素治疗疗程的早期阶段开展手术，麻醉医师必须清楚地意识到这种恶化效果[10]。

表8–2　重症肌无力药物治疗表（MGFA）

药物种类		风险分级	药物名称	备注
抗生素	氨基糖苷类	2级	庆大霉素、阿米卡星、妥布霉素、新霉素、链霉素	滴眼制剂可能恶化眼肌无力症状
	大环内酯类	1级	—	—
	糖肽类	2级	泰利霉素	—
	林可霉素类	2级	万古霉素	—
	氟喹诺酮类	3级	克林霉素、环丙沙星、左氧氟沙星等	滴眼制剂相对安全
	内酰胺类	4级	氨苄西林、阿莫西林、青霉素G等	影响肌无力症状的循证证据弱
心血管类药物	Ⅰ类抗心律失常药物	2级	普鲁卡因、奎尼丁、利多卡因等	尽量避免使用，除非心律失常情况紧急，且无备选治疗方案
	β–受体阻滞剂	3级	阿替洛尔、拉贝洛尔、美托洛尔等	口服、非口服及滴眼制剂
	钙通道阻滞剂	3级	维拉帕米、地尔硫䓬、硝苯地平等	均需谨慎使用，尤其是维拉帕米

（续表）

药物种类		风险分级	药物名称	备注
心血管类药物	他汀类	3级	阿伐他汀、辛伐他汀	—
抗癫痫药物	酰脲类	3级	苯妥英钠	—
	巴比妥类	3级	苯巴比妥、戊巴比妥	—
	其他	3级	加巴喷丁	—
抗精神病药物	抗躁狂药物	3级	锂剂	—
	吩噻嗪类	3级	氯丙嗪、奋乃静等	—
	丁酰苯类	3级	氟哌啶醇	—
	苯二氮䓬类	4级	阿普唑仑、劳拉西泮等	—
其他	化疗药物	2级	顺铂、氟达拉滨	—
	骨骼肌药物	2级	肉毒素A	未经神经肌肉学专家讨论禁止使用

注：1级，MG患者禁止使用，即使病情得到控制；2级，极可能加重病情，仅允许在有机械通气支持条件的医院内谨慎使用；3级，可能加重病情，常能很好代偿，可小心使用；4级，对大部分MG患者无影响，仅极少数患者病情加重。

除了药物的影响，电解质紊乱也与肌无力症状加重相关。高镁血症是最主要的原因，因其可拮抗钙离子在神经肌肉传导过程中的作用。高镁血症常为医源性，如子痫前期或子痫的治疗过程中。血清镁离子水平和临床病情并不总是一致，因此肌无力症状需要仔细鉴别。

更多造成医源性肌无力的原因为青霉胺、干扰素治疗和骨髓移植。前两种药物导致的肌无力症状通常轻微，且停药后肌力恢复。骨髓移植后肌无力可发生于几个月或几年后。此类患者往往需要手术治疗。

二、肌无力危象和胆碱能危象

危象是指由于呼吸肌乏力需要机械通气的病理状态。重症肌无力患者会出现肌无力危象和胆碱能危象，但这两种治疗对策截然不同。肌无力危象不仅仅是病情的简单加重，它可能由呼吸道感染、情绪应激和手术等因素诱发。大多数病例可通过特殊免疫疗法（血浆置换或静脉应用免疫球蛋白）在几天内快速缓解[6]，部分病情顽固的肌无力危象，通过强效的免疫抑制治疗，需要数周才能缓解。长效麻醉药物的残留作用也会在术后早期损伤神经肌肉传导功能，类似肌无力危象。

胆碱能危象也可能出现肌无力甚至需要有创机械通气。然而，其主要的病因是胆碱酯酶抑制剂过量，临床表现出来的症状和体征也与此密切相关（如唾液分泌过多、出汗、腹部绞痛、尿急、心动过缓、肌肉颤动或乏力）。部分病例需要给予单次剂量依酚氯铵来鉴别诊断，用药后肌无力危象症状改善，而胆碱能危象病情加重或维持原状。

三、治疗

MG的治疗手段包括药物和手术。既往药物治疗史可帮助制定合适的围术期管理策略，对确定手术最佳时机意义重大。最重要且常见的治疗依然是对症处理，主要使用溴吡斯的明等胆碱酯酶抑制剂改善神经肌肉传导功能[7,11]。该类药物抑制乙酰胆碱降解，从而提高突触间隙乙酰胆碱水平。不同肌群对治疗的反应不同[7]。

抗肌肉特异性激酶（anti-MuSK）患者对溴吡斯的明治疗反应不佳[12]。如果发生严重的胆碱能不良反应，建议使用格隆溴铵、阿托品和洛哌丁胺等药物拮抗。

免疫抑制治疗中使用糖皮质激素可延缓病情进展[13]。其他免疫抑制治疗包括硫唑嘌呤、环磷酰胺、环孢霉素A、他克莫司、利妥昔单抗[6]。使用他克莫司和环孢霉素的患者，术前需仔细评估是否存在肾功能障碍。

肌无力危象和严重的肌力衰竭，可考虑行血浆置换和静脉应用免疫球蛋白[14]。这两种治疗手段都可用于术前，使神经肌肉功能得到最大改善。为了最大化获益，手术应安排在紧邻上述治疗之后。

肌无力危象应该给予重症监护治疗，包括呼吸支持、控制感染、监测生命体征和肌力变化。进一步治疗可考虑静脉输注免疫球蛋白（IVIG）和血浆置换；如果患者对其中一项治疗反应较好而对另一项治疗无反应，必要时可考虑序贯治疗[15]。

胆碱能危象的治疗包括气管插管、阿托品，停用胆碱酯酶抑制剂直到病情改善。

第五节　术前评估

肌无力患者的择期手术应于病情稳定期安排，此阶段患者的用药需求最低，更能确保围术期平稳。为了术后获得快速安全的康复，原则上患者应达到神经肌肉功能的最佳状态。必须注意的是，一位经验丰富的麻醉医师进行细致全面地术前评估，是减少并发症和ICU入住率的第一步。具有丰富经验的治疗小组可以合理鉴别高危的肌无力患者和诊治急性术后并发症。如果出现高度肌无力危象的急性病例，进一步的治疗措施，如血浆置换和输注免疫球蛋白，应纳入术前准备[15]。

术后肌无力危象（POMC）的预测非常有益，既能指导防治措施，也能提示术后入住ICU进一步治疗。最近的研究推荐使用一种新的POMC预测评分法（表8-3）[16]，该评分系统中评分＜2.5的患者POMC发生率＜10%，而评分＞4.0的患者POMC发生率约为50%。

表8-3　一项新的术后肌无力危象评分表[16]

POMC相关危险因素		分值（0~8.5）
Osserman临床分级	Ⅰ~Ⅱa级	0
	Ⅱb级	1
	Ⅲ~Ⅳ级	3
肌无力病程（年）	＜1	0
	1~2	1

（续表）

POMC相关危险因素		分值（0~8.5）
肌无力病程（年）	＞2	2
肺切除术	无	0
	有	2.5
BMI	＜28	0
	＞28	1

注：POMC指术后肌无力危象，BMI指体重指数。

手术当天上午的抗乙酰胆碱酯酶药物治疗方案有2种不同的方法。停用药物可以降低术中肌松药物需求，但会影响术后早期神经肌肉功能的恢复[17]。因此，溴吡斯的明的持续使用被一致认为是成人生理恢复的必要条件[18-19]。

患者并存的自身免疫病也应仔细评估，尤其是影响患者术后康复的疾病，如甲状腺功能障碍，因其本身便可影响神经肌肉功能恢复[7]。

常规术前用药，如阿片类药物和常用镇静药物，因其呼吸抑制作用，应该避免使用或谨慎使用。给予此类患者镇静操作时，推荐使用不影响呼吸功能的药物（如右美托咪啶）。

第六节　围术期麻醉管理

有手术指征行胸腺切除术的患者，既可以选择胸骨劈开式（“开胸”），也可以选择微创方式［胸腔镜胸腺扩大切除术（VATET）或机器人手术］。与开胸术式相比，VATET优势在于应激减轻、疼痛评分降低、利于早期术后活动，以及缩短住院时长[20-22]。尽管胸腔镜手术带来了这些益处，但麻醉医师也面临新的挑战，因为双腔管插管和肺隔离常需要使用神经肌肉阻滞药物（NMBA）。

实际上重症肌无力患者应尽可能避免使用肌松药物。琥珀酰胆碱也不推荐使用，此类患者对去极化肌松药不敏感，较正常患者需要量更大，且存在双相阻滞的风险。非去极化肌松药的作用效果和作用时间，取决于术前预防性用药策略（如是否停用溴吡斯的明）。因此，既往多项针对重症肌无力患者行开胸胸腺切除术或其他手术的临床研究和病例报道，常采用高浓度地氟醚[23]或胸段硬膜外麻醉[24]等替代方法来避免使用肌松药物。最近一项队列研究发现，对重症肌无力患者行无肌松药物的麻醉管理，其成功率为71.7%。有趣的是，无肌松药物组的患者有5%需要机械通气[25]。而采用VATET术式是单肺通气（OLV）的绝对指征，由于下列原因，必须使用肌松药物[19]：

（1）不使用肌松药几乎很难成功完成双腔气管插管操作。

（2）成功的手术操作需要隔离良好的肺部术野，即“安静”肺。

（3）单肺通气期间的自主呼吸影响手术操作。

在肺隔离方面，支气管阻塞器在复杂病例中的成功应用也有报道[26]。

MG患者对不同种类非去极化肌松药的敏感性差异非常小。米库氯胺是一种短效肌松药，其不同之处在于通过血浆胆碱酯酶水解的机制降解。溴吡斯的明的使用，可能加速米库氯胺的清除。米库氯胺较正常患者减量使用，便足以提供良好的肌肉松弛作用，并促进安全的拔管[19]。罗库溴铵、顺式阿曲库铵和维库溴铵等中效肌松药对MG患者也有类似的作用。根据经验，50%的标准剂量就足够了，尽管会增加恢复延迟的风险。最近一项研究表明，4个成串刺激（TOF）基线水平和发病年龄是MG患者对罗库溴铵反应性的决定因素[27]。

神经肌肉功能监测（如TOF）指导用药治疗，既能获得足够满意的肌松效果，也能在术后确保恢复的安全（TOF>90）。对于成人型MG患者，TOF是标准监测的组成部分，与是否使用NMBA无关[18,27-28]。如果需要使用肌松拮抗剂，TOF也能给出合适的拮抗时机和剂量。在所有肌无力患者中（除胸腺切除术外的其他手术），TOF应作为一项必需的监测手段。TOF于肌松药使用前校准才有意义，因此应在麻醉诱导开始之前监测[29]，直至获得TOF值>0.9（甚至TOF值>1.0）。

总体而言，凡是潜在影响呼吸的围术期药物（如苯二氮草类和阿片类）都应避免使用。吸入麻醉药以剂量依赖的方式影响神经肌肉传导，主要通过抑制突触后烟碱型乙酰胆碱受体，也可能存在其他机制。在术前TOF值<90%的肌无力患者中，该效应可能更加明显[28]。2倍MAC值的七氟醚，可抑制肌无力患者和正常患者的T4/T1比值[28]。同样的，地氟醚也能获得满意的气管插管条件，且苏醒如异丙酚麻醉般快速[17]。

舒更葡糖（sugammadex，尚未通过FDA批准）是特异性的肌松药耦合剂，可逆转甾类肌松药罗库溴铵和维库溴铵的作用[9]。它通过与肌松药分子结合从而降低游离肌松药的血药浓度而使肌松药失效，该药物不会作用于乙酰胆碱受体和抗乙酰胆碱酯酶。近期文献报道，有更大规模临床研究调查舒更葡糖在MG患者中的使用[30-31]，大部分研究结果支持舒更葡糖清除罗库溴铵可获得更快的恢复且没有术后并发症。然而必须注意的是，一些病例报道发现MG患者使用舒更葡糖逆转罗库溴铵无效[32-33]。舒更葡糖是一种新型药物，其理论和实践认识尚需要在包括MG患者在内的不同用药群体中不断积累。目前，它被认为是一项具有潜在优势的新药。

青少年型重症肌无力

青少年型重症肌无力主要为抗乙酰胆碱受体亚型，且对胸腺切除术反应良好。与成人型相同，对于顽固性肌无力或术前准备，可通过血浆置换或输注免疫球蛋白改善症状[34]。

最近研究均支持JMG可从胸腺切除术中获益[35-36]。另一项临床研究比较了开胸和胸腔镜两种手术方式，后者可显著缩短住院时间[38]。

最大规模的一项临床研究纳入了40例青少年型重症肌无力儿童，近半数（40例中的17例）诊断为严重重症肌无力[37]。该研究使用TOF作为监测手段之一，减量使用罗库溴铵（1倍ED95），并未观察到TOF恢复时间超过1 h的现象。试验患者中舒更葡糖的使用也是安全的。

JMG患者麻醉管理中，如何对儿童实施单肺通气更是挑战（这是儿科患者行OLV的普遍难题，即使没有罹患MG）。在一项纳入了20例未使用肌松药进行胸腔镜胸腺切除术的患儿研究中发现[36]，没有获得深度肌松的条件下使用单腔气管导管行支气管插管也可成功。另外，肺隔离的优势和必要性也应考虑到，对于年龄稍大的儿童（如体重30kg以上）可采用双腔管（左侧管，型号为28Fr或32Fr）。对于年龄较小的儿童，在小儿纤维支气管镜（外径3.7 mm）引导下使用支气管阻塞器是可靠的选择，然而它需要由熟悉小儿麻醉且胸外科手术经验丰富的麻醉医师来完成[35]。

第七节 术后随访

MG患者的术后随访应于神经肌肉功能完全恢复时开展。除了自主呼吸以外，上呼吸道反射也应观察随访，其恢复的客观指标为TOF比值>90%。推荐术后即刻使用TOF监测，临床评估（如清醒患者抬头时间超过5 s）也有帮助，但是敏感性低于TOF监测和压舌板试验。足够的潮气量、触发水平和血气分析对评估呼吸肌功能也有帮助。

如果需要，应通过TOF监测和拮抗药物来预防肌松残余。维持近期药物治疗方案（包括抗乙酰胆碱酯酶治疗）有助于生理恢复，应优先考虑。

有效镇痛是必不可少的，不仅可以保护肺功能，还可以预防术后肌无力危象。对于VATET，使用长效局部麻醉药的椎旁镇痛可以作为首选方法。对于开胸胸腺切除术和其他手术，硬膜外镇痛或麻醉不仅可减少围术期神经肌肉阻滞剂用量，且可参与术后镇痛。肋间神经阻滞可单独使用，也可作为椎旁-硬膜外镇痛的辅助手段。一般来说，非阿片类镇痛药应是优选；可以使用非甾体抗炎药（NSAID）、对乙酰氨基酚或右美托咪定，尽管这些药物的相互作用尚未明确。如果不可避免地需要全身性应用阿片类药物，则应该使用小剂量的短效阿片类药物。

呼吸衰竭是一种罕见但严重的并发症。鉴别诊断包括麻醉药残留、肌无力危象和胆碱能危象等。肌无力危象可能与持续感染、激素的使用及外科应激有关。据报道该病的发病率在6%～34%[16,39-40]。在新近的两项研究中发现，肌无力危象发生率＜10%[16,39]。不同医疗中心的发病率差异取决于肌无力危象史、病情未控制的胸腺瘤、BMI指数过大、肺部手术或严重MG，也可能由于肺功能受损或眼轮匝肌肌力减退[16,39-40]。临床症状往往是咽喉部肌肉和呼吸肌疲劳的结果。麻醉肌松药残留的患者可以从无创通气中受益。在肌无力危象的情况下，可优先选择免疫治疗，尤其是在感染的情况下，应尽快采用血浆置换或静脉注射免疫球蛋白控制危象。在这种情况下，通常可能需要机械通气。

胆碱能危象与毒蕈碱和烟碱受体中的乙酰胆碱过量有关。对烟碱受体的过度刺激导致无意识的抽搐、肌肉颤动和虚弱乏力，这可能与肌肉组织无法协调收缩和舒张有关。治疗手段包括停用抗乙酰胆碱酯酶药物。

应尽量避免常规进入重症监护病房（ICU）行机械通气治疗，因其增加感染风险和气道相关疾病的发病率，甚至诱发肌无力危象。

只有采用多学科协作才能平稳安全地度过围术期。患者应在最佳生理条件下行胸腺切除术。患者通过微创手术可因手术应激减少而受益。术前评估是麻醉管理的基础，麻醉医师应熟悉MG的临床病程，不管是围术期管理中的术前访视还是撤离机械通气，快速康复策略对此类患者尤其适用。

第八节　结　　论

随着临床胸腺切除术的增多，尤其是MG患者行VATET术的开展，需要我们对MG有足够的了解。这有助于鉴别诊断术后问题的原因。虽然此类患者术后很少需要转入ICU；然而，不同药物（肌松药、抗乙酰胆碱酯酶药等）之间可能存在相互作用及并发症和治疗策略的不可预测性，对麻醉医师来说仍然具有挑战性。因此，应尽可能避免转入ICU。适当的术前和围术期诊疗手段将有助于减少术后ICU住院率和机械通气时间。

（李春 译　李泉 校）

参考文献

[1] OZKAN B, TOKER A. Catastrophes during video−assisted thoracoscopic thymus surgery for myasthenia gravis[J]. Interactive Cardio Vasular and Thoracic Surgery, 2016, pii: ivw144［Epub ahead of print］.

[2] EVOLI A. Acquired myasthenia gravis in childhood[J]. Curr Opin Neurol, 2010, 23: 536 - 540 .

[3] CARR A S, CARDWELL C R, MCCARRON P O, et al. A systemic review of population based epidemiological studies in myasthenia gravis[J]. BMC Neurol, 2010, 10: 1 - 9 .

[4] MC GROGAN A, SNEDDON S, DE VRIES C S. The incidence of myasthenia gravis[J]. Neuroepidemiology, 2010, 34: 171 - 183 .

[5] DELLA MARINA A, TRIPPE H, LUTSZ S, et al. Juvenile myasthenia gravis: recommendations for diagnostic and therapeutic approaches[J]. Neuropediatrics, 2014, 45: 75 - 83 .

[6] GILHUS NE, VERSCHUUREN JJ. Myasthenia gravis: subgroup classification and therapeutic strategies[J]. Lancet Neurol, 2015, 14: 1023 - 1036.

[7] SIEB J P. Myasthenia gravis: an update for the clinician[J]. Clin Exp Immunol, 2013, 175: 408 - 418 .

[8] ABEL M, EISENKRAFT J B. Anesthetic implication of myasthenia gravis[J]. Mt Sinai J Med, 2002, 61: 31 - 37 .

[9] BLICHFELDT−LAURIDSEN L, HANSEN B D. Anesthesia and myasthenia

gravis[J]. Acta Anesthesiol Scand, 2012, 56: 17 - 22 .

[10] BENZING G, BOVE K E. Sedating drugs and neuromuscular blockade during mechanical ventilation[J]. JAMA, 1992, 267: 1775 .

[11] HIRSCH N P. Neuromuscular junction in health and disease[J]. Br J Anaesth, 2007, 99: 132 - 138 .

[12] IONITA C M, ACSADI G. Management of juvenile myasthenia gravis[J]. Pediatr Neurol, 2013, 48: 95 - 104 .

[13] MONSUL N T, PATWA H S, Knorr A M, et al. The effect of prednisone on the progression from ocular to generalized myasthenia gravis[J]. J Neurol Sci, 2004, 217: 131 - 133 .

[14] SILVESTRI N J, WOLFE G E. Treatment-refractory myasthenia gravis[J]. J Clin Neuromuscul Dis, 2014, 15: 167 - 178 .

[15] BARTH D, NABAVI N, NG E, et al. Comparison of IVIg and PLEX in patients with myasthenia gravis[J]. Neurology, 2011, 76: 2017 - 2023 .

[16] LEUZZI G, MEACCI E, CUSUMANO G, et al. Thymectomy in myasthenia gravis: proposal for a predictive score of postoperative myasthenic crisis[J]. Eur J Cardiothorac Surg, 2014, 45: 76 - 88 .

[17] GRITTI P, SGARZI M, CARRARA B, et al. A standardized protocol for the perioperative man-agement of myasthenia gravis patients. Experience of 110 patients[J]. Acta Anesthesiol Scand, 2012, 56: 66 - 75 .

[18] TRIPATHI M, KAUSHIK S, DUBEY P. The effect of use of pyridostigmine and requirement of vecuronium in patients with myasthenia gravis[J]. J Postgrad Med, 2009, 49: 311 - 315 .

[19] SUNGURULKE Z, SENTÜRK M. Mivacurium in patients with myasthenia gravis undergoing video-assisted thoracoscopicthymectomy[J]. Br J Anaesth, 2009, 103: 310 - 311 .

[20] TOKER A, TANJU S, SUNGUR Z, et al. Videothoracoscopicthymectomy

for nonthymomatous myasthenia gravis: results of 90 patients[J]. Surg Endosc, 2008, 22: 912 - 916 .

[21] DIAZ A, BLACK E, DUNNING J. Is thymectomy in non–thymomatous myasthenia gravis of any benefit? [J]. Interact Cardiovasc Thorac Surg, 2014, 18: 381 - 389 .

[22] TOKER A, EROGLU O, ZIYADE S, et al. Comparison of early postoperative results of thymectomy: partial sternotomy vs. videothoracoscopy[J]. Thorac Cardiovasc Surg, 2005, 53: 110 - 113 .

[23] KODA K, KIMURA H, UZAWA M, et al. Desflurane anesthesia without muscle relaxant for a patient with myasthenia gravis undergoing laparoscopic high anterior resection: a case report[J]. Masui, 2014, 63: 1135 - 1138 .

[24] RANGASAMY V, KUMAR K, RAI A, BAIDYA D. Sevoflurane and thoracic epidural anesthesia for trans–sternal thymectomy in a child with juvenile myasthenia gravis[J]. J Anaesthesiol Clin Pharmacol, 2014, 30: 276 - 278 .

[25] FUJITA Y, MORIYAMA S, AOKI S, et al. Estimation of the success rate of anesthetic management for thymectomy in patients with myasthenia gravis treated without muscle relaxants: a retrospective observational cohort study[J]. J Anesth, 2015, 29 (5): 794 - 797 .

[26] EL–TAHAN M R, DOYLE D J, HASSIEB A G. High–frequency jet ventilation using the Arndt bronchial blocker for refractory hypoxemia during one–lung ventilation in a myasthenic patient with asthma[J]. J Clin Anesth, 2014, 26: 570 - 573 .

[27] FUJIMOTO M, TERASAKI S, NISHI M, et al. Response to rocuronium and its determinants in patients with myasthenia gravis: a case - control study[J]. Eur J Anaesthesiol, 2015, 32: 672 - 680 .

[28] NITAHARA K, SUGI Y, HIGA K, et al. Neuromuscular effects of sevoflurane

in patients with myasthenia gravis patients[J]. Br J Anaesth, 2007, 98: 337 - 341 .
[29] UNTERBUCHNER C. Is one acceleromyographically measured train-of-four ratio sufficient after sugammadex to identify residual curarization in postoperative, awake patients? [J]. Br J Anaesth, 2016, 116: 433 - 434 .
[30] SUNGUR ULKE Z, YAVRU A, CAMCI E, et al. Use of rocuronium and sugammadex in patients with myasthenia gravis undergoing video-assisted thoracoscopic extended thymectomy[J]. Acta Anesthesiol Scand, 2013, 57: 745 - 748 .
[31] DE BOER H, SHIELDS M O, BOOIJ L H D J. Reversal of neuromuscular blockade with sugammadex in patients with myasthenia gravis undergoing video-assisted thoracoscopic extended thymectomy[J]. Eur J Anaesth, 2014, 31: 708 - 721 .
[32] SUGI Y, NITAHARA K, SHIROSHITA T, et al. Restoration of train-of-four ratio with neostigmine after insufficient recovery with sugammadex in a patient with myasthenia gravis[J]. A A Case Rep, 2013, 1: 43 - 45.
[33] KISS G, LACOUR A, D'HOLLANDER A. Fade of train-of-four ratio despite administration of more than 12 mg kg (-1) sugammadex in a myasthenia gravis patient receiving rocuronium[J]. Br J Anaesth, 2013, 110: 854 - 855 .
[34] LIEW W K, POWELL C A, SLOAN S R, et al. Comparison of plasmapheresis and intravenous immunoglobulin as maintenance therapies for juvenile myasthenia gravis[J]. JAMA Neurol, 2014, 71 (5): 575 - 580 .
[35] ÖZKAN B, DEMIR A, KAPDAGLI M, et al. Results of videothoracosco picthymectomy in children: analysis of 40 patients[J]. Interact Cardiovasc Thorac Surg, 2015, 1: 1 - 4 .
[36] KITAGAWA N, SHINKAI M, TAKE H, et al. Mediastinoscopic extended thymectomy for pediatric patients with myasthenia gravis[J]. J Pediatr Surg, 2015, 50: 528 - 530 .

[37] GOLDSTEIN S D, CULBERTSON N T, GARRETT D, et al. Thymectomy for myasthenia gravis in children: a comparison of open and thoracoscopic approaches[J]. J Pediatr Surg, 2015, 50: 92 - 97 .
[38] CHRISTISON-LAGAY E, DHARIA B, VAJSAR J, et al. Efficacy and safety of thoracoscopicthymectomy in the treatment of juvenile MG[J]. Pediatr SurgInt, 2013, 29: 583 - 586 .
[39] SEOK LEE H, SUN LEE H, EUN LEE H, et al. Predictive factors for myasthenic crisis after videoscopicthymectomy in patients with myasthenia gravis[J]. Muscle Nerve, 2015, 52 (2): 216 - 220 .
[40] ANDO T, OMASA M, KONDO T, et al. Predictive factors of myasthenic crisis after extended thymectomy for patients with myasthenia gravis[J]. Eur J Cardiothorac Surg, 2015, 48 (5): 705 - 709 .

第九章

食管切除术围术期管理

Tamás Végh

第一节　食管切除术适应证

食管切除术的手术方式、术中麻醉及术后管理均较为特殊和充满挑战。食管跨越人体3个解剖分区，因此手术路径可以采取经颈部、经胸部和经腹部，或者联合多个区域进行。

食管切除最常见的手术指征是肿瘤，其次是Barrett食管、食管裂孔疝、贲门失弛缓症、食管狭窄、食管破裂或先天畸形。

最常见的两种食管癌类型是鳞癌和腺癌。鳞癌起自食管胸段上皮，腺癌起自食管远端和胃食管交接处腺细胞。

食管癌首选手术治疗，对于大多数患者而言，手术同时需要联合化疗、放疗或激素疗法。这些非手术方法可以在术前（新辅助）或术后（辅助）进行[1–5]。

第二节　食管切除术的类型

食管切除术手术风险较大，同时因为解剖结构复杂，所以术后并发症发生率较高。目前主流手术方式包括传统开放手术或微创腔镜手术。标准开放手术需要在颈部、胸部或腹部取1～2个长切口。

手术方式的选择主要考虑：肿瘤的位置、黏膜下侵犯范围、与周围组织关系、重建食管方式和周围淋巴结侵犯[6]（表9-1）。食管癌切除术中最常见的消化道重建路径是采用胃代食管术，同时也可以采用结肠或空肠代食管。因为这些肠管能够耐受胃酸刺激，同时解剖结构与食管较为相似[21-23]。

表9-1 食管切除术分类

手术名称	适应证	手术切除范围	缺点
经颈部食管切除术	颈段食管肿瘤	咽、喉、甲状腺附近的近端食管切除，该手术为一阶段或三阶段手术，往往需要颈部、胸部和腹部切口及永久性气管切开[7-8]	—
经裂孔食管切除术	颈、胸、食管胃交界处肿瘤	腹部正中切口和颈部左侧切口，通常不需要胸部切口。胸段食道经由膈肌裂孔和颈部入路切开。颈部吻合术最常采用胃上拉入路方式[9-10]	无法进行完整的胸腔淋巴结切除术
Ivor-Lewis经胸食管切除术	食管下1/3段肿瘤	经左侧腹部切口和胸部切口的食管切除术，能够进行全胸淋巴结切除	胸腔内吻合口瘘的发生率和死亡率较高[11-13]
改良Ivor-Lewis经胸食管切除术	胃食管交界处的肿瘤	左侧胸腹部切口，进行胃上拉和食管胃吻合术	并发症发生率高[14]
三切口食管切除术	—	经胸全食管切除，淋巴结清扫，同时行颈段食管胃吻合[15-16]	—
胃食管交界处切除术	胃食管交界处或腹内食管肿瘤	伴胃部分切除或扩大胃切除的食管切除术，伴或不伴胸部切口[17-18]	—
微创食管切除术	—	伴胸部或腹部切口下全腔镜切除术。优点是减少手术刺激和疼痛，缩短ICU和住院时间，降低术后并发症发生率，加快患者恢复，减少术中出血	手术时间延长，同时患者侧卧位单肺通气可能导致氧合功能障碍[19-20]

第三节　食管切除术的术前准备

因为食管切除会对患者造成较大的生理损害，所以患者的术前评估和准备至关重要，虽然近10年来食管切除术相关死亡率明显降低，但是及时发现并干预高风险患者对于降低死亡率至关重要。在术前评估中，麻醉医师需要考虑多种风险因素包括年龄、心肺功能、营养状态、用药史、新辅助治疗史和输血史。

心肺功能评估因素与肺叶切除术类似[24-26]。

第四节　食管切除术的术中麻醉管理

近期已经有多篇关于食管切除术术中麻醉管理的综述发表。有多项术中因素会对患者术后产生重要影响。

虽然近10年来吻合口相关并发症显著减少，但是在食管切除术后死亡的住院患者中仍然有37%是由吻合口相关并发症引起的。虽然胸部吻合口瘘发生率低于颈部吻合口瘘，但是死亡率更高。吻合口局部组织缺血和灌注不良是导致吻合口瘘的重要原因。组织足够的氧供依赖于血管解剖和张力及血氧含量。麻醉医师如何提高患者吻合口氧供？胸段硬膜外麻醉及前列腺素能增加胃血管张力，静脉使用硝酸甘油和静脉放血可减少静脉充血。低血压可能导致胃血管灌注不良，需要及时处理。在等容条件下使用血管收缩剂对胃血流量没有不良影响，同时使用短效抗利尿激素、去氧肾上腺素或麻黄碱也是安全的，与术后吻合口瘘无关。在使用血管收缩剂之前，应排除低血容量。

另一个影响患者预后和并发症发生率的、与麻醉相关的因素是食管切除术中的通气情况。食管切除术中通常需要单肺通气。研究表明单肺通气期间采用小潮气量结合中等PEEP的保护性通气策略能够提供充分的氧合，从而降低食管癌切除术后炎症反应，改善肺功能，早期拔管[27-29]。

第五节　食管切除术后麻醉管理

一、拔管时间和氧疗

食管切除术后拔管时间非常重要。关于食管切除术后拔管时间存在两种观点：延长通气时间和早期拔管。在采用胸段硬膜外镇痛技术之前，研究建议术后延长通气时间至2天，但延长通气时间并没有降低术后肺部并发症的发生率。此外，延长通气时间也存在较多不足：镇静相关不良事件、误吸和撤机困难。

随着硬膜外麻醉的普及和手术时间的缩短，目前已提倡食管切除术后早期拔管，可降低死亡率和减少费用，减少术后呼吸并发症且不会增加再插管的风险。

但是，特殊情况下可能需要延长通气时间：出血、血流动力学不稳定、呼吸衰竭和神经功能障碍。

拔管后推荐使用面罩或鼻导管吸氧（1～6 L/min）以维持氧饱和度在90%以上。食管切除术后进行氧疗，能够降低术后恶心呕吐发生率，促进切口愈合，改善心脏和中枢神经功能，减少术后心律失常发生率。同时也有研究表明食管切除术后低氧与并发症的发生率相关[30-32]。

二、镇痛

食管切除术后有效镇痛充满挑战。正如先前提到的，手术通常包括腹部、胸部和颈部多个切口。

关于胸外科手术的镇痛将在本书单独章节中详细介绍。同时需要注意的是手术和疼痛刺激引起的心动过速、血压增高等交感神经兴奋表现将导致心肌耗氧量增加。如前所述，大多数食管癌切除术患者同时存在心血管疾病，尤其是缺血性心脏病（IHD）。这些患者对手术应激的反应与健康人不同。疼痛所导致的交感神经刺激可能会引起冠状动脉收缩，导致心内膜下的血供减少。心肌氧供和氧耗失衡表现为术后心肌缺血。对于IHD患者进行选择性胸段交感神经阻滞，通过减少前后负荷来优化心肌氧供，扩张冠状动脉，降低心率从而改善心功能。

硬膜外麻醉对交感神经的阻滞作用使得肠系膜血管扩张，从而增加肠道血供，改善肠功能，减少术后肠梗阻。副交感引起的肠蠕动增加与吻合口瘘的发生无明显相关。

硬膜外镇痛禁忌证的患者也有其他替代治疗方法。椎旁神经阻滞置管的镇痛效果与硬膜外阻滞相类似。同时联合使用静脉阿片类药物和非甾体类镇痛药也可减轻术后疼痛[33-37]。

三、液体管理

液体管理对于包括食管癌切除术在内的所有胸外科手术来说至关重要，将会在本书另外一章中详细讨论。麻醉医师应考虑在术后24 h内严格限制液体量（＜20 mL/kg，术中晶体＜2 L，白蛋白＜1 L，晶体总数＜3 L）。

因此，需要密切监测血容量状态，同时进行有创血流动力学（包括动脉血压、中心静脉压、热稀释技术）和尿量监测[38-41]。

四、营养支持

食管切除术患者常常由多种原因导致营养不良：肿瘤导致食管狭窄、肿瘤全身反应、化疗的副作用、手术原因等。

食管癌患者最常见的症状是吞咽困难。患者往往只能进食松软的、容易吞咽的食物，主要是流质。因此，对于吞咽困难的患者，其蛋白质、脂肪、碳水化合物、维生素、矿物质和总热量方面可能不足。

营养评估有助于明确患者的营养状况和营养不良的风险。根据营养史和人体测量参数的评估可能不准确，而采用生物阻抗法对代谢活跃的体细胞进行评价可能是一个更好的指标。骨骼肌减少症的评估是一类以骨骼肌质量及其力量下降为特征的临床综合征，通过评估有助于确定围术期需要营养支持的高风险患者。

生物标志物，如白蛋白、转铁蛋白、C反应蛋白、前白蛋白和视黄醇结合蛋白，也可用于评估营养状况（表9-2）。但是，术后这些生物标志物的准确性仍有疑问。药物治疗、炎症、血浆渗透压和血管通透性的改变，以及肝肾功能都会影响这些生物标志物的水平。然而，有研究表明，与白蛋白水平正常的患者相比，低白蛋白血症患者术后并发症的风险更高。

表9-2　营养状态的标志物

标志物	正常范围	半衰期
白蛋白	35～50 g/L	12～20天
转铁蛋白	2～3.6 g/L	8～9天
C反应蛋白	<10 mg/L	2天
前白蛋白	160～400 mg/L	12 h
视黄醇结合蛋白	30～80 mg/L	12 h

目前已有多种营养评估系统。主观的整体评估（以患者的病史为基础，评估皮下脂肪的丢失和肌肉萎缩程度，是否存在水肿或腹水）具有高度的敏感性和特异性。预后营养指数主要关注血清白蛋白水平、当前体重和既往体重。营养风险筛选评分（nutritional risk screening score）主要评估营养不良的严重程度。对营养失衡的患者而言，准确估计能量消耗至关重要。传统的哈里斯-本尼迪克特方程（Harris-Benedict equation）有时并不精确，间接计算热量法是衡量热量需求的金标准。

众所周知，营养不良与术后并发症的发生率增加（包括伤口愈合延迟、肌萎缩、免疫功能障碍、情感障碍、褥疮和溃疡发生率增加）及康复延迟相关。

目前研究表明，严重营养不良的患者在手术前接受营养支持具有益处。术前营养支持包括多种方案，大多数生理途径是肠内营养支持。对于吞咽困难的患者可以改变食物的稠度，包括可咀嚼的正常食物、软食或混合食物。同时患者应该学会少食多餐，因为与含有相同热量的正常食物相比泥状食物体积更大。

如果上述营养支持仍不能满足机体需要，这类患者可能需要鼻胃管或鼻空肠管插管，空肠造瘘管饲，或经皮内窥镜引导下胃造口术（percutaneous endoscopic gastrostomy，PEG）。但是，大多数外科医师或许并不推荐PEG，因为胃可能是重建食管的一部分。

对于不同的患者喂饲方法可能不同。如果患者无法耐受单次大量喂饲，并且通常喂饲时间需要超过16～20 h，则采用第1种连续泵输送喂饲方法。连续喂饲需保证24 h内至少休息4 h，以调整胃酸重新酸化。第2种方法是输注泵靶控间歇喂饲，是指间歇时间段持续喂饲。第3种方法是脉冲喂饲，单个脉冲是指在10～30 min的时间内给予患者100～300 mL食物。根据患者的个人进食意愿，每天可给4～6次。

多种类型的食物可用。标准的全蛋白食物提供4.19 kJ，而高能量食物提供6.28 kJ能量。当需要限制液体量或需要减少喂饲时间时，建议选用高能量食物。大多数食物由乳糖、麸质构成，同样适用于素食者。

糖尿病患者无需改变治疗方案，但应定期监测血糖水平。

在喂饲前、喂饲后及喂饲间期，喂饲管应用水冲洗。

众所周知，肠内营养比肠外营养便宜，而且更加舒适，并且患者可以在家自由进食。但是，对于不能进食或需肠内营养的严重营养不良患者，术前肠外营养是必要的。此外，肠外营养患者往往需要住院和更高级别的护理。

手术应激会导致胰岛素抵抗和血糖水平升高。糖尿病患者应每4～6 h监测一次血糖。指南建议血糖控制不佳的患者血糖应维持在5.5～11 mmol/L，并且一旦血糖控制稳定之后，再积极控制至5.5～8.5 mmol/L。

对无论是否接受口服营养的患者而言，良好的口腔卫生都至关重要。唾液通常在进食时产生，并负责保持口腔清洁。但是在营养支持时，唾液分泌往往会减少从而导致口腔溃疡。因此应鼓励患者经常刷牙并适当使用漱口水[42-52]。

五、输血

无论采用何种手术入路（包括经胸手术和经腹手术），食管切除联合淋巴清扫术中平均失血量为3～500 mL，另外使用新辅助化疗可能导致患者骨髓抑制和贫血，以上这些因素均使得围术期输血的管理至关重要。也有研究表明术中输血可能与肿瘤不良预后有关。由于需要输血的患者肿块更大，病情更严重，因此肿瘤的复发及死亡与输血之间的关系尚未明确。

理想的围术期血红蛋白水平尚未明确，将血红蛋白水平保持在100 g/L以上仍然缺乏证据支持。推荐在血流动力学稳定的患者中，将血红蛋白低于70 g/L作为输血依据。

研究表明，与自体输血相比，同种异体输血会降低患者生存率，促进肿瘤复发[53-54]。

六、深静脉血栓的预防

术后大部分胸外科手术患者由于疼痛、呼吸困难或高龄，往往下肢活动较少。下肢活动减少可能会导致下肢淤血，这增加了血液和静脉壁非正常接触的时间，从而促进血凝块的形成。在重症监护病房中，深静脉血栓形成的发生率为10%～30%。机械预防（下肢采用加压袜）和药物治疗（皮下注射肝素，每天2次）在大多数类型的手术中是有效和安全的，可以常规使用。研究已证明皮下低剂量普通肝素（LDUH）和低分子肝素（LMWH）可以降低静脉血栓形成的风险。使用低剂量普通肝素虽不会影响硬膜外导管的放置或拔除，但应在硬膜外放置或取出前停药12～24 h，以降低硬膜外血肿形成的风险。重大癌症手术的患者出院后继续使用2～3周低分子肝素可有效降低无症状深静脉血栓的发生率。

在患者独立行走之前，建议卧床时应穿戴加压袜。同时鼓励患者早期下床行走进行下肢锻炼。动员患者早期活动，从术后第1天开始，每天3次从床上活动到椅子上[54-55]。

七、引流管的管理

胸管是放置在胸腔内的留置导管，用于排出空气和液体，从而维持生理上胸腔内负压。空气常在胸骨后或顶部聚集，这取决于患者的体位，液体则在胸腔下部聚集。这就是为什么大多数指南建议放置2个胸管的原因。

在无漏气的情况下（定义12 h＜50 mL/min或8 h＜20 mL/min），大多数术后拔管方案根据引流量制定。如果没有发生出血、乳糜胸或脓胸，正常的胸膜腔每天分泌液约350 mL。如果每天引流量少于300 mL，大多数外科医师会建议拔除胸管。

如果存在漏气，建议持续负压吸引。如果漏气得到改善（12 h＜50 mL/min或8 h＜20 mL/min），则可以拔除胸管。

由于胸管是术后疼痛的重要原因，早期拔管可加速术后康复[56-57]。

八、物理治疗

食管癌切除术后患者出现呼吸系统并发症的情况非常多见。许多研究表明，围术期积极的物理治疗对于患者是有益处的。

研究表明，在心脏手术前2周或更早进行物理治疗（包括呼吸肌功能训练）可以有效降低肺部并发症的发生率。食管癌切除术的患者术前进行呼吸肌功能训练也是可行的。

目前主要有2种呼吸肌功能训练方式：主动呼吸训练和诱发性肺活量训练。这2种训练的目的都是在最大限度地持续和部分吸气的情况下重新扩张肺部，在辅助咳嗽的同时排除气道分泌物。

这2种运动训练均要求患者在床上或椅子上保持直立的姿势。在主动呼吸周期训练中，患者必须将手置于上腹部，缓慢深呼吸，每次屏气3～5 s，重复4～5次。锻炼周期结束后，患者会感到气喘，这种锻炼有助于将痰排出。

诱发性肺活量训练，是根据患者肺活量吸气，并尽可能长时间地屏住呼吸。这项训练每小时最多可进行10次。食管切除术后鼓励患者积极训练来预防肺炎和深静脉血栓等术后并发症至关重要。在术后第1天，应该鼓励患者坐在椅子上，通过增加每次呼吸的深度来帮助改善肺部功能。在术后第2天，鼓励患者在辅助下行走，逐渐增加运动耐量。

由于伤口和胸腔引流管存在，患者可能不愿意移动手术侧的手臂，应该建议患者练习肩膀活动来防止关节僵硬[24,58−61]。

第六节 管理术后并发症

食管切除术后并发症包括肺部并发症（包括胸腔积液、肺不张、乳糜胸、肺炎、呼吸衰竭、肺栓塞）、伤口感染、脓胸、支气管胸膜瘘、喉返神经损伤以及心律失常、房颤等心脏并发症和导管并发症。

一、吻合口瘘

食管吻合口瘘是食管手术后非常严重的并发症。其发生率约为14%，死亡率为5%～35%。吻合口瘘或穿孔的发生存在多种原因（重建食管局部组织缺血、营养不良、血清白蛋白水平低、缝线和吻合口张力高、术中出血、切缘肿瘤、结肠作为重建管道、引流液与吻合口接触等）。消化液、唾液、细菌和真菌对吻合口周围组织的刺激都会导致严重的炎症反应。

吻合口瘘的临床表现取决于吻合口裂开的大小和位置。胸腔吻合口瘘的症状可能是发热、白细胞增多、胸痛、心律失常、低血压、爆发性脓毒症及引流管内渗血，而颈部吻合口瘘的表现可能只是简单的颈部感染。

吻合口的完整性可以通过亚甲蓝或使用水溶性造影剂来评估。虽然大部分吻合口瘘可以通过引流和广谱抗生素保守处理，但病情严重时可能仍然需要手术干预。

吻合口瘘的治疗主要取决于瘘的位置和大小。如果发生在颈部，则需要打开颈部切口进行引流以促进瘘口愈合。这可能会导致组织局部狭窄，但往往是暂时的。这种情况下患者一般需停止口服用药，以减少通过吻合口瘘处的压力和液体，同时需要开始使用针对需氧菌和厌氧菌的广谱抗生素治疗（氨苄西林/舒巴坦每6 h 3 g或哌拉西林/他唑巴坦每6 h 3.375 g或碳青霉烯）。对内酰胺过敏的患者，建议给予克林霉素（每8 h 900 mg）与环丙沙星（每12 h 400 mg）。在特殊患者中推荐使用抗真菌药物（单剂量400 mg氟康唑）。首次试验后1周重复进行亚甲蓝吞咽试验。如果瘘口较小，则可以取下鼻胃管，患者可以进食清液。随着吻合口瘘的愈合，患者的饮食可以逐渐开始恢复正常。如果吻合口瘘超过1/4，则可以考虑手术干预。

胸腔内吻合口瘘可导致胸腔或纵隔感染。胸腔内的渗液可通过胸管引流。患者需禁食。除非患者没有感染的迹象（发热、白细胞增多、降钙素原和C反应蛋白水平下降），否则应常规静脉给予抗生素治疗。纵隔内的吻合口瘘未能及时发现，较长时间可引起纵隔炎，如果不积极治疗将会致命[62−65]。

二、吻合口狭窄

食管切除术后狭窄可发生在不同的部位：吻合口、膈肌裂孔或幽门。狭窄可能继发于手术技术问题、局部组织缺血、渗漏、溃疡或回流障碍，也可能是多因素共同作用的结果。大部分的狭窄可通过球囊或探条扩张治疗[66−67]。

三、重建食管缺血

重建食管的功能恢复是影响术后疗效和患者术后生活质量的重要因素。食管切除术后重建食管的缺血很难诊断。胃、结肠和空肠替代食管的缺血性并发症的平均发生率分别为3.2%、5.1%和4.2%。当患者存在感染的迹象、炎症标志物水平升高（C反应蛋白、降钙素原）和临床症状（包括心动过速、呼吸衰竭、发热、白细胞增多或任何吻合口瘘的症状）应考虑可能存在重建食管血供不良的情况。临床诊断方法包括食管造影、内镜或直接手术检查。未经过治疗的重建食管缺血可增加其他并发症的发生率和患者死亡率。轻度缺血患者可采用支持治疗。如果患者出现重建食管坏死，需要进行重建食管切除术并进行新的食管吻合[68-69]。

四、食管重建后功能障碍

（一）胃切除术后综合征

胃切除术后综合征包括小容量胃、早期和晚期倾倒综合征、迷走神经切断术后腹泻、输入袢综合征、输出袢综合征、碱性反流性胃炎、Roux-Y滞留综合征、贫血、代谢性骨病（伴发钙、维生素D、维生素B、铁、铜吸收障碍）。

倾倒综合征可能是由于幽门功能障碍引起，导致胃内容物迅速排空进入近端肠。早期倾倒综合征在进食后10～30 min内出现，症状包括恶心、呕吐、饱腹感、腹部绞痛、暴发性腹泻等。倾倒综合征患者可伴有心血管症状（包括心动过速、心悸、出汗、头晕等）。

早期倾倒综合征的病理生理机制是高渗的食糜快速进入肠道，从而引起体液迅速从血管内转移到肠腔内导致肠道膨胀。由于液体的快速转移导致患者出现低血压，从而导致儿茶酚胺分泌增加。早期倾倒综合征的诊断可以通过口服50g葡萄糖刺激试验诊断。早期倾倒综合征的治疗主要在于控制喂饲，包括少食多餐、固体食物和液体分离，并避免高碳水化合物的饮食。

晚期倾倒综合征通常发生在饭后2～3 h，其发生率远低于早期倾倒综合征。该综合征的病理生理机制不同于早期倾倒综合征。晚期倾倒综合征中，高渗食物迅速进入小肠后，快速吸收，由于高血糖使胰岛素大量释放，继而发生反应性低血糖。胰岛素休克常引起儿茶酚胺释放，导致心动过速、呼吸急促、心悸和无力。治疗主要包括饮食调整，必要时手术治疗。

绝大多数因迷走神经切断导致的腹泻并不严重且几个月后即可痊愈。

在严重的情况下，每天可发生10～20次，且为爆发性，与进食时间没有关系。它可能发生在任何时候（包括睡眠期间），导致患者体重减轻、营养不良和虚弱。该综合征的病理生理机制可能是迷走神经失支配导致肠蠕动障碍和胃快速排空。迷走神经切断后引起的腹泻在高选择性迷走神经切断术后较少见。并发症为胃酸过少、胆汁酸吸收不良和肠道菌群紊乱。其治疗包括高纤维饮食，少食多餐，减少碳水化合物的摄入，口服新霉素治疗肠道菌群紊乱，以及服用止泻剂，如洛哌丁胺等。

输入袢综合征和输出袢综合征可为急性、完全阻滞或慢性、部分阻滞。该综合征可在术后第1天到术后多年的任何时间出现。急性型通常发生在术后早期（第1～2周），但有文献报道术后30～40年也可发生[70-72]。

（二）胃食管反流

胃食管反流在食管切除术后较为常见。食管下括约肌的缺失是反流发生的主要原因。同时胃的下半部处于腹腔正压下，而上半部则在胸腔内处于负压。建议食管癌切除术后患者直立进食和饮水，并在进食后保持直立至少2 h。床头应抬高30° 或睡在泡沫楔形枕上以避免反流和误吸，同时术中避免喉返神经损伤将有助于防止反流误吸[73-74]。

第七节　结　　论

由于食管切除术的手术时间长、操作复杂，同时患者往往术前情况较差，因此食管切除术死亡率和并发症发生率较高。手术操作精细、术后充分镇痛、术中精准麻醉、严格液体管理、掌握拔管时机可以减少术后呼吸、心脏和导管相关并发症的发生率。术前营养不良也会增加患者死亡率，因此充足的营养支持也是食管切除术预后的一个关键因素。

（吴玮 译　李泉 校）

参考文献

[1] MARIETTE C, PIESSEN G, TRIBOULET J P. Therapeutic strategies in oesophagealcarcinoma: role of surgery and other modalities[J]. Lancet Oncol, 2007, 8 (6): 545 - 553.

[2] HOLMES R S, VAUGHAN T L. Epidemiology and pathogenesis of esophageal cancer[J]. Semin Radiat Oncol, 2007, 17 (1): 2 - 9.

[3] HIRST J, SMITHERS B M, GOTLEY D C, et al. Defining cure for esophageal cancer: analysis of actual 5−year survivors following esophagectomy[J]. Ann Surg Oncol, 2011,18 (6): 1766 - 1774.

[4] MIYATA H, YAMASAKI M, KUROKAWA Y, et al. Multimodal treatment for resectable esophageal cancer[J]. Gen Thorac Cardiovasc Surg, 2011, 59 (7): 461 - 466.

[5] NARSULE C K, MONTGOMERY M M, FERNANDO H C. Evidence−based review of the management of cancers of the gastroesophageal junction[J]. Thorac Surg Clin, 2012, 22 (1): 109 - 121.

[6] LAGARDE S M, VROUENRAETS B C, STASSEN L P, et al. Evidence−based surgical treatment of esophageal cancer: overview of high−quality studies[J]. Ann Thorac Surg, 2010, 89 (4): 1319 - 1326.

[7] DAIKO H, HAYASHI R, SAIKAWA M, et al. Surgical management of carcinoma of the cervical esophagus[J]. J Surg Oncol, 2007, 96 (2): 166 - 172.

[8] PERACCHIA A, BONAVINA L, BOTTURI M, et al. Current status of surgery for carcinoma of the hypopharynx and cervical esophagus[J]. Dis Esophagus, 2001, 14 (2): 95 - 97.

[9] MACHA M, WHYTE R I. The current role of transhiatal esophagectomy[J]. Chest Surg Clin N Am, 2000, 10 (3): 499 - 518.

[10] HULSCHER J B, TIJSSEN J G, OBERTOP H, et al. Transthoracic versus transhiatal resection for carcinoma of the esophagus: a meta−analysis[J]. Ann

Thorac Surg, 2001, 72 (1): 306 - 313.

[11] MÜLLER J M, ERASMI H, STELZNER M, et al. Surgical therapy of oesophageal carcinoma[J]. Br J Surg, 1990, 77 (8): 845 - 857.

[12] MATHISEN D J, GRILLO H C, WILKINS E W J R, et al. Transthoracic esophagectomy: a safe approach to carcinoma of the esophagus[J]. Ann Thorac Surg, 1988, 45 (2): 137 - 143.

[13] VISBAL A L, ALLEN M S, MILLER D L, et al. Ivor Lewis esophagogastrectomy for esophageal cancer[J]. Ann Thorac Surg, 2001, 71 (6): 1803 - 1808.

[14] KRASNA M J. Left transthoracic esophagectomy[J]. Chest Surg Clin N Am, 1995, 5 (3): 543 - 554.

[15] SWANSON S J, SUGARBAKER D J. The three−hole esophagectomy[J]. The Brigham and Women's hospital approach (modifed McKeown technique) . Chest Surg Clin N Am, 2000, 10 (3): 531 - 552.

[16] SWANSON S J, BATIREL H F, BUENO R, et al. Transthoracic esophagectomy with radical mediastinal and abdominal lymph node dissection and cervical esophagogastrostomy for esophageal carcinoma[J]. Ann Thorac Surg, 2001, 72 (6): 1918 - 1924.

[17] ITO H, CLANCY T E, OSTEEN R T, et al. Adenocarcinoma of the gastric cardia: what is the optimal surgical approach? [J]. J Am Coll Surg, 2004, 199 (6): 880 - 886.

[18] SCHIESSER M, SCHNEIDER P M. Surgical strategies for adenocarcinoma of the esophagogastric junction[J]. Recent Results Cancer Res, 2010, 182: 93 - 106.

[19] SANTILLAN A A, FARMA J M, MEREDITH K L, et al. Minimally invasive surgery for esophageal cancer[J]. J Natl Compr Canc Netw, 2008, 6 (9): 879 - 884.

[20] BIERE S S, VAN BERGE HENEGOUWEN M I, MAAS K W, et al. Minimally invasive versus open oesophagectomy for patients with oesophageal cancer: a multicentre, open-label, randomized controlled trial[J]. Lancet, 2012, 379 (9829): 1887 - 1892.

[21] DAVIS P A, LAW S, WONG J. Colonic interposition after esophagectomy for cancer[J]. Arch Surg, 2003, 138 (3): 303 - 308.

[22] AKIYAMA H, MIYAZONO H, TSURUMARU M, et al. Use of the stomach as an esophageal substitute[J]. Ann Surg, 1978, 188 (5): 606 - 610.

[23] FOKER J E, RING W S, VARCO R L. Technique of jejunal interposition for esophageal replacement[J]. J Thorac Cardiovasc Surg, 1982, 83 (6): 928 - 933.

[24] AKUTSU Y, MATSUBARA H. Perioperative management for the prevention of postoperativepneumonia with esophageal surgery[J]. Ann Thorac Cardiovasc Surg, 2009, 15 (5): 280 - 285.

[25] DONINGTON J S. Preoperative preparation for esophageal surgery[J]. Thorac Surg Clin, 2005, 15 (2): 277 - 285.

[26] HERBELLA F A M, ZAMUNER M, PATTI M G. Esophagectomy perianesthetic care from a surgeon's point of view SOJ[J]. Anesthesiol Pain Manag, 2014, 1 (1): 1 - 7.

[27] NG J M. Update on anesthetic management for esophagectomy[J]. Curr Opin Anaesthesiol, 2011, 24 (1): 37 - 43.

[28] PENNEFATHER S H. Anaesthesia for oesophagectomy[J]. Curr Opin Anaesthesiol, 2007, 20 (1): 15 - 20.

[29] JAEGER J M, COLLINS S R, BLANK R S. Anesthetic management for esophageal resection[J]. Anesthesiol Clin, 2012, 30 (4): 731 - 747.

[30] SHACKFORD S R, VIRGILIO R W, PETERS R M. Early extubation versus prophylactic ventilationin the high risk patient: a comparison of

postoperative management in the prevention of respiratory complications[J]. Anesth Analg, 1981, 60 (2): 76 - 80.

[31] CALDWELL M T, MURPHY P G, PAGE R, et al. Timing of extubation afteroesophagectomy[J]. Br J Surg, 1993, 80 (12): 1537 - 1539.

[32] ROBERTSON S A, SKIPWORTH R J, CLARKE D L, et al. Ventilatory and intensive care requirements following oesophageal resection[J]. Ann R Coll Surg Engl, 2006, 88 (4): 354 - 357.

[33] CLEMENTE A, CARLI F. The physiological effects of thoracic epidural anesthesia and analgesia on the cardiovascular, respiratory and gastrointestinal systems[J]. Minerva Anestesiol, 2008, 74 (10): 549 - 563.

[34] FREISE H, VAN AKEN H K. Risks and benefts of thoracic epidural anaesthesia[J]. Br J Anaesth, 2011,107 (6): 859 - 868.

[35] SENTÜRK M, OZCAN P E, TALU G K, et al. The effects of three different analgesia techniqueson long-term postthoracotomy pain[J]. Anesth Analg, 2002, 94 (1): 11 - 15.

[36] KOMATSU R, MAKAROVA N, DALTON J E, et al. Association of thoracic epidural analgesia with risk of atrial arrhythmias after pulmonary resection: a retrospective cohort study[J]. J Anesth, 2015, 29 (1): 47 - 55.

[37] HANNA M N, MURPHY J D, KUMAR K, et al. Postoperative pain management in the elderly undergoing thoracic surgery[J]. Thorac Surg Clin, 2009, 19 (3): 353 - 361.

[38] ASHES C, SLINGER P. Volume management and resuscitation in thoracic surgery[J]. Curr Anesthesiol Rep, 2014, 4: 386 - 396.

[39] CHAU E H, SLINGER P. Perioperative fluid management for pulmonary resection surgeryand esophagectomy[J]. Semin Cardiothorac Vasc Anesth, 2014, 18 (1): 36 - 44.

[40] KITA T, MAMMOTO T, KISHI Y. Fluid management and postoperative

respiratory disturbances in patients with transthoracic esophagectomy for carcinoma[J]. J Clin Anesth, 2002, 14 (4): 252 - 256.

[41] Casado D, L ó pez F, Mart í R. Perioperative fluid management and major respiratory complications in patients undergoing esophagectomy[J]. Dis Esophagus, 2010, 23 (7): 523 - 528.

[42] KIGHT C E. Nutrition considerations in esophagectomy patients[J]. Nutr Clin Pract, 2008, 23 (5): 521 - 528.

[43] BAKER A, WOOTEN L A, MALLOY M. Nutritional considerations after gastrectomy and esophagectomy for malignancy[J]. Curr Treat Options Oncol, 2011, 12 (1): 85 - 95.

[44] MAHANNA E, CRIMI E, WHITE P, et al. Nutrition and metabolic support for critically ill patients[J]. Curr Opin Anaesthesiol, 2015, 28 (2): 131 - 138.

[45] PREISER J C, VAN ZANTEN A R, BERGER M M, et al. Metabolic and nutritional support of critically ill patients: consensus and controversies[J]. Crit Care, 2015, 19 (1): 35.

[46] BRAGA M, LJUNGQVIST O, SOETERS P, et al. ESPEN guidelines on parenteral nutrition: surgery[J]. Clin Nutr, 2009, 28 (4): 378 - 386.

[47] DARYAEI P, VAGHEFDAVARI F, MIR M, et al. Omission of nasogastric tube application in postoperative care of esophagectomy[J]. World J Surg, 2009, 33 (4): 773 - 777.

[48] KOBAYASHI K, KOYAMA Y, KOSUGI S, et al. Is early enteral nutrition better for postoperative course in esophageal cancer patients? [J]. Nutrients, 2013, 5 (9): 3461 - 3469.

[49] WEIJS T J, BERKELMANS G H, NIEUWENHUIJZEN G A, et al. Routes for early enteral nutrition after esophagectomy. A systematic review[J]. Clin Nutr, 2015, 34 (1): 1 - 6.

[50] SERES D S, VALCARCEL M, GUILLAUME A. Advantages of enteral

nutrition over parenteral nutrition[J]. Therap Adv Gastroenterol, 2013, 6 (2): 157 - 167.

[51] SHILS M E, GILAT T. The effect of esophagectomy on absorption in man: clinical and metabolic observations[J]. Gastroenterology, 1966, 50 (3): 347 - 357.

[52] MOTOYAMA S, OKUYAMA M, KITAMURA M, et al. Use of autologous instead of allogeneic blood transfusion during esophagectomy prolongs disease-free survival among patients with recurrent esophageal cancer[J]. J Surg Oncol, 2004, 87 (1): 26 - 31.

[53] HÉBERT P C, WELLS G, BLAJCHMAN M A. A multicenter, randomized, controlled clinical trial of transfusion requirements in critical care. Transfusion Requirements in Critical Care Investigators, Canadian Critical Care Trials Group[J]. N Engl J Med, 1999, 340 (6): 409 - 417.

[54] ROLLINS K E, PETERS C J, SAFRANEK P M, et al. Venous thromboembolism in oesophago-gastric carcinoma: incidence of symptomatic and asymptomaticevents following chemotherapy and surgery[J]. Eur J Surg Oncol, 2011, 37 (12): 1072 - 1077.

[55] THODIYIL P A, WALSH D C, KAKKAR A K. Thromboprophylaxis in the cancer patient[J]. Acta Haematol, 2001, 106 (1 - 2): 73 - 80.

[56] ZARDO P, BUSK H, KUTSCHKA I. Chest tube management: state of the art[J]. Curr Opin Anaesthesiol, 2015, 28 (1): 45 - 49.

[57] COUGHLIN S M, EMMERTON-COUGHLIN H M. Malthaner. Management of chest tubes afterpulmonary resection: a systematic review and meta-analysis[J]. Can J Surg, 2012, 55 (4): 264 - 270.

[58] NAKATSUCHI T, OTANI M, OSUGI H, et al. The necessity of chest physical therapyfor thoracoscopic oesophagectomy[J]. J Int Med Res, 2005, 33 (4): 434 - 441.

[59] LUNARDI A C, CECCONELLO I, CARVALHO C R. Postoperative chest physical therapy prevents respiratory complications in patients undergoing esophagectomy[J]. Rev Bras Fisioter, 2011, 15 (2): 160 - 165.

[60] OVEREND T J, ANDERSON C M, LUCY S D, et al. The effect of incentive spirometry on postoperative pulmonary complications: a systematic review[J]. Chest, 2001, 120 (3): 971 - 978.

[61] AVENDANO C E, FLUME P A, SILVESTRI G A, et al. Pulmonary complications after esophagectomy[J]. Ann Thorac Surg, 2002, 73 (3): 922 - 926.

[62] LERUT T, COOSEMANS W, DECKER G, et al. Anastomotic complications after esophagectomy[J]. Dig Surg, 2002, 19 (2): 92 - 98.

[63] BRIEL J W, TAMHANKAR A P, HAGEN J A, et al. Prevalence and risk factors for ischemia, leak, and stricture of esophageal anastomosis: gastric pull-up versus colon interposition[J]. J Am Coll Surg, 2004, 198 (4): 536 - 541.

[64] TURKYILMAZ A, EROGLU A, AYDIN Y, et al. The management of esophagogastric anastomotic leak after esophagectomy for esophageal carcinoma[J]. Dis Esophagus, 2009, 22 (2): 119 - 126.

[65] BLEWETT C J, MILLER J D, YOUNG J E, et al. Anastomotic leaks after esophagectomy for esophageal cancer: a comparison of thoracic and cervical anastomoses[J]. Ann Thorac Cardiovasc Surg, 2001, 7 (2): 75 - 88.

[66] RICE T W. Anastomotic stricture complicating esophagectomy[J]. Thorac Surg Clin, 2006, 16 (1): 63 - 73.

[67] PARK J Y, SONG H Y, KIM J H, et al. Benign anastomotic strictures after esophagectomy: long-term effectiveness of balloon dilation and factors affecting recurrence in 155 patients[J]. Am J Roentgenol, 2012, 198 (5): 1208 - 1213.

[68] WORMUTH J K, HEITMILLER R F. Esophageal conduit necrosis[J]. Thorac Surg Clin, 2006, 16 (1): 11 - 22.

[69] MEYERSON S L, MEHTA C K. Managing complications Ⅱ: conduit failure and conduit airway fstulas[J]. J Thorac Dis, 2014, 6 (Suppl 3): S364 - S371.

[70] DONINGTON J S. Functional conduit disorders after esophagectomy. [J] Thorac Surg Clin, 2006, 16 (1): 53 - 62.

[71] LERUT T E, VAN LANSCHOT J J. Chronic symptoms after subtotal or partial oesophagectomy: diagnosis and treatment[J]. Best Pract Res Clin Gastroenterol, 2004, 18 (5): 901 - 915.

[72] BURROWS W M, 2004 . Gastrointestinal function and related problems following esophagectomy[J]. Semin Thorac Cardiovasc Surg, 2004, 16 (2): 142 - 151.

[73] ALY A, JAMIESON G G. Reflux after oesophagectomy[J]. Br J Surg, 2004, 91 (2): 137 - 141.

[74] YUASA N, SASAKI E, IKEYAMA T, et al. Acid and duodenogastroesophageal reflux after esophagectomy with gastric tube reconstruction[J]. Am J Gastroenterol, 2005, 100 (5): 1021 - 1027.

第十章

胸外科手术围术期血流动力学监测设备

Giorgio Della Roca

第一节 引　言

现代医学理念认为低血容量和（或）伴随的心功能障碍导致的组织低灌注和细胞氧合不足是围术期患者并发症和死亡的主要原因之一，因此包括接受胸外科手术在内的高危患者的血流动力学监测应当更加精准。在高危手术患者的围术期，应采用现代、新型、有效的血流动力学监测指导患者的容量管理，维护循环稳定[1-5]。

围术期并发症的风险与患者的病情、合并症（表10-1）、手术的类型、手术时间、手术的紧急程度、手术和麻醉团队的技术水平和经验，以及术后管理密切相关。低血容量和（或）心功能不全导致的组织低灌注及细胞氧合不足是围术期并发症和术后不良结局的主要原因之一[6-9]。因此，采用有效的液体管理预防和纠正低或高血容量血症，应用适当的血管活性药物来改善心功能，对维持足够的组织氧供（oxygen delivery，DO_2）和预防超负荷及改善患者预后至关重要[10-12]。因此，选择最合适的血流动力学监测设备及时监测和指导治疗，是降低手术患者并发症的第1步。

表10-1　高风险手术患者定义

疾病名称	高风险定义
心脏衰竭	严重的心脏或呼吸系统疾病，导致严重心功能受限（急性心肌梗死、冠心病、扩张型心肌病、EF＜40%） 切除肿瘤的复杂择期手术，包括小肠吻合术等
出血	急性大量出血（＞2.5 L）
高龄	年龄＞70岁，伴有一个或多个器官功能受限
脓毒症	败血症（血培养阳性，有脓毒症病灶）
呼吸衰竭	肝功能衰竭 呼吸衰竭（PaO_2/FiO_2＜285 mmHg，$PaCO_2$＞45 mmHg FEV 1＜60%预计值）
体液转移	急性腹部炎症或创伤（如胰腺炎、肠穿孔、胃肠出血）
肾功能衰竭	急性肾功能衰竭（尿素氮＞45 mg/dL，肌酐＞2.9 mg/dL）
糖尿病	糖尿病（术前血糖＞150 mg/dL）
肝功能衰竭	慢性肝病 腹主动脉瘤手术

第二节　基础血流动力学监测

血压受心输出量（cardiac output，CO）和血管张力共同影响；当外周血管阻力增加时，即使存在低流量状态（包括低血容量时），血压仍然可以保持在正常范围内。同样，在麻醉情况下，心率有时也不能准确反映低血容量的情况[13]。

因此如果能够对各种血流动力学监测系统的参数进行整合，将会有助于我们准确判断血流动力学的真实状态[14]。

连续有创血压监测能够实时反应高风险患者血压波动，但是需要仔细鉴别伪影（过阻尼或欠阻尼），特别是在分析收缩压-舒张压成分和波形时。而连续无创血压监测，依赖外周动脉情况，在外周血管收缩或末梢循环较差时，其结果可能会变得不可靠。

随CO变化而变化的中心静脉压（CVP）可以反映右心室（RV）功能

和外周血管床的状态，是靶器官灌注[15]的一个重要因素。此外，仔细检查CVP波形，若出现“v”波有助于诊断收缩期三尖瓣反流。当CVP较低且CO值也较低时，尽管CVP的变化与CO的变化相关性较差，但仍然能够为低血容量的程度提供线索[16]。

第三节　心排量监测

围术期全身耗氧量（VO_2）将发生较大的变化。这一阶段的主要目标是维持足够的DO_2以满足组织氧需。全身DO_2由CO和动脉血氧含量（CaO_2）决定，因此，在积极纠正低氧血症和贫血（在这不详细讨论）之后，维持足够的CO是改善DO_2的下一个重要步骤。目前已有多种方法可以监测CO，包括校准监测和未校准监测[17-21]。

一、经典肺动脉导管监测

近年来肺动脉导管（PAC）因其有创性而饱受争议，同时也没有明确的证据证明其能够改善患者预后[22-25]，但PAC仍然是目前唯一能够持续监测肺动脉压力（PA）、左心室和右心室充盈压、CO和混合静脉血氧饱和度（SvO_2）的工具。目前在心脏手术、器官移植手术、存在血流动力学剧烈波动的手术、呼吸衰竭和右心室功能不全的患者中，PAC已经被一些更加微创的血流动力学监测技术所替代，但对于熟练掌握该项操作技术的医师来说，PAC仍然是一种有价值的监测手段[26-27]。上述患者中，PAC可在短期置入以提供详细准确的数据，亦可在不需要时安全取出。

二、新型心排量监测

（一）脉搏轮廓分析法

通过留置动脉导管和无创袖带来连续分析动脉压力波形变化以此计算每博输出量（stroke volume，SV）。通过计算心血管系统的顺应性和阻力来抵消系统总阻抗，并根据压力轨迹准确计算出SV。这就需要输入的信号必须是优化的，因此如果存在严重的动脉波形畸变（如严重心律失常、多次异位搏动）和流量传感系统异常（阻尼系数过高或过低）[28]都可能导致CO监测值不可靠。

1. 校准设备

PiCCOplus™/PiCCO$_2$™系统（Pulsion Medical Systems，Munich，Germany）由一根热阻导管组成，通常放置在股动脉，也可置于桡动脉、腋动脉或肱动脉。PiCCO™设备通过肺热稀释来测量CO，同时它还能够提供容量预负荷的参数［包括舒张末期容积（GEDV）、胸腔内血容量（ITBV）和血管外肺水（EVLW）］。利用Stewart-Hamilton原理根据热稀释曲线测得单次CO值，并通过分析动脉压力波形曲线下方面积来获得连续的CO。系统必须经常重新校准，血流动力学稳定的患者至少每8 h进行1次校准，如果患者给予了血管活性药物[29]，则需要更频繁地对系统进行校准。该监测设备已在多种临床应用中得到验证[30]。

EV1000™/VolumeView™系统（Edwards Lifesciences，Irvine，California）是近年来推出的，类似于PiCCO™的监测设备，通过脉冲波形分析来计算CO。该系统由一个专用的热式股动脉导管和一个独立的传感器组成，需要经肺热稀释法定标，在危重患者中的使用情况与PiCCO™类似[31]。

LiDCO™plus系统（LiDCO Ltd，Cambridge，UK）是通过脉冲功率分析来计算SV的，因此在技术上其不属于脉冲轮廓设备。该算法以守恒原理（功率守恒）为基础，假设净功率变化与血管系统的净流量呈线性关系。该系统需要通过留置的动脉导管进行锂指示剂稀释技术来校正血管顺应性。在危重患者中使用，其效果已得到证实[32-33]。

2. 非校准设备（无需外部校准）

Pulsio Flex™系统（Pulsion Medical Systems）以患者的基本资料和人口统计学数据（内部校准所必需的）为基础，通过动脉压力跟踪分析和数据分析专用算法来估算CO。该监测系统需要一个连接到常规动脉监测管上的专用附加传感器。另外还可采用与PiCCO™脉冲轮廓相同的算法，通过输入外部源（如多普勒超声心动图）获得CO值或通过系统内部算法进行校准。

LiDCO™rapid（LiDCO Ltd）设备使用的是与LiDCO™plus系统相同的算法，其根据患者年龄、体重和身高的人口学资料来估计SV和CO，而非锂稀释法。另外也可根据外部数据对CO进行校准。

FloTrac™/Vigileo™系统（Edwards Lifesciences）由一个连接到一个标准动脉导管的专用传感器（FloTrac™）组成。该监测方法通过Flotrac传感器采集患者外周动脉压力波形，结合患者个人资料（年龄、性别、身高、体重）和包含使用PAC导出的共同变量的数据库，计算阻抗和“正常”SV，从而得到CO，在监测过程中SV值每20 s自动更新1次，因此数据保持动态性和及时性。

Vigileo™设备使用的算法已经过多次优化和修正。最近的研究评估了该设备在围术期的应用，具有更佳的性能和更短的调试时间。尽管最近的软件更新似乎提高了CO测量的可靠性，但在ICU中，由于患者血流动力学不稳定或出现剧烈波动，其准确性仍然存在疑虑。已有证据显示围术期使用FloTrac™/Vigileo™系统能够改善患者预后[34-35]。

（二）心排量的误区

虽然上述系统或许能够合理精确地测量出CO，但很难评估一个患者的最佳CO。“正常”或更高的CO并不能排除局部和微循环存在灌注不足的情况。另外在低代谢需求的情况下，特别是在全身麻醉期间，一个较低的CO可能也是足够的。此外，简单的识别出低CO并不能告诉我们接下来该怎么做。虽然设备能够获得精确数据，但是我们往往需要联合多个综合指标来帮助确定患者CO/SV是否足够，以及如何通过最有效的方式来进行优化[36-39]。

（三）如何选择最佳监测系统

所有的监测系统在准确度、精密度、有效性、稳定性和可靠性方面都具有各自的特点[18]。同时所有的监测设备并不都是根据同一套标准和原理来进行评估的，CO监测器性能和参考技术的不确定性仍然存在[54–57]。临床医师必须综合考虑每个监测系统所存在的技术局限，以及在创伤性和精准度之间找到平衡。

围术期CO监测设备的选择存在诸多问题[40]：

（1）为了减少监测设备的创伤性，我们是否已经准备好接受一个可能不太精确的测量方法（图10–1）？如果能进行可靠的趋势分析，那么较不精确的测量是可以接受的。另外成本也可能是一个重要的问题。

（2）我们是否需要连续、半连续或间歇的测量？大多数术后并发症并不是突发性的（心肌梗死、肺栓塞等突发性心力衰竭除外）或存在非常明显的原因（如术中大出血等），而是逐渐发生的；因此，半连续或间歇测量也是可以接受的。然而，值得注意的是，只有对SV逐步监测，才能有效评估容量负荷试验，如快速补液试验或被动抬腿（PLR）测试。

（3）是否需要校准或非校准的系统？非校准系统可用于手术室（OR）或麻醉复苏室（PACU），但可能不适用于更复杂的情况，特别是在ICU中。在临床状况不稳定的患者中，由于血流动力学的快速变化导致其“衍生变量”（如EVLW、GEDV）常常需要重新计算，因此有必要更频繁地“重新校准”。一个可行的选择是，在OR/PACU中使用非校准系统，并在ICU中使用校准系统。

（4）如何设置预警？远程监测患者的一个重要问题是报警阈值的不稳定性。错误警报过多的系统会使相关医护人员变得麻木，从而导致事故频发。

（5）什么样的患者需要什么样的监护？这个问题绝对不是“一刀切”；相反，最佳监测技术应该是根据风险程度和手术难度而有所不同的（图10–1）。

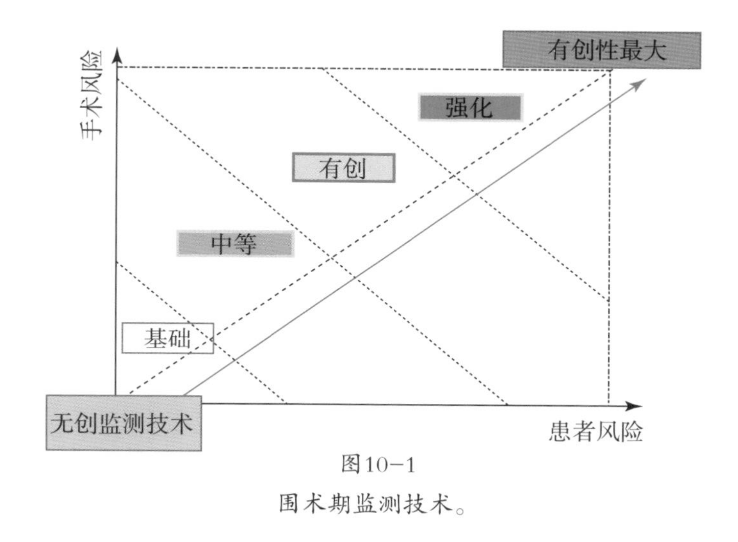

图10-1
围术期监测技术。

第四节　超声心动图

虽然常规超声探头难以连续监测CO，但经胸（TTE）或经食管（TEE）超声心动图可对特定患者发生的急性血流动力学变化进行即时评估。虽然超声技术也能够对肺部进行可视化评估，但不在本章节讨论范围内。显然，在所有类型的手术中均使用TEE是不太现实的。除了对CO的估计（通常使用TEE比使用TTE更容易），多普勒超声心动图检查还能够对心腔、瓣膜和心包进行可视化评估，提供心功能信息[20]。另外它还能够测量每搏输出量（SV）和左心室（LV）功能参数。

TEE能够进行多个切面分析，包括：

（1）LV短轴切面，可用于评估LV功能。能够计算左心室收缩面积，或简单地用“目测法”评估心脏的运动（收缩）状态和形状（体积）。收缩力差可能需要进行正性肌力支持，另外在右心功能正常情况下，乳头肌的“亲吻”征提示需要容量支持。短轴视图还可用于鉴别是否存在室间隔运动障碍。右心室“D形征”提示可能存在RV功能障碍或衰竭，表明RV后负荷增加（肺栓塞）或RV心肌缺血。

（2）四室切面，通过对左心室和右心室尺寸比的计算，可以帮助评估LV和RV的功能（正常<0.6）。

在更高级的超声心动图评估中，还可以通过上腔静脉塌陷指数（TEE双腔静脉视图）或下腔静脉扩张指数（TTE肋下视图）评估机械通气患者的容量状态和补液反应。此外，超声心动图可以快速可靠地估计SV。最后，在特定的情况下，超声心动图检查的诊断和治疗至关重要（如心包积液、瓣膜破裂、主动脉夹层和二尖瓣收缩前向运动）。

最近，一种可放置72 h的小型一次性单平面t型探头（ClariTEE™，ImaCor Inc.，Garden City，NY）问世，有望对患者提供持续的定性心脏评估。

我们认为，即使没有掌握专业的超声心动图技术，那么也应该制定相关培训计划，以确保面对高危患者的临床医师至少熟悉TTE和TEE的基本原理和应用。

目前，超声心动图已成为医学和综合评估手术患者必不可少的工具。同时随着超声（US）设备的日益普及和便携化，经胸超声心动图（TTE）、经食管超声心动图（TEE）等围术期设备的应用将会越来越多。在此，我们回顾一下US在外科患者血流动力学管理中的研究成果。

为了减少针对血流动力学监测的侵入性，同时也为了获取其他监测方法无法获得的临床信息，超声（US）设备越来越多地用于围术期治疗中[1]。随着技术的进步，该领域正在迅速发展。在此，我们将简单介绍超声的基本原理，以及如何在围术期使用它来监测血流动力学。

TTE和TEE可以帮助医师区分非心脏源性和心脏源性的血流动力学紊乱，可以评估瓣膜病变和心室功能异常。在非心脏手术中，美国心脏协会（AHA）和美国心脏病学会（ACC）均建议“针对心室功能不明及对治疗无反应的急性、持续性和危及生命的血流动力学紊乱患者”用超声心动图来进行评估[41]。

一、心室功能

US能够对左心室收缩功能进行直观整体评估。根据目前美国心血管麻醉医师协会（SCA）的建议，这种定性评估可能不够精确，但对于正性肌力治疗有效[12]的患者而言已经足够。SCA推荐使用经胃（TG）乳头短轴（SAX）视图，以及食管（ME）四腔、ME两腔和MOE长轴（LAX）视图来监测左心室功能。

二、血容量状态

低血容量是手术室和重症监护病房中患者循环不稳定的最常见原因之一。在危重和手术患者的治疗中，预测患者对于液体治疗的反应性至关重要。补液治疗后患者的血流动力学状况（包括SV和CI）会改善吗？在满足一定的先决条件下（封闭的胸部、高潮气量的控制通气、心律正常和正常的腹内压），将收缩压变化（SPV）、动脉脉压变化（PPV）和每搏变异量（SVV）作为“动态”的参数指标，能更可靠地预测液体反应性。CVP和LV舒张末期面积（EDA）是依赖于体积的静态参数，并不能有效预测液体反应性。其他影响CVP和LV-EDA的变量还包括心脏的顺应性（诸如舒张期心室功能）和胸腔内压力。因此，LV-EDAI（体表面积下LV-EDA）与体液反应性无关。其他研究则认为LV-EDA在预测液体反应性方面不如动态参数，多项系统综述也认为LV-EDA不如PPV等动态参数。

三、瓣膜功能

针对反流区、静脉收缩宽度、心腔内的血流逆转的可视化测量联合其他评估指标能够对瓣膜反流情况进行基本评估。在平行于血流的成像平面，连续超声多普勒可以粗略地评估狭窄性病变（见上述的多普勒切面）。对瓣膜功能的定性评估是超声心动图检查的基本功能。

四、肺栓塞、心包填塞和胸部外伤

血流动力学相关肺栓塞（PE）是引起心功能障碍的重要原因之一。在术中或紧急情况下，经食管超声心动图（TOE）可能是唯一可行的并能及时发现引起血流动力学障碍血栓的手段。在低血压和休克患者中出现RV功能障碍及RV室壁运动异常即可以诊断为PE。

每位麻醉医师都应该掌握包括TTE/TEE在内的现代血流动力学评价方法[42]。

第五节 液体管理和血流动力学监测

液体管理不当可能影响CO并减少组织DO_2，从而增加术后并发症的发生率[43]。此外，与组织损伤相关的全身炎症反应也会导致毛细血管通透性增加和组织水肿（图10–2）。限制补液和利尿可以缓解心功能不全患者的水肿，但也可能导致急性肾损伤的发生。同时，过量的液体可能导致一系列不良事件，包括凝血功能障碍和肺、肠道及周围组织水肿（图10–2）。术后水钠潴留可减少患者对液体的需求。患者病情稳定时，补液量只需满足患者丢失量即可。仅仅根据传统的生理参数，如心率、血压和心脏搏动压力来估计患者的液体流失是不够的。

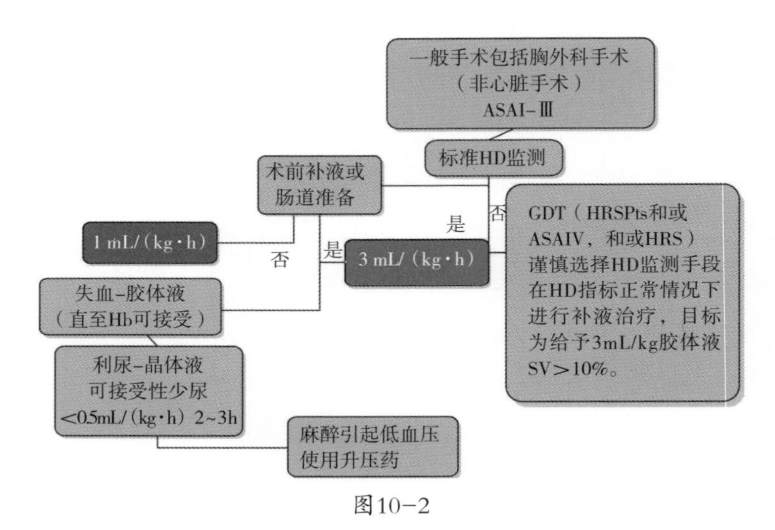

图10–2

围术期液体管理和监测系统。HSR，高风险手术；Pts，患者；HD，血流动力学；Hb，血红蛋白。

一、前负荷静态指标

CVP：许多高危外科患者都有CVC，并且CVC是热稀释法校准系统的必备条件。尽管CVP有其局限性（见上文），但是随着时间的变化，CVP持续降低可能有助于指导液体治疗。若CVP＞8 mmHg，无论是否存在液体超负荷，均应认为是存在潜在静脉阻塞的“警报”[15]。

GEDV/ITBV和EVLW：这些参数来自热稀释法，并集成到PiCCO™plus、$PiCCO_2$™和EV1000™系统中。EVLW可帮助鉴别（心源性或非心源性）肺水肿，并可增加肺叶切除、ARDS或充血性心力衰竭患者的液体治疗安全性。

左心室舒张末期面积可能是评估前负荷最可靠的静态参数，但在很大程度上其增加依赖于左心室的顺应性。它准确预测患者对液体治疗反应的能力是有限的。

二、功能性血流动力学参数

正压通气引起胸腔内压力周期性变化，使右心静脉回流减少和左心室静脉回流增加，从而影响前负荷。当RV功能正常同时潮气量固定时，LV、SV（SVV）和脉冲压力（PPV）的变化与静态参数相比能更好地预测液体治疗的反应。大多数监测设备采用脉冲轮廓分析，包括当前版本的无创ClearSight系统，来分析SVV和PPV。尽管需要综合多项指标来进行评估，但这些数据可能有助于预测不同阈值下的液体治疗反应，已被纳入液体复苏的临床操作指南[44]。

类似于动脉压力波形的变化，已证明随呼吸变化的脉搏血氧波形（ΔPOP）可以预测机械通气患者对液体治疗的反应[45]。MasimoT（Masimo Corp.Irvine，California，USA）设备在一段时间内（包括至少一个完整的呼吸周期）测量灌注指数，可进行呼吸变异性指数（PVI）的计算。已证实PVI可以预测围术期液体治疗的反应性。然而，PVI与其他动态参数具有相同的局限性，在使用血管活性药情况时其准确性有限[46-48]。

我们建议将动态指标作为围术期液体目标导向治疗（GDT）方案的一部分，但同时，我们必须考虑到每个动态指标都存在相应局限性。动态参数既不能反映液体治疗的有效性，也不能作为给药的指标。必须在需要改善血流动力学，且液体治疗可能有效的前提下，经综合评估风险后再决定给予液体治疗。

我们推荐短小手术常规使用晶体溶液。然而，在大型手术中，我们推荐使用胶体和平衡液目标导向液体治疗方案。虽然美国提出关于淀粉类胶体液使用警告，但其在围术期应用的危害信息有限。但是在已知肾功能不全和（或）脓毒症患者中使用淀粉类胶体应慎重[43]。

三、局限性

需要注意的是，所有的动态指标都有相关的影响因素[44]。这些指标的可靠性受到自主呼吸活动、心律失常、右心衰竭、胸壁顺应性下降和腹内压升高的影响，尽管这些在OR中并不常见。然而，在ICU中有小部分患者，这些指标的使用会受到影响[49]。同时动态指标还会受到潮气量的影响。尽管这些指标可在6～8 mL/kg体重的潮气量的情况下使用，但有些研究提出[47-48]，它们至少需要适应8 mL/kg体重的潮气量[50]。最近的一项研究和荟萃分析表明，麻醉期间应用低潮气量可降低术后并发症的发生率[51-52]，但在麻醉中采用保护性通气（低潮气量）可降低动态参数的有效性。最后，PPV值在9%～13%的范围内时，不能可靠地预测液体治疗的反应性；此处存在一个“灰色地带”，预测液体治疗的反应性较为困难。一项研究表明[53]，多达25%的麻醉患者无法通过动态指标可靠地预测补液治疗反应。

有人建议可以联合被动抬腿（PLR）试验来克服动态评估中的局限性，但在试验时需要对CO进行连续监测。但在大多数操作条件下，这显然是不切实际的[54]。此外，血容量从腿部转移到中央室是不可预测的。而在低血容量状态下，存在比“正常”血容量条件下产生更少的液体转移。

尽管存在种种局限和影响因素，但是在可能的情况下，可以尝试在给予液体治疗前增加CO，使现有的血流动力学指标能更好地评估液体治疗的反应性。这种方法可以提示是否需要及何时补液进一步增加CO，并明确何时达到心功能曲线的平台期，从而防止不必要的液体超负荷[44]。同样重要的是，一般来说，液体治疗反应性并不是给予液体治疗的（绝对）指标。有关液体管理的决策不应仅依赖动态指标，还应结合与液体治疗相关的风险。手术过程中，对补液治疗有反应的患者给予液体治疗可以改善预后[55]。

第六节　静脉氧饱和度

SvO_2的变化可能反映了DO_2与VO_2之间平衡的病理生理学指标，这两者在围术期均可能发生显著的变化。

对菲克方程的整理表明：

$$SvO_2 = SaO_2 - [VO_2 / (CO \times Hb \times C)]$$

从这个方程可以看出，SvO_2在低氧血症、高代谢状态（VO_2升高）、CO降低或贫血的情况下会降低。因此，只有当SaO_2、VO_2和血红蛋白浓度保持不变时，SvO_2的变化才与CO的变化成正比。健康人群中正常的SvO_2约为75%，但在低血红蛋白患者中，这一比值接近70%。

当没有PAC时，虽然存在一定局限性，但是通过中心静脉导管测得的中心静脉血氧饱和度（$ScvO_2$）可替代SvO_2。虽然$ScvO_2$和SvO_2的方程相似，但它们之间不能互换使用[56]。DO_2和VO_2的区域差异会导致上腔静脉和下腔静脉血中的血红蛋白浓度产生差异。$ScvO_2$受上半身变化的影响更大，同时也不能反映冠状窦血液的SvO_2。在健康个体中，因为从肾脏流出的静脉血含氧量较高，所以$ScvO_2$可能略小于SvO_2，但在血流动力学不稳的情况下，因为血液重新分配，牺牲了内脏和肾脏血流，这种关系可能发生逆转。因此，在这种情况下，$ScvO_2$可能比SvO_2高出20%。所以并不能简单地将两者等同[57-59]。

$ScvO_2$值越低，心胸外科手术患者出现并发症就越多。一些学者建议将SvO_2或$ScvO_2$维持在一定阈值之上。对于接受择期心脏手术的患者，在术后8 h内通过补液和正性肌力治疗维持$SvO_2 \geqslant 70\%$，则患者术后的并发症越少且住院时间也越短。在接受腹部（包括主动脉）大手术的患者中，氧摄取率（通过$ScvO_2$间歇测量）＜27%的患者住院时间缩短[57-58]。

而在手术过程中，测量信息有限：首先，低氧血症往往能够得到纠正；其次，在麻醉情况下，组织的耗氧量明显降低，因此$ScvO_2$的降低较为少见。然而，如果出现较低的$ScvO_2$值往往意味着CO不足。同时，如果出现较高$ScvO_2$值可能表明组织摄氧能力下降，这类患者预后较差，特别在心脏手术期间[59]。

第七节　血浆乳酸水平

乳酸是细胞无氧酵解过程中丙酮酸还原生成的底物。在稳定的条件下，乳酸的产生和消除相同（即每天1 200～1 500 mmol），从而使血浆乳酸水平稳定在0.8～1.2 mmol/L。乳酸水平取决于产生和吸收之间的差值，并会随各靶器官状态的不同而变化[60]。危重患者中，高乳酸水平与死亡率有关[61-64]。相对于单纯乳酸值升高，持续性高乳酸血症是预后较差的重要预测指标。高乳酸血症并不总是组织缺氧的表现，也可能是受细胞因子和儿茶酚胺刺激而导致糖酵解增加所致，这种情况被称为“应激性高乳酸血症”。在临床实践中，乳酸水平增高表明组织存在休克，而乳酸水平随时间下降是治疗有效的良好指标。因此，建议在高危患者的手术中反复测定血乳酸水平。

第八节　围术期监测手段的管理策略

有较好的临床证据表明，根据围术期血流动力学监测数据采取相应的血流动力学管理方案可以降低不良事件的发生率和患者死亡率[65-71]。但是，这种方法并未被广泛采用，甚至存在质疑[72]。关于这一领域的许多临床试验确实存在问题，诸如缺乏盲法和对照组次优管理的问题。

围术期优化循环的管理方法主要有两种，都是通过增加液体负荷（增加心脏前负荷）和（或）给予药物（增加收缩力）来增加SV/CO。

一种方案是反应性的，只有在血流动力学发生变化时才快速干预，并且根据补液试验来进行个体化补液治疗。对于快速补液试验（如150 mL）的反应可以在术中即刻进行评估（特别是存在液体反应的情况下）。这种反应可以通过监测血压或心率来评估，而CO/SV反应要准确得多。当补液缺乏反应时，往往需要给予血管活性药物。被动性策略包括：

（1）纠正低血压和心动过速。

（2）在怀疑血容量过低且存在PPV、SPV、SVV、PVI指标异常时给予液体治疗。

（3）发现心脏输出量（CO）减少，并根据液体治疗反应及时处理。

（4）发现中心静脉氧饱和度（$ScvO_2$）降低并及时处理。

另一个方案是主动性的，其根据CO或DO_2主动对血流动力学进行管理，以降低组织低灌注的风险。充分的液体管理是这一策略的第1个要素。多项研究表明，基于PPV、SVV和SV的优化液体管理策略可以减少术后伤口感染发生率，并且还可以降低术后器官功能障碍的发生率[73-74]。如果单靠补液治疗不足以达到这一目的，则可适当给予血管活性药物。但过量使用多巴酚丁胺与不良事件发生率增高相关[75]，而使用多培沙明作为其替代方法的临床研究已经产生了有争议的结果[76-77]。主动性策略包括：

（1）维持动脉压和心率在可接受的范围内。

（2）SV维持最大。

（3）维持PPV或SVV＜12%或PVI＜14%。

（4）维持CI和DO_2在一个理想的范围内［如CI＞4.5 L/（min·m^2），DO_2＞600 mL/min］。

（5）维持$ScvO_2$>65%。

这些方案都应被纳入围术期液体管理策略，并可用于所有手术室、PACU和ICU中（图10-3）。在选择监测设备时，应充分评估临床需要性、有创性和准确性。

虽然关于围术期采用目标导向液体疗法的益处尚未证实，大量临床研究已支持在高危手术患者中采用适当的监测系统从麻醉诱导后即刻直到术后1 h逐步实现GDT计划（图10-4）。首先，需要确定患者是否需要有创血流动力学支持。其次，如果有明显的需要且患者对液体治疗有反应，则应考虑进行液体治疗，同时根据监测数据持续对液体治疗反应进行评估，如有可能，评估时间持续至术后6 h内。

当目标为提高血压、改善组织灌注和氧供时，建议使用脉冲输注疗法而非连续输注。应根据补液成分、体积、输液速度和输注时间对脉冲输注进行标准化处理。用于评估脉冲输注有效性的数据应包括心输出量或每搏输出量（图10-3和图10-4）。

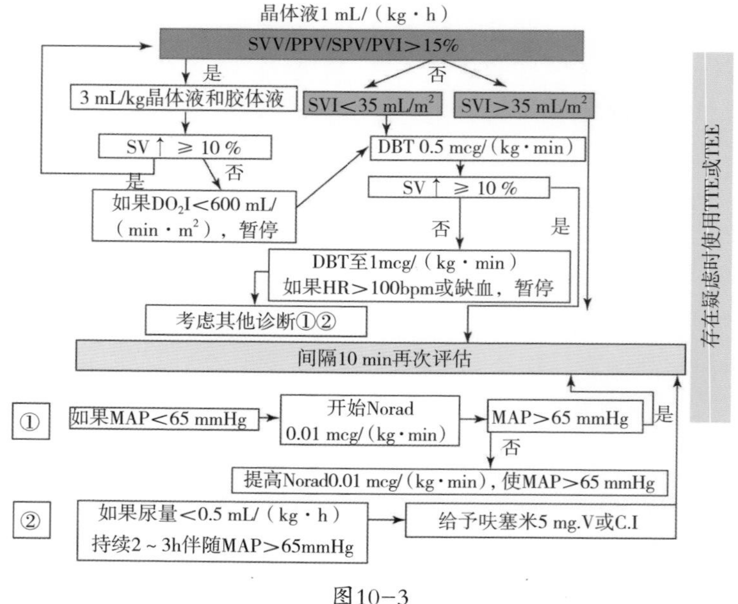

图10-3
围术期液体治疗及GDT策略。

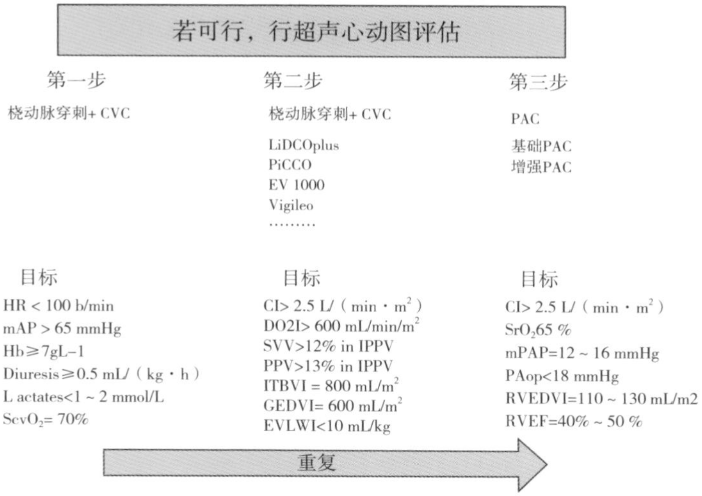

若可行，行超声心动图评估

第一步

桡动脉穿刺+ CVC

目标

HR < 100 b/min
mAP > 65 mmHg
Hb≥7gL–1
Diuresis≥0.5 mL/（kg・h）
L actates<1 ~ 2 mmol/L
$ScvO_2$= 70%

第二步

桡动脉穿刺+ CVC

LiDCOplus
PiCCO
EV 1000
Vigileo
………

目标

CI> 2.5 L/（min・m^2）
DO2I> 600 mL/min/m^2
SVV>12% in IPPV
PPV>13% in IPPV
ITBVI = 800 mL/m^2
GEDVI= 600 mL/m^2
EVLWI<10 mL/kg

第三步

PAC

基础PAC
增强PAC

目标

CI> 2.5 L/（min・m^2）
$SrO_2$65 %
mPAP=12 ~ 16 mmHg
PAop<18 mmHg
RVEDVI=110 ~ 130 mL/m2
RVEF=40% ~ 50 %

重复

图10-4
血流动力学监测系统的逐步选择策略。

第九节 结　　论

血流动力学监测系统对优化围术期血流动力学管理策略起到了重要作用。

新型血流动力学监测系统确实替代了一部分经典的监测装置，但在围术期的使用并没有表现出与预后改善的相关性。但是，适当地监测和评估心血管变量可能有助于指导治疗从而改善患者的预后。在手术前，必须根据患者情况进行个体化手术风险评估，为患者选择最合适的监测系统。需要整合多个监测数据以综合评估血流动力学状态。PAC仍然是PA压力监测和所有危重患者的金标准。对手术室及所有接受大手术的中等风险患者而言，微创CO监测系统是有益的。

超声心动图已越来越多地用于诊断和指导治疗中。为了优化患者治疗和改善预后，临床医师必须了解围术期中使用的不同监测设备的优点和局限性。

尽管围术期液体管理仍然充满争议，但已有研究表明以优化血流动力学为目标的目标导向液体治疗或许可以减少术后并发症的发生率。血流动力学的靶目标包括维持足够的循环容量、组织灌注压和氧供。

总之，液体治疗应该与临床用药相似，必须仔细考虑其时间和剂量。围术期的液体管理策略应该是易于理解并在同一医疗系统统一执行的。明确实施液体治疗的需求性和反应性是进行液体治疗的基础，并以此来避免不合理的液体管理。建议把以算法为基础的监测手段作为围术期液体管理的一部分。

（吴玮 译　温宗梅 校）

参考文献

[1] WEISER T G, REGENBOGEN S E, THOMPSON K D, et al. An estimation of the global volume of surgery: a modelling strategy based on available data[J]. Lancet, 2008, 372: 139 - 144.

[2] JHANJI S, THOMAS B, ELY A, et al. Mortality and utilization of critical care resources amongst high-risk surgical patients in a large NHS trust[J]. Anaesthesia, 2008, 63: 695 - 700.

[3] PEARSE R M, HARRISON D A, JAMES P, et al. Identifcation and characterisation of the high-risk surgical population in the United Kingdom[J]. Crit Care, 2006, 10: R81.

[4] LOBO S M, DE OLIVEIRA N E. Clinical review: what are the best hemodynamic targets for noncardiac surgical patients? [J]. Crit Care, 2013, 17: 210.

[5] KHURI S F, HENDERSON W G, DE PALMA R G, et al. Determinants of long-term survival after major surgery and the adverse effect of postoperative

complications[J]. Ann Surg, 2005, 242: 326 - 341.

[6] HAMILTON M A, CECCONI M, RHODES A. A systematic review and meta-analysis on the use of preemptive hemodynamic intervention to improve postoperative outcomes in moderate and high-risk surgical patients[J]. Anesth Analg, 2011, 112: 1392 - 1402.

[7] GURGEL S T, DO NASCIMENTO P J R. Maintaining tissue perfusion in high-risk surgical patients: a systematic review of randomized clinical trials[J]. Anesth Analg, 2011, 112: 1384 - 1391.

[8] CECCONI M, CORREDOR C, ARULKUMARAN N, et al. Clinical review: goal-directed therapy-what is the evidence in surgical patients? The effect on different risk groups[J]. Crit Care, 2013, 17: 209.

[9] JHANJI S, LEE C, WATSON D, et al. Microvascular flow and tissue oxygenation after major abdominal surgery: association with post-operative complications[J]. Intensive Care Med, 2009, 35: 671 - 677.

[10] MARJANOVIC G, VILLAIN C, JUETTNER E, et al. Impact of different crystalloid volume regimes on intestinal anastomotic stability[J]. Ann Surg, 2009, 249: 181 - 185.

[11] KULEMANN B, TIMME S, SEIFERT G, et al. Intraoperative crystalloid overload leads to substantial inflammatory infltration of intestinal anastomoses-a histomorphological analysis[J]. Surgery, 2013, 154: 596 - 603.

[12] NESSIM C, SIDERIS L, TURCOTTE S, et al. The effect of fluid overload in the presence of an epidural on the strength of colonic anastomoses[J]. J Surg Res, 2013, 183: 567 - 573.

[13] PIZOV R, EDEN A, BYSTRITSKI D, et al. Hypotension during gradual blood loss: waveform variables response and absence of tachycardia[J]. Br J Anaesth, 2012, 109: 911 - 918.

[14] VINCENT J L, RHODES A, PEREL A, et al. Clinical review: update on

hemodynamic monitoring - a consensus of 16[J]. Crit Care, 2011, 15: 229.

[15] LEGRAND M, DUPUIS C, SIMON C, et al. Association between systemic hemodynamics and septic acute kidney injury in critically ill patients: a retrospective observational study[J]. Crit Care, 2013, 17: R278.

[16] MARIK P E, BARAM M, VAHID B. Does central venous pressure predict fluid responsiveness? A systematic review of the literature and the tale of seven mares[J]. Chest, 2008, 134: 172 - 178.

[17] VINCENT J L, WEIL M H. Fluid challenge revisited[J]. Crit Care Med, 2006, 34: 1333 - 1337.

[18] THIELE R H, BARTELS K, GAN T J. Cardiac output monitoring: a contemporary assessment and review[J]. Crit Care Med, 2015, 43: 177 - 185.

[19] CANNESSON M, PESTEL G, RICKS C, et al. Hemodynamic monitoring and management in patients undergoing high risk surgery: a survey among North American and European anesthesiologists[J]. Crit Care, 2011, 15: R197.

[20] REPESSE X, BODSON L, VIEILLARD-BARON A. Doppler echocardiography in shocked patients[J]. Curr Opin Crit Care, 2013, 19: 221 - 227.

[21] MALTAIS S, COSTELLO W T, BILLINGS F T, et al. Episodic monoplane transesophageal echocardiography impacts postoperative management of the cardiac surgery patient[J]. J Cardiothorac Vasc Anesth, 2013, 27: 665 - 669.

[22] RHODES A, CUSACK R J, NEWMAN P J, et al. A randomised, controlled trial of the pulmonary artery catheter in critically ill patients[J]. Intensive Care Med, 2002, 28: 256 - 264.

[23] HARVEY S, HARRISON D A, SINGER M, et al. Assessment of the clinical effectiveness of pulmonary artery atheters in management of patients in intensive care (PAC-Man): a randomised controlled trial[J]. Lancet, 2005, 366: 472 - 477.

[24] HARVEY S, YOUNG D, BRAMPTON W, et al. Pulmonary artery catheters for adult patients in intensive care[J]. Cochrane Database Syst Rev, 2006, 28: CD003408.

[25] SHAH M R, HASSELBLAD V, STEVENSON L W, et al. Impact of the pulmonary artery catheter in critically ill patients: meta-analysis of randomized clinical trials[J]. JAMA, 2005, 294: 1664 - 1670.

[26] VINCENT J L, PINSKY M R, SPRUNG C L, et al. The pulmonary artery catheter: in medio virtus[J]. Crit Care Med, 2008, 36: 3093 - 3096.

[27] VINCENT J L. The pulmonary artery catheter[J]. J Clin Monit Comput, 2012, 26: 341 - 345.

[28] GARDNER R M. Direct blood pressure measurement-dynamic response requirements[J]. Anesthesiology, 1981, 54: 227 - 236.

[29] HAMZAOUI O, MONNET X, RICHARD C, et al. Effects of changes in vascular tone on the agreement between pulse contour and transpulmonary thermodilution cardiac output measurements within an up to 6-hour calibration-free period[J]. Crit Care Med, 2008, 36: 434 - 440.

[30] OREN-GRINBERG A. The PiCCO monitor[J]. Int Anesthesiol Clin, 2010, 48: 57 - 85.

[31] BENDJELID K, MARX G, KIEFER N, et al. Performance of a new pulse contour method for continuous cardiac output monitoring: validation in critically ill patients[J]. Br J Anaesth, 2013, 111: 573 - 579.

[32] CECCONI M, FAWCETT J, GROUNDS R M, et al. A prospective study to evaluate theaccuracy of pulse power analysis to monitor cardiac output in critically ill patients[J]. BMC Anesthesiol, 2008, 8: 3.

[33] CECCONI M, DAWSON D, GROUNDS R M, et al. Lithium dilution cardiac output measurement in the critically ill patient: determination of precision of the technique[J]. Intensive Care Med, 2009, 35: 498 - 504.

[34] SENN A, BUTTON D, ZOLLINGER A, et al. Assessment of cardiac output changes usinga modifed Flo Trac/Vigileo algorithm in cardiac surgery patients[J]. Crit Care, 2009, 13: R32.

[35] CECCONI M, FASANO N, LANGIANO N, et al. Goal-directed haemodynamic therapy during elective total hip arthroplasty under regional anaesthesia[J]. Crit Care, 2011, 15: R132.

[36] CRITCHLEY L A, CRITCHLEY J A. A meta-analysis of studies using bias and precision statistics to compare cardiac output measurement techniques[J]. J Clin Monit Comput, 1999, 15: 85 - 91.

[37] CECCONI M, RHODES A, POLONIECKI J, et al. Bench-to-bedside review: the importance of the precision of the reference technique in method comparison studies-with specifc reference to the measurement of cardiac output[J]. Crit Care, 2009, 13: 201.

[38] SQUARA P, CECCONI M, RHODES A, et al. Tracking changes in cardiacoutput: methodological considerations for the validation of monitoring devices[J]. Intensive Care Med, 2009, 35: 1801 - 1808.

[39] CRITCHLEY L A, LEE A, HO A M. A critical review of the ability of continuous cardiac output monitors to measure trends in cardiac output[J]. Anesth Analg, 2010, 111: 1180 - 1192.

[40] VINCENT J L, PELOSI P, PEARSE R, et al. Perioperative cardiovascular monitoring of high-risk patients: a consensus of 12[J]. Crit Care, 2015, 19 (1): 224.

[41] REEVES S T, FINLEY A C, SKUBAS N J, et al. Basic perioperative transesophageal echocardiography examination: a consensus statement of the American Society of Echocardiography and the Society of Cardiovascular Anesthesiologists[J]. Anesth Analg, 2013, 117 (3): 543e58.

[42] POTH J M, BECK D R, BARTELS K. Ultrasonography for haemodynamic

monitoring[J]. Best Pract Res Clin Anaesthesiol, 2014, 28: 337e351.

[43] NAVARRO L H, BLOOMSTONE J A, AULER JO J R, et al. Perioperative fluid therapy: a statement from the international fluid optimization group[J]. Perioper Med (Lond) , 2015, 4: 3.

[44] PEREL A, HABICHER M, SANDER M, 2013. Bench-to-bedside review: functional hemodynamics during surgery-should it be used for all high-risk cases? [J]. Crit Care, 2013, 17: 203.

[45] DESEBBE O, CANNESSON M. Using ventilation-induced plethysmographic variations to optimize patient fluid status[J]. Curr Opin Anaesthesiol, 2008, 21: 772 - 778.

[46] SANDRONI C, CAVALLARO F, MARANO C, et al. Accuracy of plethysmographic indices as predictors of fluid responsiveness in mechanically ventilated adults: a systematic review and meta-analysis[J]. Intensive Care Med, 2012, 38: 1429 - 1437.

[47] FORGET P, LOIS F, DE KOCK M. Goal-directed fluid management based on the pulse oximeter-derived pleth variability index reduces lactate levels and improves fluid management[J]. Anesth Analg, 2010, 111: 910 - 914.

[48] FORGET P, LOIS F, KARTHEUSER A, et al. The concept of titration can be transposed to fluid management. But does is change the volumes? Randomised trial on pleth variability index during fast-track colonic surgery[J]. Curr Clin Pharmacol, 2013, 8: 110 - 114.

[49] MAHJOUB Y, LEJEUNE V, MULLER L, et al. Evaluation of pulse pressure variation validity criteria in critically ill patients: a prospective observational multicentre point-prevalence study[J]. Br J Anaesth, 2014, 112: 681 - 685.

[50] MARIK P E, CAVALLAZZI R, VASU T, et al. Dynamic changes in arterial waveform derived variables and fluid responsiveness in mechanically ventilated patients: a systematic review of the literature[J]. Crit Care Med, 2009, 37:

2642 - 2647.

[51] Futier E, Constantin J M, Paugam−Burtz C, et al. A trial of intraoperative low−tidal−volume ventilation in abdominal surgery[J]. N Engl J Med, 2013, 369: 428 - 437.

[52] SERPA NETO A, CARDOSO S O, MANETTA J A, et al. Association between use of lung−protective ventilation with lower tidal volumes and clinical outcomes among patients without acute respiratory distress syndrome: a meta−analysis[J]. JAMA, 2012, 308: 1651 - 1659.

[53] CANNESSON M, LE MANACH Y, HOFER C K, et al. Assessing the diagnostic accuracy of pulse pressure variations for the prediction of fluid responsiveness: a "gray zone" approach[J]. Anesthesiology, 2011, 115: 231 - 241.

[54] MONNET X, TEBOUL J L. Passive leg raising[J]. Intensive Care Med, 2008, 34: 659 - 663.

[55] MICHARD F. Long live dynamic parameters！ [J]. Crit Care, 2014, 18: 413.

[56] DUECK M H, KLIMEK M, APPENRODT S, et al. Trends but not individual values of central venous oxygen saturation agree with mixed venous oxygen saturation during varying hemodynamic conditions[J]. Anesthesiology, 2005, 103: 249 - 257.

[57] HO K M, HARDING R, CHAMBERLAIN J, et al. A comparison of central and mixed venous oxygen saturation in circulatory failure[J]. J Cardiothorac Vasc Anesth, 2010, 24: 434 - 439.

[58] Collaborative Study Group on Perioperative $ScvO_2$ Monitoring. Multicentre study on peri−and postoperative central venous oxygen saturation in high−risk surgical patients[J]. Crit Care, 2006, 10: R158.

[59] PERZ S, UHLIG T, KOHL M, et al. Low and "supranormal" central venous oxygen saturation and markers of tissue hypoxia in cardiac surgery patients: a

prospective observational study[J]. Intensive Care Med, 2011, 37: 52 - 59.
[60] FULLER B M, DELLINGER R P. Lactate as a hemodynamic marker in the critically ill[J]. Curr Opin Crit Care, 2012, 18: 267 - 272.
[61] MEREGALLI A, OLIVEIRA R P, FRIEDMAN G. Occult hypoperfusion is associated with increased mortality in hemodynamically stable, high-risk, surgical patients[J]. Crit Care, 2004, 8: R60 - R65.
[62] BAKKER J, COFFERNILS M, LEON M, et al. Blood lactate levels are superior to oxygen-derived variables in predicting outcome in human septic shock[J]. Chest, 1991, 99: 956 - 962.
[63] JANSEN T C, VAN BOMMEL J, SCHOONDERBEEK F J, et al. Early lactate-guided therapy in intensive care unit patients: a multicenter, open-label, randomized controlled trial[J]. Am J Respir Crit Care Med, 2010, 182: 752 - 761.
[64] JANSEN T C, VAN BOMMEL J, WOODWARD R, et al. Association between blood lactate levels, sequential organ failure assessment subscores, and 28-day mortality during early and late intensive care unit stay: a retrospective observational study[J]. Crit Care Med, 2009, 37: 2369 - 2374.
[65] MCKENDRY M, MCGLOIN H, SABERI D, et al. Randomised controlled trial assessing the impact of a nurse delivered, flow monitored protocol for optimisation of circulatory status after cardiac surgery[J]. BMJ, 2004, 329: 258.
[66] PEARSE R, DAWSON D, FAWCETT J, et al. Early goaldirected therapy after major surgery reduces complications and duration of hospital stay. A randomised, controlled trial [ISRCTN38797445] [J]. Crit Care, 2005, 9: R687 - R693.
[67] BUNDGAARD-NIELSEN M, HOLTE K, SECHER N H, et al. Monitoring of peri-operative fluid administration by individualized goal-directed therapy[J]. Acta Anaesthesiol Scand, 2007, 51: 331 - 340.

[68] WILSON J, WOODS I, FAWCETT J, et al. Reducing the risk of major elective surgery: randomised controlled trial of preoperative optimisation of oxygen delivery[J]. BMJ, 1999, 318: 1099 - 1103.

[69] LOBO S M, SALGADO P F, CASTILLO V G, et al. Effects of maximizing oxygen delivery on morbidity and mortality in high-risk surgical patients[J]. Crit Care Med, 2000, 28: 3396 - 3404.

[70] LOPES M R, OLIVEIRA M A, PEREIRA V O, et al. Goal-directed fluid management based on pulse pressure variation monitoring during high-risk surgery: a pilot randomized controlled trial[J]. Crit Care, 2007, 11: R100.

[71] PEARSE R M, HARRISON D A, MACDONALD N, et al. Effect of a perioperative, cardiac outputguided hemodynamic therapy algorithm on outcomes following major gastrointestinal surgery: a randomized clinical trial and systematic review[J]. JAMA, 2014, 311: 2181 - 2190.

[72] MORRIS C. Oesophageal Doppler monitoring, doubt and equipoise: evidence based medicine means change[J]. Anaesthesia, 2013, 68: 684 - 688.

[73] SCHEEREN T W, WIESENACK C, GERLACH H, et al. Goal-directed intraoperative fluid therapy guided by stroke volume and its variation in high-risk surgical patients: a prospective randomized multicentre study[J]. J Clin Monit Comput, 2013, 27: 225 - 233.

[74] GOEPFERT M S, RICHTER H P, ZU E C, et al. Individually optimized hemodynamic therapy reduces complications and length of stay in the intensive care unit: a prospective, randomized controlled trial[J]. Anesthesiology, 2013, 119: 824 - 836.

[75] FELLAHI J L, PARIENTI J J, HANOUZ J L, et al. Perioperative use of dobutamine in cardiac surgery and adverse cardiac outcome: propensity-adjusted analyses[J]. Anesthesiology, 2008, 108: 979 - 987.

[76] PEARSE R M, BELSEY J D, COLE J N, et al. Effect of dopexamine infusion

on mortality following major surgery: individual patient data meta-regression analysis of published clinical trials[J]. Crit Care Med, 2008, 36: 1323 - 1329.

[77] TAKALA J, MEIER-HELLMANN A, EDDLESTON J, et al. Effect of dopexamine on outcome after major abdominal surgery: a prospective, randomized, controlled multicenter study. European Multicenter Study Group on Dopexamine in Major Abdominal Surgery[J]. Crit Care Med, 2000, 28: 3417 - 3423.

第十一章

胸外科术后机械通气

Edmond Cohen, Peter Biro, Mert Şentürk

第一节 引 言

据报道，胸外科手术后超过48 h以上的机械通气比率高达9.3%[1]。胸外科术后采用机械通气及持续时间的长短与术后并发症密切相关[2-3]。尽管以前的报道中这些数字从目前看来似乎高得不切实际，但是实际上，胸外科手术患者术后采用机械通气的比率比20年前更高。此外，即使机械通气的比率可能不高，但依然棘手。最近的荟萃分析证实胸外科手术后“急性肺损伤”（acute lung injury，ALI）的发生率为4.3%。尽管ALI的发生率与腹部手术相似（3.4%），但患者术后肺损伤的可归因死亡率明显较高（26.5%，12.2%）[4]。

本书的其他章节也涵盖了本章的部分内容，如胸外科手术后转入ICU的适应证、如何预测和预防术后呼吸衰竭，以及何时采用无创通气和体外肺辅助。因此，本章将着重讨论开胸术后患者机械通气的一些具体挑战。

第二节 胸外科手术后的通气支持

胸外科的独特之处在于手术和机械通气的靶器官是相同的。外科医师在切除大部分肺组织的同时，外科操作也容易损伤剩余的健康肺组织，还可能损伤呼吸肌。此外，开胸手术的胸壁切口，引起的疼痛最剧烈，可能进一步损害通气功能。我们可以认为开胸手术创伤是引起术后肺损伤的主要原因。然而，有研究表明，与肺叶切除术后的手术侧肺相比，非手术侧肺的放射性浓聚更加显著[5]。

胸外科手术后几乎所有并发症（呼吸系统和非呼吸系统）都会导致呼吸衰竭（图11-1）。临床表现通常是复杂的，而不是单纯的低氧血症或高碳酸血症：

（1）肺实质切除、肺不张、肺水肿和术后疼痛引起的胸廓运动受限可能导致肺活量减少。

（2）残余肺功能和肺容量降低、横膈膜和肋间肌功能障碍及气道阻力增加，可能损伤肺通气功能。

（3）通气与血流灌注不匹配和分钟通气量减少，可能会减少有效气体交换[6]。

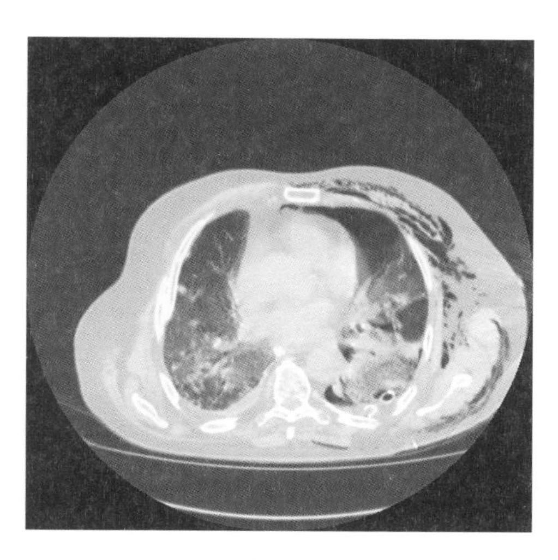

图11-1

开胸术后成人呼吸窘迫综合征（ARDS）患者的CT扫描。开胸左上叶肺胸切除术后患者的CT扫描，患者随后出现ARDS：肺组织切除处有空腔，剩余肺组织有肺不张，无任何临床感染症状的双肺弥漫性浸润及皮下气肿。

此外，过量的静脉输液和输血可直接损伤肺功能，或者加重肺部的损害。

实际上，如果可能的话，应尽量避免在PACU或ICU中进行机械通气，因为机械通气可能引起“呼吸机相关的肺损伤或加重原有的肺损伤”。当每次尝试使用有创机械通气来改善患者的病情，都有可能使其病情恶化。尤其是开胸手术后患者的风险更高，因为在手术过程中，患者的肺（手术肺和通气肺）已经受到“第1次打击”。此外，临床经验发现正压通气可能会损伤新的气管吻合口或支气管残端，尽管还没有明确的证据证明这一貌似合理的假设。

第三节　临床实践指南

在胸部手术后决定继续机械通气时，有助于减少意外事件发生的实践规则如下：

（1）一方面，麻醉医师、外科医师和重症监护人员必须尽量避免开胸手术后机械通气。另一方面，患者需要辅助呼吸的时间越长，呼吸功能的恢复越慢。

（2）自主呼吸优于机械通气，辅助通气优于控制通气。然而，需要重新插管可能是最糟糕的情况。

（3）是否需要术后机械通气应在术中作出判断，并在术后不断重新评估。

（4）如果需要继续进行机械通气，应在手术结束时常规使用单腔气管导管更换术中的双腔管（DLT）。而对于打算在术后2 h内拔管的患者，可将支气管套囊放气后继续使用DLT通气。

（5）应使用足够长的换管器将DLT换成单腔管（注意：DLT比单腔管长）。应该注意的是，由于气道水肿等原因，手术开始时“容易”插管，术后可能变成“困难”插管。

（6）对于术前计划术后进行机械通气的患者，可以使用支气管封堵器（BB），从而避免术后需要从双腔管换为单腔管，只需要移除BB即可。

（7）Univent®管（LMA North America Inc，San Diego，CA）术后可以留在气管内进行通气，但应将封堵器拉回主腔。

（8）从呼吸机脱机需要一个过程，应该从患者带管入ICU开始。

第四节　肺保护性通气

实际上，肺保护性通气（PLV）的概念是在ARDS患者中定义并确定的[7]，但这种方法用在胸外科手术后机械通气，尤其是易发生肺损伤的患者，变得更为重要。PLV包括：

（1）低潮气量（TV）为6～8 mL/kg。

（2）适当的呼气末正压（PEEP）。

（3）肺复张手法（recruitment maneuver, RM）。

多项荟萃分析发现PLV对ICU中的ARDS患者和单肺通气（OLV）患者均有效且具有保护作用[8-10]。胸外科手术中单肺通气TV 6～8 mL/kg与术后肺功能衰竭的发生率降低有关[11]。虽然没有证据表明PLV对术后患者也有效，但有明确证据指出在普通ICU患者中使用PLV指南是有效的。此外，这种情况表明功能性肺组织的减少与ARDS中的“婴儿肺”相似[12]。

PLV策略的细节在本书的其他章节进行了详细讨论，本章节将只关注PLV最近的一些难点：

（1）有任何特殊参数比其他参数“更”重要吗？最近报道驱动压力（定义为潮气量/呼吸系统顺应性）（DP）是评估ARDS患者ALI风险的最佳通气参数[13]。与PEEP或峰值吸气压力（PIP）相比，DP的变化起着更重要的作用。值得怀疑的是，用“低DP”（小于约20 cmH_2O）而不是“低TV”定义PLV是否更合适。

（2）6 mL/kg的TV具有足够保护性吗？考虑到胸部手术通常与肺容量

的减少相关，如在肺切除术后的患者中，6 mL/kg可能意味着TV太高并且可能不再具有肺保护作用。在一项动物研究中发现，与双肺相比，将相同的TV应用于单肺，会导致评估“弥漫性肺泡损伤”的组织学评分增加，表明肺损伤明显加重[14]。另外，将TV减半至3～4 mL/kg，其大小可能已经降低到无效腔通气量以下。根据临床经验，4～6 mL/kg的TV似乎是合理的，但需要个体化进行验证和评估。

（3）即使TV保持低值，DP仍然很高怎么办？在肺顺应性和（或）有效肺容量严重降低的情况下，即使低TV也可能导致非常高的驱动压力。尽管这是一种非常罕见的情况，但所谓的“超保护性通气”［体外肺部辅助（ECLA）系统应用］可能是必要的。两项研究（动物研究[15]和临床研究[16]）显示ECLA有助于将TV降至非常低，以避免术后ALI期间的高驱动压力，其存活率远高于常规设置［动物研究中为100%，人类中为86%（7名患者中有6名）］。ECLA将在本书的另一章中讨论。

（4）“如何应用PEEP？”PEEP不仅对改善氧合作用“好”，而且（并且可能更重要的是）能增加功能残气量，可改善肺的V/Q和预防呼气末肺泡萎陷（图11-2）[17]。然而，过度的PEEP也会导致压力-体积曲线不必要的且有害的右移（图11-3）。此外，虽然它没有循证依据，甚至可能听起来不合理，但“临床经验”表明正压通气会损伤新鲜的吻合口或支气管残端。保持PEEP“尽可能高”和“尽可能低”的方法可以预防肺不张和肺泡过度膨胀[18]；但实际上，这个问题比看起来更为复杂。肺复张（RM）（PEEP从20 cmH_2O逐步下降）“递减试验”以调整最佳顺应性似乎是合适的[19]。

（5）如何肺复张？虽然PEEP可以保持肺部开放，但它不能解决肺不张的问题。如果要张开肺萎陷区域，需要肺复张（RM）[20]。然而，在肺组织漏气的患者中，禁忌RM；此外，在没有漏气（或少漏气）的患者中，通常会“忌惮”RM产生的高压，并且PEEP可能破坏支气管残端和吻合口。胸外科手术后RM是一个问题，必须在个体化临床环境中评估其优缺点。

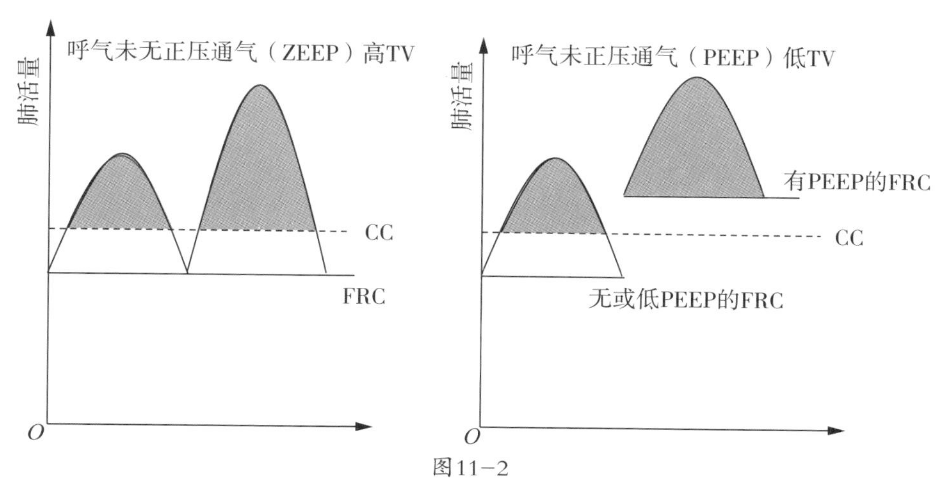

图11-2

不同通气设置下的功能残气量（FRC）与闭合容量（CC）的关系。左图：机械通气时，FRC降到CC以下；较大的潮气量（TV）可以获得更好的气体交换（注意CC线以上的面积较大）；但是，循环复张是无法避免的。右图：在保持TV较低时应用PEEP，FRC在CC以上。避免了循环复张，通气（在“新”FRC上方的区域）仍然比没有PEEP的区域好[17]（经许可）。

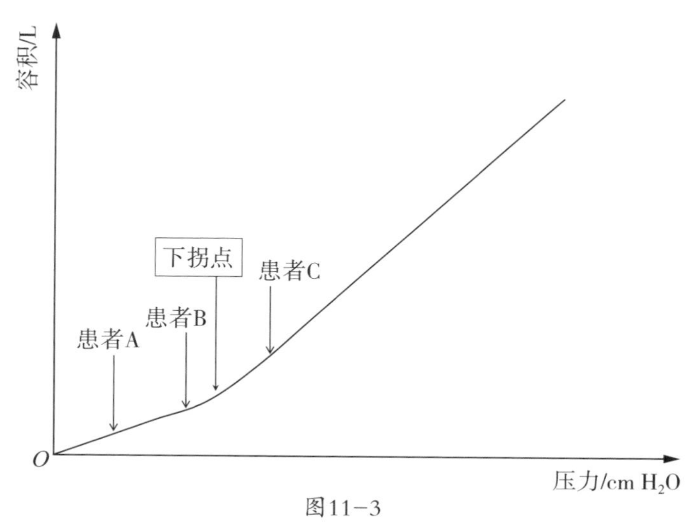

图11-3

PEEP与LIP（下拐点）的关系。注意到每个人的LIP可能不同，有时可能为零。A、B和C是呼气末总压（内压+外压）的可能值。应调整外压PEEP的水平以接近LIP，例如，如果外源性PEEP使总PEEP从A到B，氧合会更好，但如果外源性PEEP使总PEEP从B到C，则氧合会受损；如果LIP为0，A的氧合最佳[17]（经许可）。

第五节 允许性高碳酸血症

临床医师倾向于通过增加呼吸频率来补偿TV的减少，以维持每分通气量。但这可能是错误的：

（1）较短吸气的代价可能是较高的气道压力，较短呼气的结果可能是空气潴留和内源性PEEP。

（2）生理上，正是“作用力”在肺损伤中发挥作用（而不是“做功”），因此“呼吸频率”也很重要（引自Luciano Gattinoni）。增加呼吸频率（等同于呼吸次数）会增加做功导致肺损伤。

（3）更重要的是，轻度高碳酸血症不仅在许多情况下被接受[21]，它甚至可以用作治疗手段[22]。允许性高碳酸血症可以保护肺功能并改善组织氧合，这是由于心输出量增加及氧（O_2）饱和度曲线右移[23]。

（4）另外，需要注意的是，高碳酸血症会加重缺氧性肺血管收缩，因此禁用于肺动脉高压患者，特别是在开胸术后患者中更常见。除此之外，允许性高碳酸血症可被视为保护性肺通气的标准策略。

第六节 吸入氧浓度

胸外科术后患者的O_2消耗量增加，术后往往需要常规吸O_2。然而，有研究发现这种常规氧疗的方法可能弊大于利[24]。虽然这项研究是在临床急症中进行的，但研究高FiO_2对机体损伤的机制可能对胸外科术后患者是有益的。下面是由高FiO_2引起机体损伤的可能机制。

（1）冠状动脉和全身血管收缩导致每搏输出量减少。

（2）即使短时间的预氧合，FiO_2为1.0，由于氮气被置换也会造成肺泡萎陷，从而导致肺不张[25]。

显然，尽管应该治疗术后患者的低氧血症，但仍需要避免高FiO_2，治疗低氧血症时应逐步增加FiO_2[24]。

最近，在应用“低TV-PEEP-RM”之前增加FiO_2已被提倡，即所谓的允许性肺不张。尽管这一建议仅限于“健康”肺的患者在麻醉期间的机械通气，但推广到开胸术后患者仍需验证[18]。

第七节 通 气 模 式

考虑到“驱动压力”（DP）是导致肺损伤的主要原因，在相同DP情况下，选择压力控制（PCV）还是容量控制方式（VCV）几乎没有意义。之前的研究主张PCV，因为它的“下降流动模式”更类似于OLV中的生理性自主呼吸[26]，但在最近相似参数设置的研究中尚未得到证实[27]，两者对患者术后的影响可能是相似的。

这些通气模式之间的唯一区别可能是较低的峰值（不是平台压）气道压力，这对导致ALI影响较小（如果有的话）。最近在OLV中已经表明，PCV与右心室功能的改善相关性高于VCV[28]。右心室功能对胸外科手术后的患者预后至关重要；然而，PCV的优势是否能延续至术后阶段，还有待于进一步研究。

生理性呼吸的所有组分（TV—频率—吸呼比等）是不规律的。在一项实验性ALI研究中已经证明，所谓的“杂乱”压力支持通气与氧合作用的改善及肺血流的重新分布有关[29]。

第八节 机械通气合并漏气的患者

开胸术后机械通气最“特殊”的挑战似乎是持续漏气但又需要机械通气的患者。两种情况会互相加重：持续的漏气加重了呼吸衰竭，增加了患者对机械通气的需求，但正压通气又可加重漏气。在这些患者中，可以尝试无创通气（在另一章中讨论）。在某些情况下，可能需要使用高频喷射通气或分侧肺通气。

第九节　胸外科手术后的高频喷射通气

高频喷射通气（HFJV）一般很少用于胸外科手术后的通气，因为只有存在支气管胸膜瘘时，才会考虑高频喷射通气[30]。一般来说，高频喷射通气的基本特征是会产生比传统通气更低的气道正压，因为HFJV仅在气道保持向大气开放以允许空气自由流动的情况下才能进行。除非呼气通路被阻断，否则气道正压不会增加。

在支气管胸膜瘘的情况下，机体可能有2个允许气体流出的独立开口：近端开放的上呼吸道（如通过气管或支气管）和瘘管。然而，通过瘘管的空气流动是我们不希望看到的，因为它会阻碍瘘口的闭合和愈合。因此，治疗的目标是通过最小化气流来尽可能阻塞该途径。可以通过较低的气道压力来完成，而不是在常规通气期间发生。另外，通过瘘管的大量气体丢失甚至会妨碍正压通气的应用。如果认为通气侧肺的单肺通气不足以维持气体交换，则应考虑HFJV作为更好的手段对患侧肺进行通气。通常，支气管胸膜瘘是单侧的，可能会发生在上次手术肺的那侧。如果由瘘管引起的漏气很小，则应保持自主呼吸，因为这样气道压力也非常低。但是，如果认为需要呼吸机支持，则应考虑两侧肺的分侧通气。

在手术期间，采用双腔管插管。如果拔管后瘘管变得明显，并且达到需要呼吸机支持的程度，则实施通气的最可行办法是再次使用双腔气管导管来进行肺隔离。肺隔离的主要目的是允许健侧肺的通气，而患侧肺采用HFJV[31-32]。

可根据患者的代谢需要来调整患侧肺的HFJV参数。目标是根据需要施加适量的HFJV，以维持足够的气体交换及尽可能减少通过瘘管的气体损失。HFJV量的主要决定因素是驱动压力（DP），进而决定以下参数，如气体流量、潮气量和气道压力。绝对有必要逐步将DP滴定到上述参数的最佳值。必须定期重新调整此设置以适应气体泄漏大小的变化。其他设置包括氧气浓度、吸气持续时间和频率。氧浓度应根据产生的氧合参数来设定，吸气持续时间是次要的，一般设定为40%或50%，而通气频率可在每分钟120～300次之间变化。高频率有助于降低气道压力，低频率有助于二氧化碳的排出，我们应在这两者之间找到一个理想的频率。在大多数情况下，开始HFJV使用100%氧气，DP为1.5 bar，40%吸气持续时间，频率为每分钟150次。由此产生的血气可以指导何时逐步降低DP，即增加频率。这种发展将代表潜在病理学的理想治愈。一旦达到DP＜0.8 bar且频率为每分钟300次，HFJV对氧合作用和二氧化碳消除的作用就会变小并且可能会中断。这时可以结束肺隔离和呼吸机支持。

第十节　分侧肺通气

对于胸外科麻醉医师来说，分侧肺通气（differential lung ventilation，DLV）似乎是OLV的变异。对于胸外科手术后的患者，DLV有2个主要适应证：单侧肺部处理和漏气[33]。其原理是通过不同的TV和（或）PEEP使两侧肺（同步或不同步）通气。在ARDS中，该方法主要用于单侧病变；然而，它也可以在侧卧位的双肺ARDS患者中使用，通过侧卧位使肺的通气分布不均匀，将其分成两肺；以这种方式，DLV能够在两肺中分别滴定和选择相应的最佳PEEP[34]。

DLV用于漏气或瘘管的患者，其目的是用适度的DP促进患侧肺的愈合，其不良反应是氧合和气体交换不佳。它可以保护健侧肺免受患侧的影响，包括单侧大量咯血、支气管扩张和肺脓肿。

在DLV期间，可以使用具有同步吸气和呼气的2个耦合呼吸机（“主”和“从”）。2个呼吸机也可以以不同步的方式使用，但这可能会导致纵隔移位。“健康”肺设置常规通气参数（气体交换），漏气的肺应用较小TV、低或无PEEP通气并且不进行肺复张手法。

一个更简单的方案是用常规设置参数进行单肺（健康肺）通气，而持续气道正压通气（CPAP）或高频通气（HFV）用于患肺（图11-4）。

显然，长时间在ICU使用DLV可能会产生一些问题（如可能需要插管、强制性肌松等）。因此，DLV在开胸术后患者中的应用仍然局限于需要机械通气但仍存在漏气现象的患者。

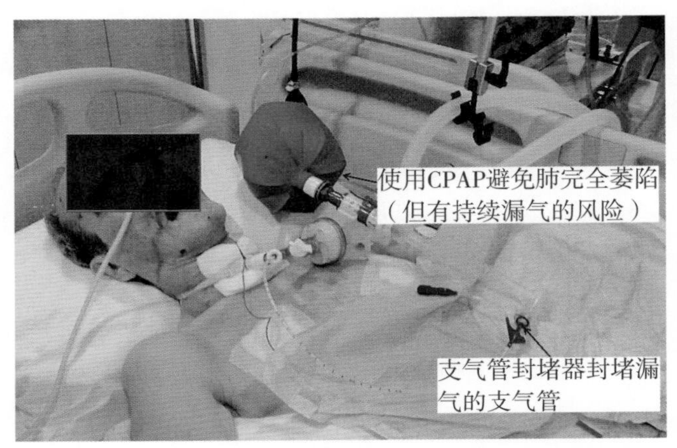

图11-4

持续性支气管胸膜瘘需要机械通气的患者，可以使用支气管封堵器封堵有瘘管的肺（或肺叶）。其余的肺可以机械通气，在阻塞的部分肺中，可以施加低水平的持续气道正压以防止肺完全塌陷而不加重肺瘘。

第十一节 脱　机

机械通气的一个基本原则应该是脱机的问题，在机械通气开始就应该考虑。机械通气脱机应尽快进行，但不应一味求快而导致脱机不成功。无论机械通气的持续时间有多长，都应该满足以下标准后再拔管：

（1）患者体温正常。

（2）患者合作。

（3）患者可以充分地咳嗽。

（4）可靠的自主呼吸和可接受的pH、$PaCO_2$及PaO_2水平。

脱机成功的关键之一是遵循明确的指南[35]。脱机方案应明确定义尝试脱机的患者、脱机的方法和策略，以及成功脱机的评估（图11-5）。

脱机成功的一些方案包括：

（1）每日自主呼吸试验：应在每位机械通气超过24 h的患者中进行，以防止存在“未被识别”的患者。

（2）寻找和处理自主呼吸试验失败的原因。

（3）从控制通气到支持通气和从有创通气到无创通气的指导方案。

（4）防止过度镇静及镇静不足。

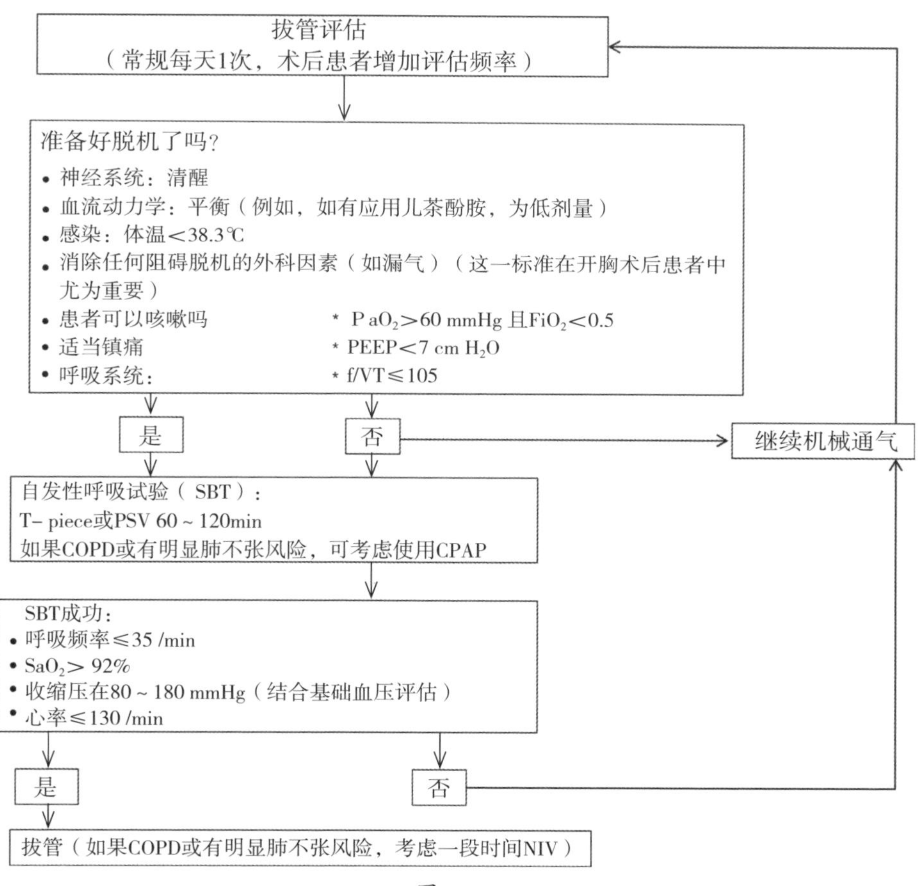

图11-5

脱机指南。伊斯坦布尔医学院使用的手术（包括开胸术）后延迟拔管的患者脱机指南。值得注意的是，各中心之间的指南可能有所不同，但应存在并遵循一项制度性指南。

第十二节　气管切开术

如需进行长时间的机械通气（脱机试验不成功者其预测机械通气时间甚至超过7天），应考虑气管切开术。甚至要考虑去除导管及其固定胶带以减少镇静剂的使用剂量。此外，更重要的是，可以方便动员患者活动并有利于气道分泌物的清除。患者可以吃饭、喝水，甚至说话。尽管有一些不同的观点，但通常认为早期气管切开术与更易于脱机和减少感染有关。对于开胸术后患者，外科医师倾向于进行外科气管切开术，但作为ICU的常规操作，至少在不复杂的病例中，经皮气管切开术更容易、更安全、更经济。

第十三节　胸腔引流管的管理

对于胸外科手术，胸腔引流管置入是一种常规且几乎是强制性的操作。因此，负责术后护理的医师也应熟悉胸腔引流的管理，包括其并发症的诊断和治疗。胸腔引流管用于排出空气（腹侧或头侧放置）和（或）液体（背侧或尾侧放置）。因此，医师的任务是监测、预防或治疗漏气和过度胸腔引流[36]。通过经典的三瓶胸腔引流管引流系统（图11-6），胸膜的空气可以通过水封被动吸出，或通过连接真空管道主动吸出。关于被动吸力和主动（或交替）吸力的影响存在争议性报道[37-38]。平衡胸腔引流系统可能是将纵隔维持在中线位置最合理的策略。如果选择主动抽吸，则负压不应超过15～20 cmH_2O。全肺切除术后应避免负压，因为它可引起纵隔移位。胸外科术后存在张力性气胸的风险，所以在患者转运期间不应夹闭胸管。

应监测从胸腔引流管排出的血液量，特别是在手术后的早期阶段。引流血量过多时应该发出紧急警报，以便召回外科医师重新手术。在后期阶段，当引流量每天超过250 mL时，胸腔引流管应留在原位。然而，这项未

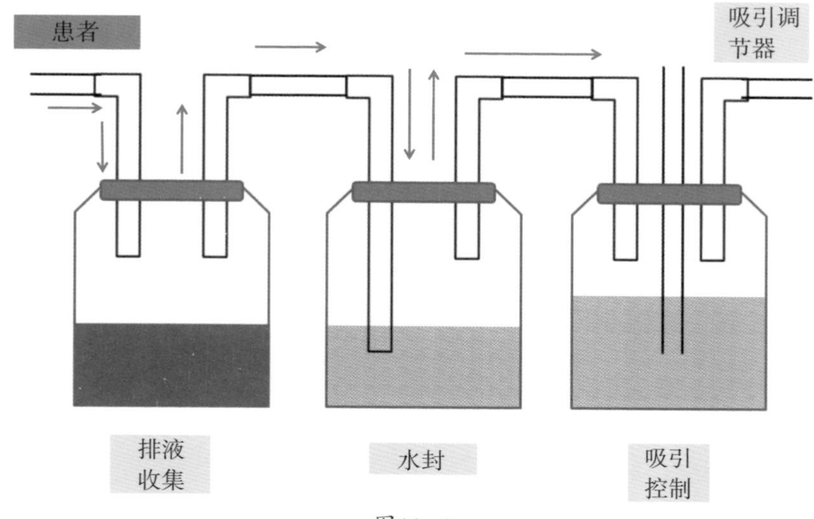

图11-6

三瓶胸腔引流系统。使用第1个（排液收集）瓶子会因液体或血液平面上升和（或）瓶子中血液和空气的泡沫混合物增多，增加引流阻力。添加第2瓶（水封）允许流体仅排入第1瓶和空气进入第2瓶，也可防止泡沫形成。然而，增加的导管长度可以增加无效腔，使阻力增加，导致回流到导管和胸膜腔。因此，第3个瓶子（吸引控制）允许在系统上施加外部吸引，防止胸管流出物返回患者[40]。（经许可）

经证实的措施在最近的一项研究中受到质疑，该研究发现只要没有漏气，当引流量每天不超过450 mL且引流液中不含脑脊液、乳糜或血液时，即可拔除胸腔引流管[39]。同时应评估胸部X线和胸腔引流管的状态，当它们之间的表现不一致时，可能存在管道扭结、凝块阻塞或抽吸失败，导致胸腔引流失败。

第十四节　结　　论

如今，只有少数胸外科手术患者在ICU中需要延长机械通气。但是，应始终牢记术后机械通气可能导致其他并发症。在这些情况下，其他系统的问题，如心律失常、液体超负荷等，可能使患者的病情恶化。只有在必要时才应考虑机械通气，但如果必要，应尽早考虑。在机械通气期间，应保护新近受伤的肺组织；防止空气泄漏和瘘管的恶化，同时维持最合适的气体交换量。应尽早考虑脱机。

（徐欢 译　温宗梅 校）

参考文献

[1] HARPOLE D H J R, De CAMP M M, DALEY J, et al. Prognostic models of thirty day mortality and morbidity after major pulmonary resection[J]. J Thorac Cardiovasc Surg, 1999, 5: 969 - 979.

[2] WADA H, NAKAMURA T, NAKAMOTO K, et al. Thirty-day operative mortality for thoracotomy in lung cancer[J]. J Thorac Cardiovasc Surg, 1998, 1: 70 - 73.

[3] STEPHAN F, BOUCHESEICHE S, HOLLANDE J, et al. Pulmonary complications following lung resection, a comprehensive analysis of incidence and possible risk factors[J]. Chest, 2000, 5: 1263 - 1270.

[4] SERPA NETO A, HEMMES S N, BARBAS C S, et al. PROVE Network Investigators (2014) Incidence of mortality and morbidity related to postoperative lung injury in patients who have undergone abdominal or thoracic surgery: a systematic review and meta-analysis[J]. Lancet Respir Med, 2014, 2: 1007 - 1015.

[5] PADLEY S P, JORDAN S J, GOLDSTRAW P, et al. Asymmetric ARDS following pulmonary resection: CT findings initial observations[J]. Radiology, 2002, 223: 468 - 473.

[6] JORDAN S, EVANS T W. Predicting the need for intensive care following lung resection[J]. Thorac Surg Clin, 2008, 18: 61 - 69.

[7] The acute respiratory distress syndrome network: ventilation with lower tidal volumes as compared with traditional tidal volumes for acute lung injury and the acute respiratory distress syndrome (2000) [J]. N Engl J Med, 2000, 342: 1301 - 1308.

[8] PETRUCCI N, IACOVELLI W. Lung protective ventilation strategy for the acute respiratory distress syndrome[J]. Cochrane Database Syst Rev, 2007, (3): CD003844.

[9] VERBRUGGE S J, LACHMANN B, KESECIOGLU J. Lung protective ventilatory strategies in acute lung injury and acute respiratory distress syndrome: from experimental findings to clinical application[J]. Clin Physiol Funct Imaging, 2007, 27: 67 - 90.

[10] KOZIAN A, SCHILLING T, SCHÜTZE H, et al. Ventilatory protective strategies during thoracic surgery: effects of alveolar recruitment maneuver and low−tidal volume ventilation on lung density distribution[J]. Anesthesiology, 2011, 114: 1025 - 1035.

[11] FERNÁNDEZ−PÉREZ E R, KEEGAN M T, BROWN D R, et al. Intraoperative tidal volume as a risk factor for respiratory failure after pneumonectomy[J]. Anesthesiology, 2006, 105: 14 - 18.

[12] SENTÜRK M. New concepts of the management of one−lung ventilation[J]. Curr Opin Anaesthesiol, 2006, 19: 1 - 4.

[13] AMATO M B, MEADE M O, SLUTSKY A S, et al. Driving pressure and survival in the acute respiratory distress syndrome[J]. N Engl J Med, 2015, 372: 747 - 755.

[14] KOZIAN A, SCHILLING T, RÖCKEN C et al. Increased alveolar damage after mechanical ventilation in a porcine model of thoracic surgery[J]. J Cardiothorac Vasc Anesth, 2010, 24: 617 - 623.

[15] IGLESIAS M, JUNGEBLUTH P, PETIT C, et al. Extracorporeal lung

membrane provides better lung protection than conventional treatment for severe postpneumonectomy noncardiogenic acute respiratory distress syndrome[J]. J Thorac Cardiovasc Surg, 2008, 135: 1362 - 1371.

[16] IGLESIAS M, MARTINEZ E, BADIA J R, et al. Extrapulmonary ventilation for unresponsive severe acute respiratory distress syndrome after pulmonary resection[J]. Ann Thorac Surg, 2008, 85: 237 - 244.

[17] SENTÜRK M, SLINGER P, COHEN E. Intraoperative mechanical ventilation strategies for one-lung ventilation[J]. Best Pract Res Clin Anaesthesiol, 2015, 29: 357 - 369.

[18] GÜLDNER A, KISS T, SERPA NETO A, et al. Intraoperative protective mechanical ventilation for prevention of postoperative pulmonary complications: a comprehensive review of the role of tidal volume, positive end-expiratory pressure, and lung recruitment maneuvers[J]. Anesthesiology, 2015, 123: 692 - 713.

[19] FERRANDO C, MUGARRA A, GUTIERREZ A, et al. Setting individualized positive end-expiratory pressure level with a positive end-expiratory pressure decrement trial after a recruitment maneuver improves oxygenation and lung mechanics during one-lung ventilation[J]. Anesth Analg, 2014, 118: 657 - 665.

[20] TUSMAN G, BOHM S H, SIPMANN F S, et al. Lung recruitment improves the efficiency of ventilation and gas exchange during one-lung ventilation anesthesia[J]. Anesth Analg, 2004, 98: 1604 - 1609.

[21] HICKLING K G, WALSH J, HENDERSON S, et al. Low mortality rate in adult respiratory distress syndrome using low-volume, pressure-limited ventilation with permissive hypercapnia: a prospective study[J]. Crit Care Med, 1994, 22: 1568 - 1578.

[22] KAVANAGH B P, LAFFEY J G. Hypercapnia: permissive and therapeutic[J].

Minerva Anestesiol, 2006, 72: 567 - 576.

[23] AKÇA O. Carbon dioxide and tissue oxygenation: is there sufficient evidence to support application of hypercapnia for hemodynamic stability and better tissue perfusion in sepsis? [J]. Intensive Care Med, 2008, 34: 1752 - 1754.

[24] AKÇA O. Supplemental oxygen, hyperoxia, and perioperative period[J]. Turk J Anaesthesiol Reanim; accepted for publication, 2016.

[25] MAGNUSSON L, SPAHN D R. New concepts of atelectasis during general anaesthesia[J]. Br J Anaesth, 2003, 91: 61 - 72.

[26] TU RUL M, CAMCI E, KARADENIZ H, et al. Comparison of volume controlled with pressure controlled ventilation during one−lung anaesthesia[J]. Br J Anaesth, 1997, 79: 306 - 310.

[27] UNZUETA M C, CASAS J I, MORAL M V. Pressure−controlled versus volume−controlled ventilation during one−lung ventilation for thoracic surgery[J]. Anesth Analg, 2007, 104: 1029 - 1033.

[28] Al SHEHRI A M, EL−TAHAN M R, Al METWALLY R, et al. Right ventricular function during one−lung ventilation: effects of pressure−controlled and volume−controlled ventilation[J]. J Cardiothorac Vasc Anesth, 2014, 28: 892 - 896.

[29] CARVALHO A R, SPIETH P M, GÜLDNER A, et al. Distribution of regional lung aeration and perfusion during conventional and noisy pressure support ventilation in experimental lung injury[J]. J Appl Physiol (1985) , 2011, 110: 1083 - 1092.

[30] SPINALE F G, LINKER R W, CRAWFORD F A, et al. Conventional versus high frequency jet ventilation with a bronchopleural fistula[J]. J Surg Res, 1989, 46: 147 - 151.

[31] ROUSTAN J P. High frequency jet ventilation combined with conventional mechanical ventilation in the treatment of adult respiratory distress syndrome[J].

Ann Fr Anesth Reanim, 1995, 14: 276 - 288.

[32] FORD J M, SHIELDS J A. Selective bilateral bronchial intubation for large, acquired tracheoesophageal fistula[J]. AANA J, 2012, 80: 49 - 53.

[33] ANANTHAM D, JAGADESAN R, TIEW P E. Clinical review: independent lung ventilation in critical care[J]. Crit Care, 2005, 9: 594 - 600.

[34] BORGES J B, SENTURK M, AHLGREN O, et al. Open Lung in Lateral Decubitus With Differential Selective Positive End-Expiratory Pressure in an Experimental Model of Early Acute Respiratory Distress Syndrome[J]. Crit Care Med, 2015, 43: e404 - e411.

[35] CAROLEO S, AGNELLO F, ABDALLAH K, et al. Weaning from mechanical ventilation: an open issue[J]. Minerva Anestesiol, 2007, 73: 417 - 427.

[36] CERFOLIO R J, BRYANT A S. The management of chest tubes after pulmonary resection[J]. Thorac Surg Clin, 2010, 20: 399 - 405.

[37] CERFOLIO R J, BASS C, KATHOLI C R. Prospective randomized trial compares suction versus water seal for air leaks[J]. Ann Thorac Surg, 2001, 71: 1613 - 1617.

[38] BRUNELLI A, MONTEVERDE M, BORRI A, et al. Comparison of water seal and suction after pulmonary lobectomy: a prospective, randomized trial[J]. Ann Thorac Surg, 2004, 77: 1932 - 1937.

[39] CERFOLIO R J, BRYANT A S. Results of a prospective algorithm to remove chest tubes after pulmonary resection with high output[J]. J Thorac Cardiovasc Surg, 2008, 135: 269 - 273.

[40] ENTÜRK M, SLINGER P, COHEN E. Intraoperative mechanical ventilation strategies for one-lung ventilation[J]. Best Pract Res Clin Anaesthesiol, 2015, 29: 357 - 369.

第十二章

胸外科手术后无创通气

Lorenzo Ball, Maddalena Dameri, Paolo Pelosi

第一节 引　　言

胸外科手术对呼吸功能的影响，与手术和患者多种因素有关[1]。因此，胸外科手术发生术后肺部并发症（postoperative pulmonary complications，PPC）的风险很高，与腹部外科手术相比，术后肺损伤导致的死亡率更高[2]。关于患者相关的因素，大多数接受肺切除术的患者都有吸烟史和慢性阻塞性肺病（chronic obstructive pulmonary disease，COPD）病史，导致发生术后并发症的风险增加[1]。在手术相关因素中，全身麻醉、胸痛、膈神经刺激、远端气道闭塞和肺实质减少在术后肺功能障碍中起重要作用[3]。胸外科手术后肺实质和胸壁的损伤可能会引起低氧血症、肺不张和肺炎的发生，进而导致急性呼吸衰竭（acute respiratory failure，ARF）[4]。胸外科手术是预测PPC高危患者评分的一个特定风险因素[5]。

无创正压通气（non-invasive positive pressure ventilation，NPPV）可以缓解患者术后呼吸困难，改善患者呼吸功能，可用于预防[6]和治疗胸外科手术后的呼吸衰竭。本章的目的是简要概述胸外科手术患者术后护理过程中最常见的NPPV的方法及其应用。

第二节　无创正压通气

无创通气（non-invasive ventilation，NIV）是一种无需有创人工气道并提供机械通气的呼吸支持技术[7]。在各种无创通气方案中，因其有效性和便利性，使用不同面罩提供无创正压通气（NPPV）已成为主导技术。最初，NPPV仅用于需长期辅助通气的慢性病患者，而过去几十年中，NPPV在ARF患者中的应用越来越多，与气管内插管相比，它更具有优势。

事实上，有创机械通气在改善肺泡通气方面是非常有效的，但气管内插管存在一定风险，这些风险可能与插管和拔管操作、机械通气本身和气道防御机制缺失有关。而NPPV可以避免这些并发症，因为上呼吸道没有受到损伤，从而降低呼吸道感染的发生率[8]。NPPV可以让患者自主咳痰、说话，甚至可以饮食。尽管NIV具有优势，但它不能直接与下呼吸道连接，因此也存在一些问题。NIV治疗的绝对禁忌证是咳痰无力和不同程度的气道阻塞。

NPPV可以通过多种方式改善呼吸功能。NPPV减轻呼吸困难和恢复呼吸功能的主要作用机制是通过减少自主呼吸做功来实现的[9]。应用间歇性气道正压通气增加肺扩张和潮气量同时降低吸气肌负荷从而减少自主呼吸做功。对患者而言，用以维持充分通气能耗降低，降低呼吸频率、减少辅助吸气肌做功、改善呼吸困难和肺泡内二氧化碳潴留[10]。NPPV可以通过增加功能残气量，使塌陷的肺泡复张，从而提高通气—血流比值，减少肺内分流。另外，NPPV可增加胸膜腔内压，降低心脏前负荷和后负荷。心脏后负荷降低，使心脏输出压力减小，从而潜在地增加心输出量，产生显著的血流动力学效应，特别适用于扩张型心肌病患者。关于使用NPPV治疗急性心源性肺水肿的一些研究显示，使用无创通气治疗的患者插管率较低，血氧改善更快[11]。

NIV常用于治疗慢性呼吸衰竭患者：长期NPPV通常在夜间睡眠时使用，能让患者在日间能获得更好的气体交换。NIV对这些患者呼吸功能的益处主要是改善呼吸肌功能。睡眠时实施NIV可缓解呼吸肌疲劳，改善日间呼吸功能[12]，减少呼吸做功[13]并调节呼吸中枢的CO_2阈值[12]。

最近NPPV也应用于重症患者，包括术后患者。一些研究比较了传统技术和NPPV在重症患者中的治疗作用，发现NPPV技术的最大优点是可以在无需损伤气道的情况下辅助通气，从而降低感染的发生率。此外，NPPV用于治疗急性加重的COPD患者，与常规治疗相比，最重要的优点是可降低呼吸频率、$PaCO_2$和插管率[7]。NPPV的另一种新的应用是治疗重症肺炎相关性呼吸衰竭，研究发现无创通气治疗的患者插管率较低[14]，ICU住院时间较短，短期生存率显著升高。但目前使用NPPV治疗ARDS仍然存在争议。最近一项多中心随机试验表明，与标准氧疗法相比，轻度ARDS患者早期阶段，使用NPPV可降低插管率[15]。但我们必须谨记并注意区分NPPV是用作治疗选择方案还是仅用于延迟插管需求这两种情况。

一、围术期NPPV

在过去几十年中，NPPV的术后应用越来越受到关注。一些研究表明NPPV在治疗术后呼吸衰竭中发挥重要作用。其中一项随机、对照、非双盲试验，对209名择期行腹部外科手术后发生严重低氧血症的患者进行研究发现，与标准氧疗法相比，NPPV可降低插管率及术后肺炎和脓毒症的发生[16]。

在一项关于56例接受择期行胸腹主动脉瘤血管置换术患者的队列研究中发现，经鼻持续气道正压通气作为降低术后呼吸衰竭发生率的预防措施，可以减少PPC的发生率，并缩短住院时间[17]。大多数研究支持使用NPPV作为术后肺部并发症和呼吸衰竭的预防和治疗措施，特别是高危手术。

二、NPPV的模式

实际上，任何通气模式都可以通过无创面罩通气代替传统人工气道来完成[18]。但是，不能简单地认为NPPV可与传统的机械通气互换，因为

NPPV系统固有的非密封性可导致不可避免的不同程度的漏气，并且容易受上呼吸道对抗阻力影响。本段只简要介绍在术后使用的通气模式。

NPPV可以由专用呼吸机或传统的ICU呼吸机提供。前者通常比后者更小且更易于安装，因此它们通常作为慢性病患者的家用呼吸机。NPPV专用呼吸机的易操作性可能会提高围术期的效率，即使在ICU呼吸机无法及时获得的情况下，外科病房也能启动NPPV。这些小型呼吸机有一个双支呼吸回路，类似于带呼气阀的ICU呼吸机，能冲出CO_2；或有一个单支回路，能通过校准的漏气口进行呼气和排出CO_2[18]。

（一）持续气道正压通气

持续气道正压通气（continuous positive airway pressure，CPAP）是指通过无创性面罩提供一个恒定的正压通气。CPAP可认为是简易的NPPV模式，由呼吸机或高流量系统提供，包括可向患者提供高流量的空氧混合装置，通过校准方法或调节PEEP阀而设定CPAP值。人们最初是在急性心源性肺水肿的治疗中发现了CPAP的益处，随后发现其在ARF治疗中，包括术后发生的ARF治疗中同样有益。在CPAP期间，患者完全控制呼吸，控制呼吸频率和呼吸周期持续时间。鲜有研究探索NPPV模式在肺切除术患者中的应用[19]。

（二）压力支持通气和相关通气模式

一些现代专用呼吸机和所有ICU呼吸机都能提供压力支持通气（PSV）选项。在这种通气模式下，患者直接控制开始吸气的时间，并间接控制呼吸循环进入呼气阶段。吸气触发可以是流量触发模式，设置固定的负流量值，通常在−5～−2 L/min。在ICU呼吸机和一些专用NPPV呼吸机上，操作人员可以手动调节该默认的负流量值。另一种常见的吸气触发是压力触发模式，指通过检测压力降低而触发的模式。一些专门为NPPV设计的复杂呼吸机，提供流量—时间曲线分析计算软件，帮助呼吸机区分真正的吸气力和因漏气引起的人为吸气力。

一旦患者触发呼吸，呼吸机就保持恒定的压力水平。该压力水平可以按照预定的持续时间（时间—循环通气）或直到吸气流速降至特定值（流量—循环通气）。在一些家用NPPV呼吸机中，该流量值是固定的，但在大多数住院期间使用的医用呼吸机中，该流量阈值被设定为调节吸气峰值流量的百分比。在漏气情况下，呼吸机提供的流量可能永远不会达到该阈值，导致患者的呼吸与呼吸机通气不同步。最近的一项研究表明，许多ICU呼吸机不适合在大量漏气的情况下提供NPPV[20]。

由于呼吸机的制造商不同，这种通气模式的名称也不尽相同。PSV是胸外科手术后研究最多的通气模式。

（三）其他通气模式

在一些ICU呼吸机中，有几种通气模式可在2个恒定压力水平之间切换，能在任何压力水平下进行无辅助的自主呼吸。大多数情况下，这些通气模式并非专门设计用于无创面罩通气，因此缺乏漏气补偿会导致加压损失[20]。

近年来，经鼻高流量湿化氧疗（humidifed high-fow nasal cannulas，HHFNC）在ARF患者和围术期患者中进行了广泛研究。它们的作用机制尚不清楚，可能是由流量依赖性CPAP效应介导。但在胸外科手术后的作用还有待明确[21]。

（四）面罩

NPPV可以通过多种类型的面罩提供：鼻罩、口鼻罩、全面罩和头盔式面罩[7]。漏气是NPPV管理中最常见问题，因此选择合适的面罩或根据患者的需求进行定制，是良好无创呼吸支持最重要的部分之一[22]。选择最佳的面罩可以减少并发症和不适，从而优化患者的依从性和治疗效果[23]。

市场上有多种类型的面罩。鼻部面罩包括鼻罩和鼻枕式面罩，前者是一个塑料面罩，有一个柔软的硅胶垫覆盖鼻子，而后者是直接插入鼻孔的软橡胶帽。口鼻罩又分为面罩和全面罩，面罩覆盖鼻子和口腔，全面罩能同时覆盖鼻子、口腔和眼睛。头盔式面罩是一个透明PVC圆筒，覆盖整个头部和部分颈部，且避免与面部接触；这种面罩通常配备有防窒息阀，并通过连接到肩带的弹性挡圈确保头盔固定于颈部。这些面罩各有优点与缺点。一个简单口罩，能避免使用鼻罩或口鼻罩引起的几个问题，如皮肤病变或幽闭恐惧症[24]，但需要患者高度配合[22]，这限制了该面罩的术后使用。鼻罩通常耐受性良好，患者能够饮食、咳痰和说话。与其他面罩相比，鼻罩的呼吸无效腔较少，导致幽闭恐惧症的概率较低。但它需要患者更好的协作，并且可能因漏气而导致皮肤破裂、结膜炎或眼部病变。鼻枕式面罩可以降低压疮和皮肤溃疡的风险，但它通常与鼻腔刺激及高压密封较差有关[22]。

与鼻罩相比，面罩具有更高的稳定性，可以更清晰地监测漏气。由于它的尺寸覆盖了大部分面部，可能导致幽闭恐惧症、呕吐和褥疮，因此患者的依从性较差。全面罩通常具有良好的耐受性，因为它一般固定于敏感度较低的面部周边。该面罩的尺寸大于其他类型的面罩，漏气较少，结膜炎的发病率较低。但是，当全面罩模糊时，可导致患者的能见度降低。此外，最近的一项研究发现，这种装置不适用于ICU呼吸机通气[20]。

头盔式面罩是最近推出的面罩之一。该装置完全避免与患者面部接触，并使皮肤损伤的风险最小化，因此头盔式面罩可以使患者更加舒适，尤其是需要长期NPPV治疗的患者[25-26]。然而，该面罩存在若干问题，如整体尺寸过大、定位困难及需要提供高流量的气体。头盔式面罩妨碍交流并增加呼吸无效腔。此外，在一些国家，禁止使用头盔式面罩，因为当地卫生局对这些大容量设备内CO_2复吸的风险表示担忧。在对主动脉夹层手术后发生低氧血症性呼吸衰竭的患者进行的一项随机试验中发现，与普通面罩相比，头盔式面罩在改善气体交换方面更快，耐受性更好[27]。在一项大型腹部外科手术后发生ARF患者的一项小型配对研究中也得出了类似的结果[28]。另一项研究显示，与全面罩相比，戴头盔式面罩治疗COPD急性加重患者时$PaCO_2$降低较慢[29]。

因此，我们有必要进行更大规模的随机试验，以明确特定头盔式面罩优于其他面罩，但也应考虑患者的舒适度，优化头盔式面罩的内部构造。

（五）加湿

在正常呼吸情况下，吸入呼吸道的空气会被加热并湿化。但机器产生的气流是冷而干燥的空气，显然不会自动加热和加湿。虽然加湿经常被忽视，但其在NPPV中起着重要的作用。与有创通气相比，NPPV遵循气道的解剖结构，以自然方式进行通气。

尤其在长期NPPV治疗情况下，不加湿气体会导致一些并发症，如喉咙痛、反应性咳嗽、口干、流鼻涕、流鼻血、声音嘶哑和鼻塞[30]。尽管看似无关紧要，但这些并发症是导致患者依从性降低的主要原因，即使在短期内也是如此，如术后NPPV治疗。在NPPV回路中添加加湿装置可以有效地减少这些问题[31]。

加湿器主要分为两种类型：加热加湿器（heated humidifiers，HH）和热湿交换器（heat and moisture exchangers，HME）。HH由加温水罐的加热板构成，与呼吸回路相连接。操作员可通过调节恒温器设定水罐中的水温。HME经常被误称为“过滤器”，实际可分为亲水性过滤器和疏水性过滤器。疏水性过滤器内含有陶瓷纤维膜，可过滤病毒和细菌，但仅有部分加湿功能，因此疏水性过滤器通常放置在回路的近端，其主要目的是防止患者感染。亲水性过滤器由冷凝表面的丙烯膜过滤膜形成，通常由纸制成，并用亲水盐溶液浸湿，确保加湿。更新的HME过滤器结合了2种过滤膜，既能加湿又能过滤细菌。HH是主动加湿器，而HME是被动加湿器，通过保留患者呼出的水蒸气来维持加湿。选择HH和HME过滤器需要根据特定情况具体权衡分析。HME过滤器使用方便，且成本较低。关于HME过滤器的局限性，与HH过滤器相比，必须提及的一点是，NPPV期间气道无效腔增加，这导致呼吸做功增加和$PaCO_2$水平升高[32]。另外，HH过滤器价格昂贵且使用复杂，容易污染回路且难以达到最佳温度。一项随机多中心研究显示，HH和HME在降低插管率方面没有差异[33]，但当使用高流量系统产生CPAP时，建议优先使用HH[34]。

三、胸外科手术后NPPV

与其他手术类型相比，肺切除术后患者肺功能受损更严重，因为围术期静脉或硬膜外阿片类药物的大剂量使用，以及远端气道闭塞导致肺实质减少、胸痛和呼吸驱动力下降[7，35]。目前关于胸外科手术后NPPV的潜在应用越来越受重视，一些小样本研究调查了NPPV在术后期间作为预防和治疗措施的价值[4]。肺切除术后常规使用NPPV被视为一种预防措施，旨在降低ARF发生率、有创机械通气的需求和最终死亡率。尤其针对高危患者，可降低患者术后ARF的发生率。相反，当ARF已经发生时，NPPV可以用作治疗措施[36]。甚至少数研究还探讨了术前使用NPPV作为预防措施的可能性[37]。

一些研究者提出，由于肺切除术后呼吸功能管理复杂，通常不易区分NPPV的使用是作为预防措施还是用作治疗措施。实际上，大多数情况下，NPPV的具体用途并不明确，其目的是缓解呼吸困难并改善患者临床预后，另外，NPPV也有可能逆转呼吸衰竭的进程[4，6，36]。

（一）胸外科术后NPPV的病理生理学

胸外科手术中最常见的手术是食管切除术和肺切除术。长期以来，这两种手术被认为是NPPV的绝对禁忌证，担心存在手术吻合口瘘和误吸的风险[7]。最近，一些研究者基于病理生理学角度考虑，试图通过实验模型和临床试验挑战这一假设。

关于食管切除术，Raman及其同事[38]在猪体内模型和体外模型中研究了食管吻合口的气压耐受性。有趣的是，研究者发现体内食管吻合口压力为（84±38）cmH_2O时，耐受性好无漏气，远高于正压通气时实际传输到食管的压力。在一项关于食管癌食管切除术后NPPV的回顾性临床研究中[39]，研究者发现NPPV用作术后ARF的一线治疗措施，可改善气体交换，使近一半的患者免于插管。该研究者随后得出结论，NPPV可能是治疗食管切除术后ARF行之有效的选择。

肺切除手术后NPPV的使用受到外科医师和麻醉医师及重症监护病房医师的质疑，因为他们担心正压通气会对支气管缝合口或吻合口造成压力伤，增加气道向胸膜腔漏气的风险，甚至导致吻合口破裂。如果能谨慎调控NPPV，这些问题本质上是不存在的，因其对吻合口漏的机制有误解。实际上，支气管缝合或吻合口所受的机械应力与气道压力不成比例，而与气道压力（Paw）和胸膜腔内压（Ppl）之差成比例。这种跨吻合口压力梯度对应跨肺压（P_L=Paw−Ppl）是导致气道受到机械应力的原因[40]。在胸外科手术后，通常会放置胸腔引流管进行负压吸引，以促进肺复张并补偿肺实质漏气。由于这种负压可能导致跨肺压力的增加，在一些研究中，建议NPPV期间暂时中断胸腔引流管负压吸引作为预防措施[19]。

如图12−1所示的例子中，NPPV适用于肺切除手术后ARF的呼吸困难患者。如图12−1左图所示，尽管气道压力波动很小，但在自主呼吸中，由于吸气功增加，胸膜腔负压偏移较大，导致相关的跨肺压力增加。NPPV复合低PEEP值气道压力增加，但减轻了吸气肌引起的胸膜腔压力降低。

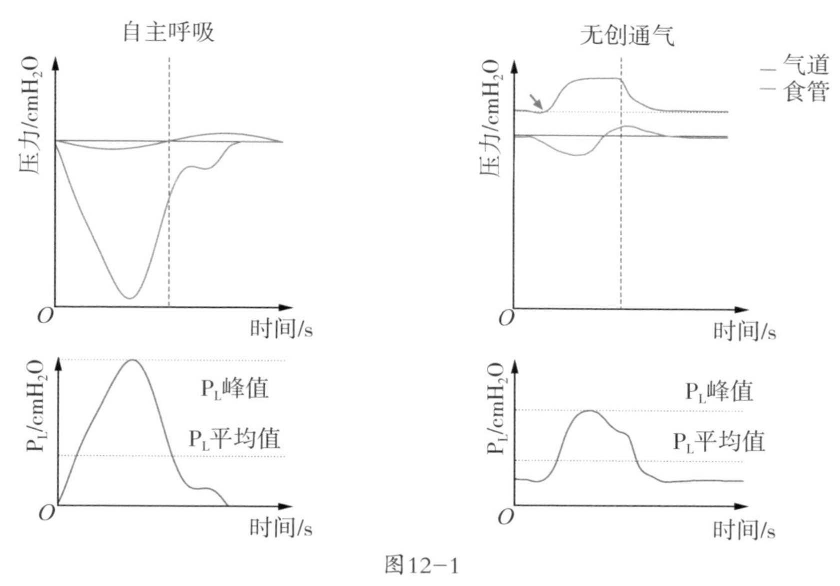

图12−1

胸外科手术后患者呼吸动力学的病理生理学。该图显示了呼吸窘迫患者在自主呼吸（左）和NPPV（右）期间的气道（蓝色）和食管（粉红色）压力—时间曲线。以绿色线绘制跨肺压（P_L），也代表经吻合口的压力梯度。垂直虚线表示呼气阶段的开始。

NPPV期间产生的跨肺压力与自主呼吸期间相比，平均值相似但峰值降低。

Aguiló等人1997年的一项临床试验[35]研究了10名受试者在肺切除手术后短期（1 h）NPPV的作用。研究者选择双相气道正压（BiPAP）通气模式，吸气压力为10 cmH_2O，呼气压力为5 cmH_2O，通过鼻罩提供通气。与9名对照者相比，短期NPPV显著改善了气体交换，而不增加无效腔或胸膜漏气。在这项关键性研究之后，一些中小型抽样研究明确了胸外科手术后NPPV的效果。

（二）预防性使用NPPV的证据

一些研究探索了NPPV作为预防措施的作用，即在胸外科手术后常规给所有患者进行NPPV，以减少呼吸不良事件的发生率并改善临床预后。表12-1简述了高度相关研究的结果。

几项小型随机试验发现气体交换有所改善[17，19，35，37]，其中两项研究观察到住院时间缩短[17，37]。一项研究对术前NPPV进行了探索[37]。在一项针对50名患者的随机试验[41]中，NPPV改善了肺复张，但计算机断层扫描评估发现并无临床优势，特别是与对照组相比，PPC的发生率无明显降低。在一项使用头盔式面罩提供CPAP的研究中[19]，发现改善气体交换的优势是短暂的，在中断CPAP使用后会迅速恢复到基线值。

在一项大规模随机试验[42]中，360名COPD患者接受肺大部分切除手术，发现NPPV并未降低急性呼吸不良事件的发生率，也未影响任何次要临床结果，包括ICU住院时间、插管率和死亡率。虽然单个中等规模的随机试验结果并不能非常明确，但其数据表明，不应该将预防性使用NPPV作为所有接受肺切除手术患者的常规方法。因为NPPV使用模式、面罩和临床预后存在异质性，因此很难汇总其他小型研究的结果，需要进行进一步的研究来确定可能从预防性NPPV中获益的高危患者亚组群体。

表12-1　探讨胸外科术后NPPV的预防作用

研究者	年份	手术类型	研究设计	患者	NPPV干预组	面罩类型	主要结果
Aguiló[35]	1997	肺部手术	生理学可行性研究	n=20 两组	PS=10 cmH_2O PEEP=5 cmH_2O	鼻罩	可行性分析，改善气体交换
Kindgen-Miles[17]	2005	胸腹部手术	前瞻性RCT	n=50 两组	CPAP=5 cmH_2O	鼻罩	改善气体交换，减少住院时间
Perrin [37]	2007	肺部手术	前瞻性RCT（先NPPV后手术）	n=34 两组	PS=10 cmH_2O PEEP=5 cmH_2O	鼻罩	改善气体交换，减少住院时间
Liao [41]	2010	胸外科手术	前瞻性RCT	n=50 两组	IPAP=13±3.2 cmH_2O EPAP=4 cmH_2O	鼻罩或面罩	CT显示肺复张改善
Barbagallo[19]	2012	肺部手术	前瞻性RCT	n=50 两组	高流量 CPAP=8 cmH_2O	头盔式面罩	瞬时改善气体交换
Lorut [42]	2014	肺部手术	前瞻性RCT	n=360 两组	PS=10 cmH_2O PEEP=5 cmH_2O	面罩	急性呼吸事件无显著性差异

注：RCT，随机对照试验；PS，压力支持；CPAP，持续气道正压通气；PEEP，呼气末正压；IPAP，吸气相正压；EPAP，呼气相正压。

（三）NPPV治疗用途的证据

一些研究调查了NPPV作为治疗措施的作用，即用于治疗术后发生ARF的患者。表12-1简述高度相关研究的结果。在一项试验性研究中，针对20例腹部和胸部外科手术术后符合再次插管标准的患者，发现经鼻CPAP与有创通气效果相似[43]。在肺移植受体中，通过面罩提供NPPV，避免了大部分术后发生ARF的患者行气管插管[44]。在一项关于24例肺切除术后ARF患者的随机试验中，发现NPPV与标准氧疗法相比降低了患者死亡率[45]。两项前瞻性观察性研究中，评估了NPPV在胸外科手术后ARF患者中的可行性[46–47]（表12–2）。

表12–2　研究探讨NPPV在胸外科术后ARF治疗中的作用

研究者	年份	手术类型	研究设计	患者	NPPV方式	面罩类型	主要结果
Kindgen–Miles [43]	2000	胸部和腹部手术	前瞻性，观察性研究	n=20	CPAP=10 cmH_2O	鼻罩	改善气体交换
Rocco [44]	2001	肺移植术	前瞻性，观察性研究	n=21	PS=14 cmH_2O PEEP=5 cmH_2O	面罩	可行性分析，改善气体交换
Auriant [45]	2001	肺部手术	前瞻性RCT	n=48	PS=9 cmH_2O PEEP=4 cmH_2O	鼻罩	插管率降低，死亡率降低
Lefebvre [46]	2009	肺部手术	前瞻性，观察性研究	n=113	PS=14 cmH_2O PEEP=5 cmH_2O	面罩	可行性分析，NPPV成功率为85%
Riviere [47]	2010	肺部手术或肺动脉血栓内膜剥离术	前瞻性，观察性研究	n=135	PS=14 cmH_2O PEEP=5 cmH_2O	面罩	可行性分析，NPPV成功率为85%

注：RCT，随机对照试验；PS，压力支持；CPAP，持续气道正压通气；PEEP，呼气末正压。

第三节　NPPV的局限性

NPPV应在正确的时间窗及合适的情况下使用。实际上，NPPV是支持呼吸功能的一种重要措施，并能够同时治疗潜在的可逆性疾病。需要进一步的研究帮助临床医师通过个体化阈值和临床评分，识别能从预防性或治疗性NPPV中获益的患者。

针对ARF患者术后NPPV是否应该仅在ICU中进行是一个具有争议的话

题[48]。一般原则下，使用NPPV应需有完整的呼吸监测[49]。很多医院的病房中没有呼吸机，但可以通过使用小型便携式呼吸机来解决这个问题。在普通外科手术恢复室中进行的一项关于NPPV的可行性研究中，提出使用NIV专用小型呼吸机，是术后即刻缓解ARF的可行性方案[50]。美国最近的一项研究[51]发现，大多数NPPV治疗ARF是在ICU或急诊科和普通病房开始的。发现不同年龄组中NIV的可行性和有效性是相似的[52]。

对于充分监测气体交换和气道压力的重要性，本章的作者建议NPPV作为非常专业化的操作，需固定临床治疗场所，并有足够数量的训练有素的护士和呼吸护理人员，以及持续地监测SpO_2、血压、呼吸频率和气道压力。最近研究证实，由专业训练团队提供的NPPV可以降低无创通气期间的插管率和死亡风险[53]。每位患者要保证全天24 h内有一位专业医师的监护，以防NPPV失败时，能在几分钟内迅速插管，并转移到ICU进行有创机械通气。

第四节 结　论

胸外科手术后，NPPV可以成为支持呼吸功能和避免不必要插管的有效措施，可降低呼吸衰竭的发病率和死亡率，其安全性和可行性已在多项试验中得到验证，但没有足够的证据支持让所有胸外科手术的患者常规使用NPPV作为预防措施。关于NPPV对术后呼吸衰竭的治疗作用，有证据支持NPPV用作胸外科手术术后ARF的治疗措施具有可行性、安全性和有效性。

必须协调好足够的气体交换和可耐受吻合口机械应力的关系，需要制定个体化NPPV策略，作者建议使用低PEEP水平（$\leqslant 5\ cmH_2O$）和最低压力支持水平。

（江雪梅 译　温宗梅 校）

参考文献

[1] MILLER R D. Miller's anesthesia[M]. Philadelphia: Churchill Livingstone/Elsevier, 2010.

[2] SERPA NETO A, HEMMES S N T, BARBAS C S V, et al. Incidence of mortality and morbidity related to postoperative lung injury in patients who have undergone abdominal or thoracic surgery: a systematic review and meta-analysis[J]. Lancet Respir Med, 2014, 2: 1007 - 1015.

[3] NUNN J F. Applied respiratory physiology[M]. London/Boston: Butterworths, 1987.

[4] JABER S, ANTONELLI M. Preventive or curative postoperative noninvasive ventilation after thoracic surgery: still a grey zone? [J]. Intensive Care Med, 2014, 40: 280 - 283.

[5] MAZO V, SABATÉ S, CANET J, et al. Prospective external validation of a predictive score for postoperative pulmonary complications[J]. Anesthesiology, 2014, 121: 219 - 231.

[6] JABER S, CHANQUES G, JUNG B. Postoperative noninvasive ventilation[J]. Anesthesiology, 2010, 112: 453 - 461.

[7] TOBIN M J. Principles and practice of mechanical ventilation[M]. New York: Mc Graw-Hill Medical, 2013.

[8] NOURDINE K, COMBES P, CARTON M J, et al. Does noninvasive ventilation reduce the ICU nosocomial infection risk? A prospective clinical survey[J]. Intensive Care Med, 1999, 25: 567 - 573.

[9] GIRAULT C, RICHARD J C, CHEVRON V, et al. Comparative physiologic effects of noninvasive assist-control and pressure support ventilation in acute hypercapnic respiratory failure[J]. Chest, 1997, 111: 1639 - 1648.

[10] CARRON M, ROSSI S, CAROLLO C, et al. Comparison of invasive and noninvasive positive pressure ventilation delivered by means of a helmet for

weaning of patients from mechanical ventilation[J]. J Crit Care, 2014, 29: 580 - 585.

[11] MASIP J, BETBESÉ A J, PÁEZ J, et al. Non-invasive pressure support ventilation versus conventional oxygen therapy in acute cardiogenic pulmonary oedema: a randomised trial[J]. Lancet, 2000, 356: 2126 - 2132.

[12] ROUSSOS C. Function and fatigue of respiratory muscles[J]. Chest, 1985, 88: 124S - 132S.

[13] BERGOFSKY E H. Respiratory failure in disorders of the thoracic cage[J]. Am Rev Respir Dis, 1979, 119: 643 - 669.

[14] BRAMBILLA A M, ALIBERTI S, PRINA E, et al. Helmet CPAP vs. oxygen therapy in severe hypoxemic respiratory failure due to pneumonia[J]. Intensive Care Med, 2014, 40: 942 - 949.

[15] ZHAN Q, SUN B, LIANG L, et al. Early use of noninvasive positive pressure ventilation for acute lung injury: a multicenter randomized controlled trial[J]. Crit Care Med, 2012, 40: 455 - 460.

[16] SQUADRONE V, COHA M, CERUTTI E, et al. Continuous positive airway pressure for treatment of postoperative hypoxemia: a randomized controlled trial[J]. Jama, 2005, 293: 589 - 595.

[17] KINDGEN-MILLES D, MÜLLER E, BUHL R, et al. Nasal-continuous positive airway pressure reduces pulmonary morbidity and length of hospital stay following thoracoabdominal aortic surgery[J]. Chest, 2005, 128: 821 - 828.

[18] RABEC C, RODENSTEIN D, LEGER P, et al. Ventilator modes and settings during non-invasive ventilation: effects on respiratory events and implications for their identifcation[J]. Thorax, 2011, 66: 170 - 178.

[19] BARBAGALLO M, ORTU A, SPADINI E, et al. Prophylactic use of helmet CPAP after pulmonary lobectomy: a prospective randomized controlled study[J]. Respir Care, 2012, 57: 1418 - 1424.

[20] NAKAMURA M A M, COSTA E L V, CARVALHO C R R, et al. Performance of ICU ventilators during noninvasive ventilation with large leaks in a total face mask: a bench study[J]. J Bras Pneumol Publi−caça□o Soc Bras Pneumol E Tisilogia, 2014, 40: 294 - 303.
[21] CURLEY G F, LAFFY J G, ZHANG H, et al. Noninvasive respiratory support for acute respiratory failure−high flow nasal cannula oxygen or non−invasive ventilation? [J]. J Thorac Dis, 2015, 7: 1092 - 1097.
[22] PISANI L, CARLUCCI A, NAVA S. Interfaces for noninvasive mechanical ventilation: technical aspects and effciency[J]. Minerva Anestesiol, 2012, 78: 1154 - 1161.
[23] SFERRAZZA PAPA G F, Di MARCO F, AKOUMIANAKI E, et al. Recent advances in interfaces for non−invasive ventilation: from bench studies to practical issues[J]. Minerva Anestesiol, 2012, 78: 1146 - 1153.
[24] GARUTI G, NICOLINI A, GRECCHI B, et al. Open circuit mouthpiece ventilation: concise clinical review[J]. Rev Port Pneumol, 2014, 20: 211 - 218.
[25] PISANI L, MEGA C, VASCHETTO R, et al. Oronasal mask versus helmet in acute hypercapnic respiratory failure[J]. Eur Respir J, 2015, 45: 691 - 699.
[26] REDONDO CALVO F J, MADRAZO M, GILSANZ F, et al. Helmet noninvasive mechanical ventilation in patients with acute postoperative respiratory failure[J]. Respir Care, 2012, 57: 743 - 752.
[27] YANG Y, SUN L, LIU N, et al. Effects of noninvasive positive−pressure ventilation with different interfaces in patients with hypoxemia after surgery for stanford type A aortic dissection[J]. Med Sci Monit Int Med J Exp Clin Res, 2015, 21: 2294 - 2304.
[28] CONTI G, CAVALIERE F, COSTA R, et al. Noninvasive positive−pressure ventilation with different interfaces in patients with respiratory failure after abdominal surgery: a matched−control study[J]. Respir Care, 2007, 52: 1463 -

1471.

[29] ÖZLEM Ç G, ALI A, FATMA U, et al Comparison of helmet and facial mask during noninvasive ventilation in patients with acute exacerbation of chronic obstructive pulmonary disease: a randomized controlled study[J]. Turk J Med Sci, 2015, 45: 600 - 606.

[30] ESQUINAS RODRIGUEZ A M, SCALA R, SOROKSKY A, et al. Clinical review: humidifers during non–invasive ventilation–key topics and practical implications[J]. Crit Care, 2012, 16: 203.

[31] TUGGEY J M, DELMASTRO M, ELLIOTT M W. The effect of mouth leak and humidifcation during nasal non–invasive ventilation[J]. Respir Med, 2007, 101: 1874 - 1879.

[32] LELLOUCHE F, MAGGIORE S M, DEYE N, et al. Effect of the humidifcation device on the work of breathing during noninvasive ventilation[J]. Intensive Care Med, 2002, 28: 1582 - 1589.

[33] LELLOUCHE F, L'HER E, ABROUG F, et al. Impact of the humidifcation device on intubation rate during noninvasive ventilation with ICU ventilators: results of a multicenter randomized controlled trial[J]. Intensive Care Med, 2014, 40: 211 - 219.

[34] CHIUMELLO D, CHIERICHETTI M, TALLARINI F, et al. Effect of a heated humidifer during continuous positive airway pressure delivered by a helmet[J]. Crit Care, 2008, 12: R55.

[35] AGUILÓ R, TOGORES B, PONS S, et al. Noninvasive ventilatory support after lung resectional surgery[J]. Chest, 1997, 112: 117 - 121.

[36] JABER S, DE JONG A, CASTAGNOLI A, et al. Non–invasive ventilation after surgery[J]. Ann Fr Anesth Reanim, 2014, 33: 487 - 491.

[37] PERRIN C, JULLIEN V, VÉNISSAC N, et al. Prophylactic use of noninvasive ventilation in patients undergoing lung resectional surgery[J].

Respir Med, 2007, 101: 1572 - 1578.

[38] RAMAN V, MAC GLAFLIN C E, ERKMEN C P. Noninvasive positive pressure ventilation following esophagectomy: safety demonstrated in a pig model[J]. Chest, 2015, 147: 356 - 361.

[39] YU K-Y, ZHAO L, CHEN Z, et al. Noninvasive positive pressure ventilation for the treatment of acute respiratory distress syndrome following esophagectomy for esophageal cancer: a clinical comparative study[J]. J Thorac Dis, 2013, 5: 777 - 782.

[40] AKOUMIANAKI E, MAGGIORE S M, VALENZA F, et al. The application of esophageal pressure measurement in patients with respiratory failure[J]. Am J Respir Crit Care Med, 2014, 189: 520 - 531.

[41] LIAO G, CHEN R, HE J. Prophylactic use of noninvasive positive pressure ventilation in post-thoracic surgery patients: a prospective randomized control study[J]. J Thorac Dis, 2010, 2: 205 - 209.

[42] LORUT C, LEFEBVRE A, PLANQUETTE B, et al. Early postoperative prophylactic noninvasive ventilation after major lung resection in COPD patients: a randomized controlled trial[J]. Intensive Care Med, 2014, 40: 220 - 227.

[43] KINDGEN-MILLES D, BUHL R, GABRIEL A, et al. Nasal continuous positive airway pressure: a method to avoid endotracheal reintubation in postoperative high-risk patients with severe nonhypercapnic oxygenation failure[J]. Chest, 2000, 117: 1106 - 1111.

[44] ROCCO M, CONTI G, ANTONELLI M, et al. Non-invasive pressure support ventilation in patients with acute respiratory failure after bilateral lung transplantation[J]. Intensive Care Med, 2001, 27: 1622 - 1626.

[45] AURIANT I, JALLOT A, HERVÉ P, et al. Noninvasive ventilation reduces mortality in acute respiratory failure following lung resection[J]. Am J Respir

Crit Care Med, 2001, 164: 1231 - 1235.

[46] LEFEBVRE A, LORUT C, ALIFANO M, et al. Noninvasive ventilation for acute respiratory failure after lung resection: an observational study[J]. Intensive Care Med, 2009, 35: 663 - 670.

[47] RIVIERE S, MONCONDUIT J, ZARKA V, et al. Failure of noninvasive ventilation after lung surgery: a comprehensive analysis of incidence and possible risk factors[J]. Eur J Cardio Thorac Surg Off J Eur Assoc Cardio Thorac Surg, 2011, 39: 769 - 776.

[48] HESS D R. Noninvasive ventilation for acute respiratory failure[J]. Respir Care, 2013, 58: 950 - 972.

[49] BALL L, SUTHERASAN Y, PELOSI P. Monitoring respiration: what the clinician needs to know[J]. Best Pract Res Clin Anaesthesiol, 2013, 27: 209 - 223.

[50] BATTISTI A, MICHOTTE J-B, TASSAUX D, et al. Non-invasive ventilation in the recovery room for postoperative respiratory failure: a feasibility study[J]. Swiss Med Wkly, 2005, 135: 339 - 343.

[51] OZSANCAK UGURLU A, SIDHOM S S, KHODABANDEH A, et al. Where is noninvasive ventilation actually delivered for acute respiratory failure? [J]. Lung, 2015, 193 (5): 779 - 788.

[52] UGURLU A O, SIDHOM S S, KHODABANDEH A, et al. Use and outcomes of noninvasive ventilation for acute respiratory failure in different age groups[J]. Respir Care, 2016, 61 (1): 36 - 43.

[53] VAUDAN S, RATANO D, BEURET P, et al. Impact of a dedicated noninvasive ventilation team on intubation and mortality rates in severe COPD exacerbations[J]. Respir Care, 2015, 60 (10): 1404 - 1408.

第十三章

胸外科手术与体外膜肺氧合器

Edda M. Tschernko and Clemens Aigner

第一节 引　言

胸外科手术围术期曾使用过的体外支持装置有体外膜肺氧合器（extracorporeal membrane oxygenation，ECMO）或心肺机。尤其，ECMO在肺移植手术前（患者清醒时）[1]、肺移植术中和肺移植术后都有较高的应用价值。此外，体外支持可用于肺部复杂手术患者，如肿块侵犯重要的大血管或心脏，如部分心房。对于复杂的气管支气管外科手术，体外支持在保证患者手术安全中起着至关重要的作用。

关于ECMO在肺移植手术中的应用，这里将不会展开讨论，因为涉及一些与移植患者和器官选择相关的特殊情况。在本章中，主要讨论复杂肺部手术和气管支气管切除术中体外支持装置的使用。然而，肺移植问题将会多次提及，因为体外支持装置通常用于肺移植手术，非移植肺手术中体外支持装置的使用仍然相对少见。本章将会重点叙述体外支持装置的优点和缺点，以及适应证、并发症和临床预后。

第二节 体外肺支持技术

目前市面上有多种体外支持装置。技术上的因素如氧合器膜的阻力、最长使用时间、灌注流量及方便运输等对体外支持装置的选择起着关键作用。

通常体外肺支持装置（图13–1）的主要结构有氧合器、动力泵、供氧管、流量监测系统，该系统管路全部具有肝素涂层。因此，只需使用相对低剂量的肝素[2]。通常在体外肺支持开始之前单次注射肝素70 IE/kg，活化凝血时间（activated clotting time，ACT）为160～180 s（需在手术期间每小时进行测量）；另外，活化部分凝血活酶时间（activated partial thromboplastin time，APTT）可用于抗凝监测（APTT：55～60 s）。若长期使用体外支持装置，需使用肝素旁路以防凝血。表13–1显示了各种体外支持装置的优缺点。

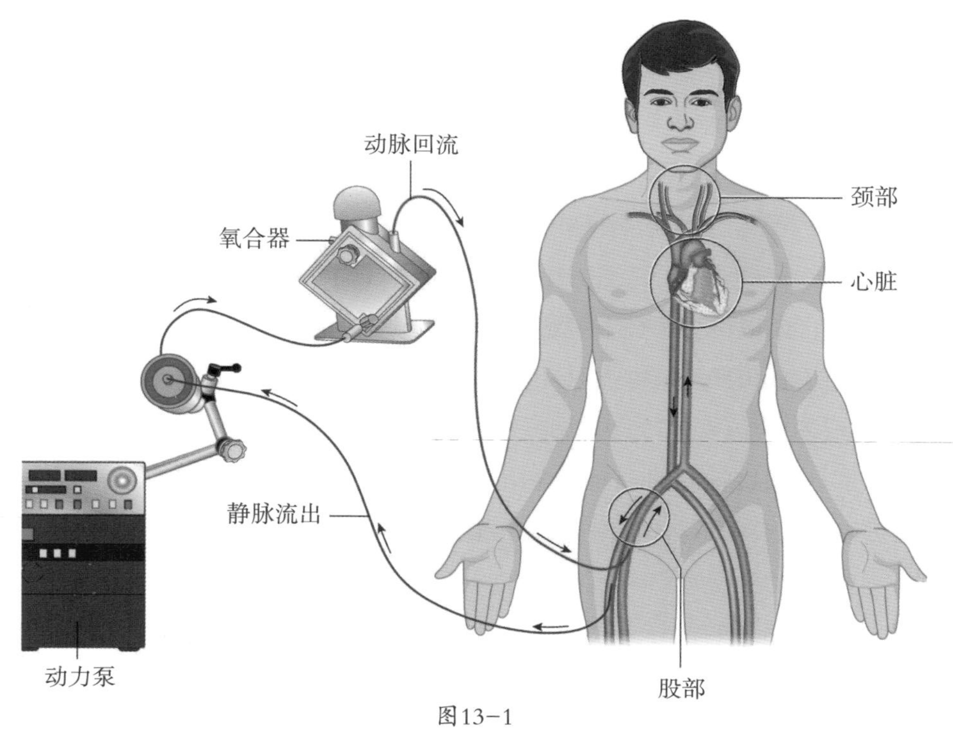

图13–1

ECMO的主要组成部分。ECMO的插管部位位于中央，经颈内静脉和颈内动脉，或经股静脉和股动脉。根据插管的部位，可能会发生相应并发症，如腹股沟淋巴管瘘。

表13-1　体外支持装置的比较

类型	Gas exchange↓	RV↓	LV↓	High PAP	Tracheobronchial res.
ILA	CO_2 清除	—	—	—	—
VV-ECMO	CO_2 +O_2	—	—	—	—
VA- ECMO	CO_2+O_2	+	+	+	+
HLM	CO_2 +O_2	+	+	+	+
Alternative	机械通气 (I/NI)	强心剂	强心剂	地诺前列酮/NO	喷射通气

注：ILA，介入性肺辅助装置；VV-ECMO，静脉-静脉ECMO；VA-ECMO，静脉-动脉ECMO；HLM，心肺机；Alternative，替代治疗方案；Gas exchange↓，气体交换功能障碍；RV↓，右心室功能障碍；LV↓，左心室功能障碍；High PAP，肺动脉高压；Tracheobronchial res，气管支气管切除术。

一、介入性肺辅助装置

这种不含离心泵的动静脉装置是由患者的心脏泵血功能驱动的。因此，介入性肺辅助装置（interventional lung assist，ILA）适用于心脏功能未受损的患者，通常经皮股动脉和股静脉插管进行[3]，经肺动脉和左心房植入适用于肺动脉高压患者[4-5]。氧合器阻力低，当灌注流量不超过200 mL时，只有部分心输出量通过氧合器；当氧合器流量不超过500～1 000 mL/min时，可充分排出CO_2[6]。充分氧合需要至少2 000 mL/min的流量。介入性肺辅助装置如图13-2所示。该装置的主要优点是低灌注流量，主要用于CO_2的清除。

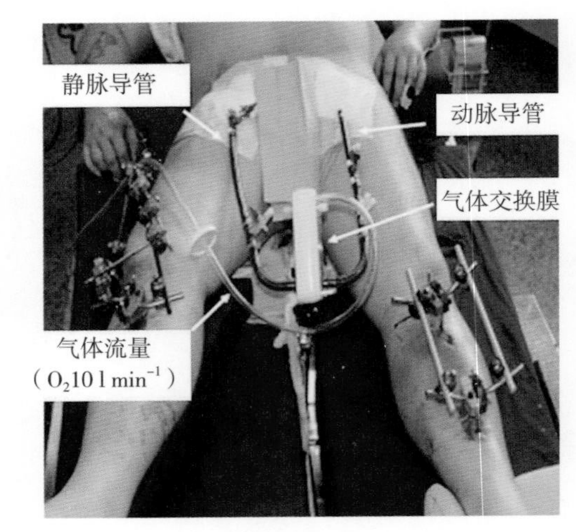

图13-2
介入性肺辅助装置。

二、静脉–静脉ECMO

该装置适用于血流动力学稳定且无肺动脉高压症状的患者。静脉–静脉ECMO流量高达4 000 mL/min时，可确保充分的气体交换（CO_2排出和氧合）。标准引流套管途径是来自下腔静脉的血液从右侧股静脉排出，经氧合器氧合并排出CO_2后，将血液从右颈内静脉泵入，再循环至右心房。套管之间足够的距离是避免氧合器中血液再循环的关键。

三、静脉–动脉ECMO

静脉–动脉ECMO是一种具有一定创伤性的体外支持装置。血液从右心房流出，经氧合器氧合，再泵入一条大动脉进行循环（图13–1）。通过这项技术可提供血流动力学支持，并大幅度减少肺循环血液，降低肺循环压力。术中可以通过右心房和升主动脉插管，术后可通过股静脉（右心房血液引流）和股动脉（氧合血液回流）的方法，以延长使用时间。动脉导管的顶端位于降主动脉，因此，来自心脏的心输出量（通过患者肺部的气体交换）和来自静脉动脉ECMO的氧合血液在降主动脉中混合。这个情况可能导致上半身和下半身的氧合差距明显。必须在右臂进行氧合监测，因为它最接近脑氧合值。

四、心肺机

这种体外肺支持装置仅适用于术中。患者必须完全肝素化才能使用该装置。因此，使用心肺机的一个严重并发症是术中出血。此外，它不能用于肿瘤患者，避免肿瘤细胞通过体外循环向患者全身扩散。

第三节　围术期使用体外肺支持装置的适应证

表13–2显示了肺部手术中使用体外肺支持装置的适应证。由于肺功能障碍（气体交换功能障碍）、心脏功能障碍［右心室和（或）左心室衰

竭］或两者的混合，可能需要在术前、术中和术后使用体外支持装置。对于全程需要体外支持装置的患者来说，关键的问题是手术后情况是否会得到改善。换句话说，医疗和（或）手术治疗可以改善潜在的器官功能障碍，是否能使患者在一定的时间跨度后成功撤机？

表13-2　气管支气管切除术中使用各种体外肺支持装置的优点

类型	交叉喷射通气	ILA	ECMO	HLM
出血风险	+	±	±	−
血流动力学稳定	−	−	+	+
气体交换稳定	−	±	+	+
手术视野	−	+	+	+

一、气体交换功能障碍

某些肺部疾病可导致气体交换功能障碍，并伴有潜在的呼吸功能失代偿。慢性阻塞性肺疾病（chronic obstructive pulmonary disease，COPD）是众多疾病中最常见的肺移植指征[6]。在这些患者中，肺移植前后经常须使用体外肺支持装置，以保证呼吸和血流动力学的稳定。此外，慢性阻塞性肺疾病（COPD）患者经常发生急性肺部感染，在某些情况下会导致致死性的气体交换功能障碍，这种情况可能发生在等候肺移植的名单上，特别是年轻患者，可通过体外肺支持装置来度过感染的关键时期。

然而，本章的重点是严重慢性阻塞性肺病患者的非移植肺手术。肺部恶性肿瘤可能导致这些患者需要进行外科手术。关键的问题是，对于严重的COPD，在肺切除手术中使用体外肺支持装置有意义吗？只有当呼吸科专家、胸外科医师、麻醉医师和重症监护病房医师密切合作才能为患者解答这个问题。如果切除的肺是闭塞的支气管部分，不参与通气，则肺叶切除术甚至全肺切除术可以显著改善气体交换。或者切除过度充气的区域（肺减容术）可能会大大改善呼吸功能，使未参与气体交换的肺组织的血流量被重新分配到通气良好的区域，从而减少了肺内分流[7]。如果患者气体交换功能在手术前已经严重受损，在短时间内（如在单肺通气期间）体外支持是必要的。选择哪种装置取决于多种因素，包括出血风险、血流动力学稳定性、气体交换功能和手术视野（表13-1、表13-2）。然而，在大多数情况下，非侵入性处理足以维持手术需求，如允许性高碳酸血症、100%的FiO_2、喷射性通气等。在选择体外肺支持时，患者的医疗状况和手术团队的技术通常至关重要。

二、肺动脉高压致右心室功能障碍

（一）慢性血栓栓塞性肺动脉高压

由于肺循环的高阻力性，慢性血栓栓塞性肺病的患者右心室功能障碍。慢性血栓栓塞性肺动脉高压（chronic thromboembolic pulmonary hypertension，CTEPH）手术的目的是清除肺血管中的栓塞物质，从而降低肺循环阻力[8]。这是一个成熟的手术方式，具有较高的成功率[7，9]。这个过程通常是在患者处于低温心肺停止工作的条件下进行，因此，CTEPH的手术需要使用心肺机（heart-lung machine，HLM）。在笔者的医疗机构中每年有30～40个病例。患者的最佳选择和标准化的术中、术后护理使围术期死亡率不超过5%[10]。对于这一特殊的过程，心肺机是首要的选择。

（二）原发性特发性肺动脉高压

原发性特发性肺动脉高压（primary idiopathic pulmonary hypertension，PIPH）的病因至今尚不清楚[11]。然而，年轻患者是PIPH的好发人群。药物治疗采用前列腺素、内皮素-1受体拮抗剂或磷酸二酯酶-5抑制剂，具有一定效果。随着PIPH的进展，心脏结构重塑，右心室肥厚，形成心尖结构[12]。患者通常会出现三尖瓣关闭不全，收缩期室间隔向左心室膨出，左心室缩小，收缩和舒张功能降低[13]，这种情况是肺移植手术的指征。在手术中，体外肺支持装置（在我们的医疗机构中使用静脉-动脉ECMO是必要的）可保证血流动力学稳定和充分的气体交换。通常在肺移植后几天均需要体外肺支持装置维持，以避免“未耐受”的左心室出现容量超负荷[14]。

如果重度PIPH患者需要手术而不是移植，就必须加强对肺动脉压力和心脏功能的监测。因此，即使是普通的手术也可能需要经食管超声和Swan-Ganz漂浮导管进行监测，以避免在全身麻醉期间出现任何心脏功能失代偿的风险。

三、气管支气管手术与大型肺部手术

对于切除恶性肿瘤或良性气管支气管疾病所进行的气管支气管切除术，充足的通气和合适的术野是一个挑战[15]。切除一小部分气管的标准手术通常采用交叉通气，如在术野附近使用无菌通气管[16]。但这可能会妨碍外科医师的手术操作。作为另一种选择，部分手术可以在呼吸暂停或喷射通气期间进行。然而，呼吸暂停对手术时间的限制或喷射通气时气管支气管分泌物和（或）肿瘤细胞的潜在扩散是不可避免的。为了避免这种情况，HLM已经在气管支气管切除术中得到了很好的应用[17-18]。如果在复杂的气管支气管切除术或重建期间使用HLM，则可以保证血流动力学稳定和充分的气体交换以提供合适的手术野。然而，抗凝治疗可能导致出血和输血的风险增加[19]。为了减少全身抗凝的缺点，可以使用ILA或带滚轮泵的ECMO。最常用方法的优点和缺点见表13-2。

第四节　结　　论

各种体外支持装置可在肺手术前后保证气体交换和血流动力学稳定。这些装置的使用已从临床实验变为特殊患者和大型手术的常规治疗。在肺移植手术中使用体外肺支持装置，使呼吸严重受限的患者进行复杂的外科手术（如肺移植）成为可能。随着设备技术的不断提高，风险/效益比也随之提高。在肺和（或）循环系统严重受损的患者中，使用体外肺支持保证大型或小型手术过程中患者的安全越来越普及。但是，必须谨记，所有这些设备都只是桥接工具，手术成功的前提条件是手术和药物治疗能在合理

的时间内大大改善患者的病情。在肺部手术、复杂的肺切除术或气管切除术之前，手术期间或手术之后使用体外肺支持装置需要外科医师、呼吸科专家、麻醉医师和重症监护病房医师的密切合作。体外肺支持设备的选择取决于设备的优缺点、患者的疾病和并发症及医疗机构的经验。然而，使用体外肺支持装置进行肺切除、复杂气管切除或重建仍仅处于“实验性”阶段。如果仔细考虑适应证，并由经验丰富的专家小组执行，体外肺支持可能是一种良好的救生工具。

（孙梦 译　温宗梅 校）

参考文献

[1] FUEHNER T, KUEHN C, HADEM J, et al. Extracorporeal membrane oxygenation in awake patients as bridge to lung transplantation in awake patients[J]. Am J Respir Crit Care Med, 2012, 185: 763 - 768.

[2] PRAT N J, MEYER A D, LANGER T, et al. Low dose heparin anti-coagulation during extracorporeal life support for acute respiratory distress syndrome in conscious sheep[J]. Shock, 2015, 44 (6): 560 - 568.

[3] FISCHER S, SIMON A R, WELTE T, et al. Bridge to lung transplantation with the novel pump less interventional lung assist device Nova Lung[J]. J Thorac Cardiovasc Surg, 2006, 131: 719 - 723.

[4] STRUEBER M, HOEPPER M M, FISCHER S, et al. Bridge to thoracic organ transplantation in patients with pulmonary arterial hypertension using a pumpless lung assist device[J]. Am J Transplant, 2009, 9: 853 - 857.

[5] SCHMID C, PHILIPP A, HILKER M, et al. Bridge to lung transplantation through a pulmonary artery to left atrial oxygenator circuit[J]. Ann Thorac Surg, 2008, 85: 1202 - 1205.

[6] GATTINONI L, KOLOBOW T, TOMLINSON T, et al. Control of intermittent positive pressure breathing (IPPV) by extracorporeal removal of carbon dioxide[J]. Br J Anaesth, 1978, 50: 753 - 758.
[7] LANG G, TAGHAVI S, AIGNER C, et al. Extracorporeal membrane oxygenation support for resection of locally advanced thoracic tumors[J]. Ann Thorac Surg, 2011, 92: 264 - 270.
[8] DE PERROT M, GRANTON J T, MC RAE K, et al. Impact of extracorporeal life support on outcome in patients with idiopathic pulmonary artery hypertension awaiting lung transplantation[J]. J Heart Lung Transplant, 2011, 30: 997 - 1002.
[9] WIEBE K, BARAKI H, MACCHIARINI P, et al. Extended pulmonary resection of advanced thoracic malignancies with support of cardiopulmonary bypass[J]. Eur J Cardiothorac Surg, 2006, 29: 571 - 578.
[10] BARON O, JOUAN J, SAGAN C, et al. Resection of bronchopulmonary cancers invading the left atrium - benefit of cardiopulmonary bypass[J]. Thorac Cardiovasc Surg, 2003, 51 (3): 159 - 161.
[11] HASEGAWA S, BANDO T, ISOWA N. The use of cardiopulmonary bypass during extended resection of non-small cell cancer[J]. Interact Cardiovasc Thorac Surg, 2003, 2: 676 - 679.
[12] CONNOLLY K M, MC GUIRT W F J R. Elective extracorporeal membrane oxygenation: an improved perioperative technique in the treatment of tracheal obstruction[J]. Ann Otol Rhinol Laryngol, 2001, 110 (3): 205 - 209.
[13] HINES M H, HANESLL D R. Elective extracorporeal support for complex tracheal reconstruction in neonates[J]. Ann Thorac Surg, 2003, 76 (1): 175 - 178.
[14] BYRNE J G, LEACCHE M, AGNIHOTRI H K, et al. The use of cardiopulmonary bypass during resection of locally advanced thoracic malignancies. A 10-year two-center experience[J]. Chest, 2004, 125: 1581 - 1586.

[15] DE PERROT M, FADEL E, MUSSOT S, et al. Resection of locally advanced (T4) non−small cell lung cancer with cardiopulmonary bypass[J]. Ann Thorac Surg, 2005, 79 (5): 1691 - 1697.

[16] SEHGAL S, CHANCE J C, STELIGA M A. Thoracic anesthesia and cross feld ventilation for tracheobronchial injuries: a challenge for anesthesiologists[J]. Case Reports in Anesthesiology, 2014, 97: 27 - 28.

[17] WOODS F M, NEPTUNE W B, PALATCHI A. Resection of the carina and main−stem bronchi with the use of extracorporal circulation[J]. N Engl J Med, 1961, 264: 492 - 494.

[18] NAEF A P. Extensive tracheal resection and tracheobronchial reconstruction[J]. The Annals of Thoracic Surgery, 1969, 8 (5): 391 - 401.

[19] SMITH I J, SIDEBOTHAM D A, MCGEORGE A D, et al. Use of extracorporal membrane oxygenation during resection of tracheal papillomatosis[J] Anesthesiology, 2009, 110: 427 - 429.

第十四章

胸外科术后并发肺炎

Perihan Ergin Özcan and Evren Şentürk

第一节　引　　言

随着外科手术技术和围术期麻醉管理的不断发展，胸外科手术的适应证逐渐扩大，既往认为不适合手术治疗的一些患者也可接受外科手术治疗。

由胸外科医师、呼吸内科医师、ICU医师和麻醉科医师组成的多学科团队对手术患者进行全面细致的术前评估，有助于降低胸外科术后患者并发症的发生率和死亡率。

胸外科手术术后并发症发生的原因主要分为以下3类：感染因素、手术因素、心血管因素。胸外科手术后最常见、最严重的并发症是呼吸系统并发症，其中一些由出血、支气管胸膜瘘和肺不张等手术因素所致。其他呼吸系统并发症包括肺炎、急性肺损伤和急性呼吸窘迫综合征（acute respiratory distress syndrome，ARDS）。由于围术期疼痛管理不当等导致的通气不足和咳嗽无力可增加患者术后发生肺炎的风险。胸外科手术后还会发生心血管系统并发症，包括心律失常、肺血栓栓塞和心力衰竭等。

据统计，胸外科手术后肺炎的发生率为5.3%～22%[1-2]。影响胸外科手术后肺炎发生率的因素包括患者族群（患者基本情况）、手术类型、预防性抗生素的使用和肺炎的诊断标准等。与客观标准相比，采用临床标准诊断的肺炎发生率更高。

外科手术后肺炎患者的死亡率约为17%，而胸外科手术后肺炎患者的死亡率则高达19%～40%[1,3]。由于胸外科手术后肺炎患者的高死亡率，术前对肺炎发生风险进行详细评估并及时告知患者对于其是否选择手术治疗至关重要。胸外科手术后肺炎会导致患者的重症监护病房时间和总住院时间延长，从而增加了患者经济负担。

第二节 危险因素

在围术期，多种危险因素均可导致患者术后发生肺炎。除腹部手术外，胸部手术后患者发生肺炎的风险是其他类型手术的38倍[4]。肺功能测试、影像学检查和物理方法测量均证实腹部和胸部手术可导致患者术后肺功能受损[5-6]。

胸外科手术后肺炎的危险因素可分为术前、术中和术后3项。

胸外科手术后肺炎的危险因素如表14-1所列[7-8]。

表14-1 胸外科手术后肺炎发生的危险因素

危险因素
年龄≥75
男性
有吸烟史
FEV1＜70 %
接受诱导治疗
肺癌Ⅲ－Ⅳ期
手术时间＞3 h
COPD患者
肺癌组织病理学类型（鳞状细胞癌）

注：FEV1，第1秒用力呼气量；COPD，慢性阻塞性肺疾病。

Arozullah等综合多种危险因素建立了预测非心脏手术患者术后肺炎发生的危险指数[9]。笔者根据术前特异性危险因素和手术特异性危险因素等数据建立了风险指数。通过分析发现接受腹主动脉瘤修补术和胸外科手术的患者术后发生肺炎的风险最高。该风险指数可能有利于识别术后肺炎高危患者，因此在围术期要重点关注这些高危患者，并及时采取预防性措施，降低术后肺炎的发生率。

术后肺炎的预测因素会在本书其他章节中详细阐明，本章主要探讨术后肺炎的评估方法。

第三节　术 后 阶 段

术后呼吸道分泌物可引起患者肺不张和肺炎，尤其是有吸烟史、术后疼痛和咳嗽无力的患者。气道中滞留的分泌物可能导致支气管肺泡阻塞和肺不张，这在吸烟者和慢性肺病患者中更为明显。可依据患者的临床表现诊断痰潴留，其特征是急性呼吸窘迫、浅呼吸，呼吸伴湿啰音。慢性阻塞性肺疾病、吸烟史和镇痛不良患者的痰潴留与术后肺炎之间有较强的相关性[10]。对于出现痰潴留者应进行物理治疗。每天进行2次治疗，严重者可酌情增加治疗次数。另外还应注意对患者进行雾化治疗，以促进其排痰。使用未经湿化的氧气进行面罩氧疗时将不可避免地导致呼吸道分泌物干燥。这将导致黏膜纤毛功能障碍和清除分泌物能力下降，所以应使用水化加湿的氧气进行氧疗。适当使用黏液溶解剂有助于患者排痰。胸部物理治疗对于痰液潴留的患者很有帮助。在充分镇痛的情况下，采用体位引流、胸部叩击和振动将有利于肺扩张并促进患者咳痰。对于采取上述措施后仍不能排出呼吸道分泌物的患者，可以使用纤维支气管镜经气管吸痰。对于有低氧血症风险的患者在吸痰操作之前应充分吸氧。

纤维支气管镜检查可用于清除患者呼吸道分泌物，其优点是能直接观察气管及支气管，并能在怀疑有呼吸道感染时提取痰样进行培养。给予无气管插管的患者进行纤维支气管镜吸痰时需要适度镇静，纤维支气管镜吸痰期间可使用无创通气以避免患者发生低氧血症。

第四节　肺康复治疗

肺癌患者多合并有其他疾病，约50%的肺癌患者合并有COPD[11]。COPD患者常伴有咳嗽无力、呼吸道分泌物增多和肺切除后气体交换功能降低，特别是高碳酸血症易继发于通气不足。部分患者术后可能需要重新插管和机械通气。肺康复治疗包括呼吸训练、咳嗽训练和自我管理教育。心理社会支持可减少术后并发症[12-13]。全面细致的术前评估也可减少术后并发症，提高患者生存率。肺炎是最常见的术后并发症，导致患者死亡率增高。肺康复治疗有助于降低术后肺炎发病率、严重程度和发病风险。如有必要可对准备接受肺切除术的患者和患有慢性肺病者进行戒烟和药物治疗，如支气管扩张剂、化痰药和抗生素。

肺康复训练可以在术前和术后的特定时间段进行，主要包括呼吸和咳嗽练习、吸气肌力量训练、家庭有氧运动及肺活量测定[14-16]。Spruit等证实，肺癌术后肺功能不全的患者采用6 min步行进行肺康复训练，可提高他们的运动能力[17]。然而，对于被诊断为肺癌的患者常因急需接受手术治疗而拒绝肺康复训练。

第五节　术后镇痛

充分的胸部镇痛对于减少术后肺部并发症至关重要。手术切口、肋间神经损伤和炎症是胸外科手术后疼痛的主要原因。胸段硬膜外镇痛仍是缓解胸廓切开术后疼痛的金标准，但最近的一些证据表明，椎旁阻滞具有类似的镇痛效果，副作用比胸段硬膜外镇痛少[18]。为减少胸外科手术后的并发症，患者应积极进行深呼吸、主动咳嗽和排痰，并应尽早下床活动。术后镇痛效果不佳与肺部并发症加重有关。Belda证实术后疼痛评分较高是术后呼吸道感染发生的独立预测因素[19]。近年来，多模式镇痛已成为胸外科手术后镇痛的首选，多模式镇痛常将区域神经阻滞与阿片类药物、非甾体抗炎药、对乙酰氨基酚、选择性环氧合酶-2抑制剂和α2激动剂联合使用。多模式镇痛效果更好，副作用更少。考虑到患者的年龄和其他并存疾病时，应注意镇痛药物的种类和剂量的选择。

第六节　支气管微生物定植与胸外科术后肺炎的发生有关

正常生理情况下，下呼吸道是无菌的。大多数接受胸部手术的患者都有吸烟史，并伴有黏膜纤毛功能受损和分泌物积聚，因此这些患者存在促进感染发展的因素。

引起胸部手术患者肺炎的病原微生物来源尚不清楚。术前微生物定植、插管或机械通气引起的细菌定植及围术期吸痰都会导致胸部手术后出现肺炎[20]。肺癌患者气道微生物定植的发生率为10%～83%[1, 19, 21]。采用不同的痰液采集方法，如支气管肺泡灌洗（bronchoalveolar lavage，BAL）、标本刷（protected specimen brush，PSB）、气管内吸引（endotracheal aspiration，ETA）、自主咳痰或在不同时间点（术前、术中或术后）采集痰液样本可能是导致上述发生率变异较大的原因。

研究证实健康不吸烟者气道中无微生物定植[22-23]，而健康吸烟者和COPD患者微生物定植率分别为29%和66%[24-25]。Monso等发现在40例稳定型COPD患者中，25%的患者有气道微生物定植，最常见的定植菌是流感嗜血杆菌和肺炎链球菌[26]。

接受胸外科手术的患者与COPD患者具有相似的定植细菌。尽管气道微生物定植与呼吸机相关性肺炎之间的关系已被证实，但肺癌手术后患者的支气管微生物定植和术后肺炎之间的关系尚不清楚。Hirakata等研究了原发性肺癌、非恶性肺疾病患者和健康志愿者的气道微生物定植情况[27]，发现肺癌患者的定植率（51.9%）明显高于非恶性肺疾病患者（37.3%）和健康志愿者（37.8%），而癌症组患者的革兰氏阴性细菌定植率高于其他组患者。肺癌患者气道微生物定植的发病机制尚不清楚，但中央型肺癌和高体重指数是肺癌患者气道微生物定植的危险因素[28]。吸烟和肺功能不良可增加COPD患者的定植风险。此外，应通过气道分泌物采集的方法评估这些患者气道定植发生率。

微生物气管定植的时间与肺炎的发展是否有关？Sok等进行了一项研究用以验证肺癌手术后引起肺部感染的微生物的来源[29]。研究人员分别于手术前3天、手术中和手术后3天收集痰液样本，发现手术前、手术中、手术后收集的痰液标本中微生物分离率分别为18%、13%、63%。进一步分析发现引起患者术后肺炎的微生物与术后第3天痰液中分离出的微生物相同。由此认为气道微生物定植通常发生于术后，且病原菌主要来源于口腔和咽部。

Cabello等通过标本刷从肺癌患者的支气管病灶近端获取样本并分析其远端气道内微生物定植情况[22]，研究人员以集落≥102 cfu/mL作为微生物定植的临界值，发现42%的肺癌患者有支气管内微生物定植，分离的微生物共有25种，其中16种是非潜在致病微生物，而最常见的潜在致病微生物是H型流感病毒。同样，Ionas等的研究也发现41%的可手术切除肺癌病灶患者有支气管微生物定植[28]。

定植于气道的微生物与肺炎的发生相关，但这种相关性具有争议。Ionas等报道术后感染性肺部并发症与支气管微生物定植并无相关性[28]。Sok认为术后感染性肺部并发症主要由革兰氏阴性菌引起，而术前获得的肺部感染大多数细菌培养阳性者为革兰氏阳性菌[29]。这种不同时期感染性肺部并发症病原菌各异的情况表明术后早期微生物的定植可能是由于胃内容物的吸入和手术室、ICU对气道的频繁干预所致。与上述研究不同的是，另外一些研究发现从术后肺炎患者呼吸道内分离出的微生物与术前鉴定的定植微生物之间存在良好的相关性[1，19，21，30]。适当的预防性抗生素治疗和最佳的治疗持续时间是预防术前潜在致病微生物（potentially pathogenic microorganisms，PPMs）感染导致患者术后发生肺炎的最重要因素。

术前从患者气道中分离出的微生物中最常见的是流感嗜血杆菌、肺炎链球菌和金黄色葡萄球菌。尽管约50%的术后肺炎患者的致病病原体没有相应记录，但在各类研究中发现术后分离的病原体与术前鉴定的微生物并不完全相同。当患者出现术后晚期肺炎时，革兰氏阴性菌耐药株应被视为潜在病原体。而术后早期（第1周），流感嗜血杆菌和肺炎链球菌是最常见的病原菌，但铜绿假单胞菌等耐药微生物也较常见。鲍曼不动杆菌和克雷伯肺炎杆菌可引起术后晚期肺炎。巨细胞病毒（cytomegalovirus，CMV）感染常见于血液恶性肿瘤患者、人免疫缺陷病毒感染患者和肺移植患者，但其他类型癌症患者的巨细胞病毒感染率尚不清楚。针对外科重症监护病房住院患者的一项研究表明，CMV感染率约为35.6% [31]。但最重要的是要对怀疑感染CMV的患者做出准确的诊断，尤其是对于那些正在接受类固醇治疗的患者。预防性的抗病毒治疗应在特定的患者中进行。对于严重肺炎患者、急性呼吸窘迫综合征患者及接受诱导治疗期间发生肺炎且经典抗生素治疗无效者，术后应考虑抗病毒治疗。值得注意的是抗生素的广泛使用也会影响呼吸道定植微生物的类型。

第七节　预防性使用抗生素

由于胸外科手术存在清洁性污染的风险，应当采用预防性抗生素治疗。围术期气道微生物定植与胸外科术后肺炎的关系决定了胸外科手术预防性使用抗生素的意义。尽管目前已常规预防性使用抗生素，胸外科手术后肺炎的发生率仍然很高（约为24%）[1-2]。一系列研究证实胸外科手术后肺炎往往在术后第1周内出现。

对于胸外科手术应推荐预防性使用哪些种类的抗生素？许多国家推荐

使用第一代和第二代头孢菌素类，如头孢唑啉、头孢烷醇、头孢呋辛和头孢吡肟等，进行肺切除术预防性抗生素治疗。上述药物在预防外科伤口感染方面疗效显著，但它们在预防肺炎中的疗效值得商榷[32]。在一项研究中发现引起肺炎的微生物对预防性抗生素并不敏感[32]。

大多数引起术后肺炎的微生物为革兰氏阴性菌，它们对第一代和第二代头孢菌素有耐药性。

术前对气管、支气管进行微生物学检查有助于选择敏感的抗生素进行预防性治疗。几项研究探讨了不同预防性抗生素治疗对术后肺炎的影响。Schussler比较了头孢曼多（3 g/24 h）与阿莫西林克拉维酸（6 g/24 h）的疗效，发现阿莫西林克拉维酸组术后肺炎发生率明显降低，由此认为预防性抗生素治疗可降低术后肺炎发生率。另一项研究比较了头孢呋辛和头孢吡肟的疗效，发现头孢呋辛作为预防性药物比头孢吡肟疗效更好[33]。引起术后肺炎的微生物多为革兰氏阴性菌，其中50%为肠杆菌科细菌，这些细菌对上述抗生素有耐药性[32]。

用于预防性治疗的抗生素剂量和持续时间是另一个值得关注的地方。第1次给药通常在麻醉诱导后进行。有些预防性治疗方案中只使用单次剂量，而其他方案则预防性使用抗生素24 h或48 h[34]。

皮肤和口咽部菌群是胸外科手术后引起肺炎的微生物来源。因此，手术前须考虑抗生素预防，应选择对皮肤及口咽部菌群有效的抗生素。

定植在支气管内的微生物通常可导致术后肺炎。除抗生素预防外，还应考虑进行菌群监测和抗生素敏感实验。

相对于其他类型的手术，经典的肺炎诊断标准对于肺切除术后肺炎的鉴别较为困难，主要因为肺切除术后患者常出现发烧、低氧血症和胸部X线检查异常。

第八节　胸外科手术后肺炎的诊断

胸外科手术后肺炎的实际发生率尚不完全清楚。术后肺炎的诊断缺乏金标准，因此既往文献中报道的胸外科手术后肺炎的发生率各不相同。有些文献中主要使用临床标准，而另一些文献中则通过侵入性技术进行诊断。当患者出现体温高于38℃，白细胞计数≥12 000/μL或白细胞计数≤4 000/μL，呼吸道有脓性分泌物，胸部X线检查发现新发或进行性实变影时，应高度怀疑术后肺炎（图14-1）。除上述诊断标准外，呼吸困难、氧合情况恶化和痰量或性质的变化也支持术后肺炎的诊断。肺炎的影像学表现可能难以与肺栓塞或肺不张进行鉴别，特别是术后即刻。在ICU使用便携式设备进行胸部X线检查，常常会导致图像质量不佳，从而增加术后肺炎及时发现的难度。对于接受胸外科手术的患者来说胸部X线检查仅用于支持诊断，而胸部CT检查更有助于术后肺炎的诊断（图14-2，图14-3）。

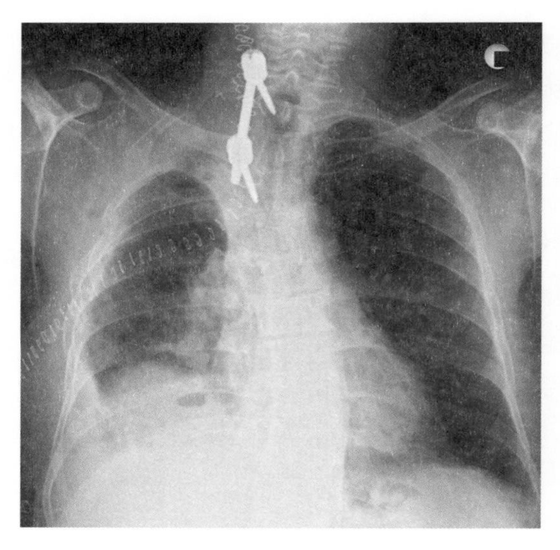

图14-1

胸部X线检查显示右肺切除术后肺炎。

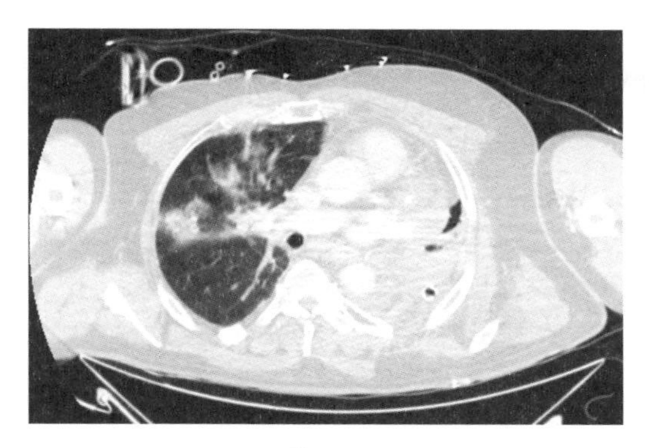

图14-2
CT检查显示左肺切除术后右肺肺炎。

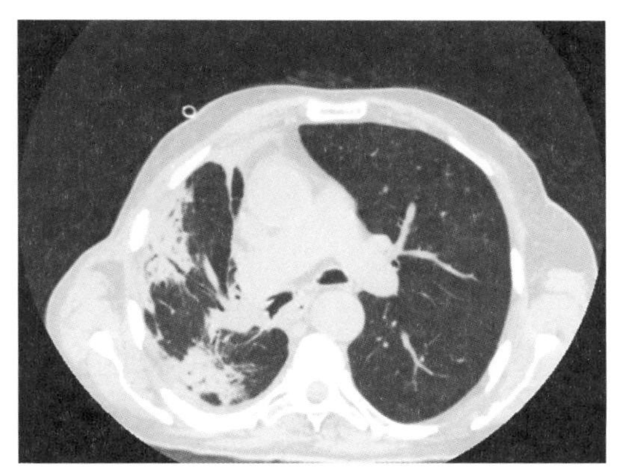

图14-3
CT检查显示右肺切除术后右肺肺炎。

气管内吸引培养主要用于肺炎的诊断。与支气管镜采样培养相比，这是一种更廉价、简便、快速的方法。然而，其准确性不高，很难区分感染和微生物定植。如果对气管内吸引样本进行定量分析，其准确性与支气管镜检查相近。

胸外科手术后肺炎的鉴别诊断较困难。如果患者有痰液，可通过痰培养进行鉴别诊断。对于在ICU接受治疗并进行机械通气的患者，纤维支气管镜检查非常方便。对于抗生素治疗无效的患者应进行经支气管镜取样检查，该检查适用于一些罕见的微生物，如病毒、真菌和非典型病原体。围术期从呼吸道分离出的微生物有助于及时进行经验性抗生素治疗。

第九节　胸外科手术后肺炎的治疗

应根据患者自身因素、局部感染情况和患者易感性及时进行经验性抗生素治疗。如果患者没有多重耐药微生物（multidrug-resistant microorganisms，MDR）感染的危险因素，如新辅助治疗、较长时间的气管插管和类固醇治疗，可以使用氨苄西林（舒巴坦/氨苄西林或阿莫西林/克拉维酸）、第三代头孢菌素（头孢噻肟）或窄谱青霉素类药物（厄塔培南）进行治疗。如果患者有多重耐药微生物感染的危险因素，可使用抗假单胞菌头孢菌素（头孢吡肟、头孢他啶）或抗假单胞菌碳青霉烯（美罗培南、亚胺培南）、β-内酰胺/β-内酰胺酶抑制剂（哌拉西林/他唑巴坦）联合抗假单胞菌氟喹诺酮（环丙沙星）或氨基糖苷（阿米卡星、庆大霉素）等进行治疗，如果怀疑有耐甲氧西林金黄色葡萄球菌（MRSA）感染时，可使用万古霉素或利奈唑胺。根据细菌培养结果和患者临床情况选择抗生素治疗。值得注意的是，近年来患者对不动杆菌属细菌的耐药率有所上升，这种细菌只对多黏菌素敏感。

（杨浩 译　温宗梅 校）

参考文献

[1] SCHUSSLER O, ALIFANO M, DERMINE H, et al. Postoperative pneumonia after major lung resection[J]. Am J Respir Crit Care Med, 2006, 173: 1161-1169.

[2] BERNARD A, FERRAND L, HAGRY O, et al. Identification of prognostic factor determining risk groups for lung resection[J]. Ann Thorac Surg, 2000, 70: 1161 - 1167.

[3] NAGASAKI F, FLEHINGER B J, MARTINI N. Complications of surgery in the treatment of carcinoma of the lung[J]. Chest, 1982, 82: 25 - 29.

[4] TORRES A. Respiratory infections after lung cancer resection[J]. Expert Rev Anti Infect Ther, 2006, 4 (5): 717 - 720.

[5] HEDENSTIERNA G, ROTHEN H U. Atelectasis formation during anesthesia: causes and measures to prevent it[J]. J Clin Monit Comput, 2000, 16 (5 - 6): 329 - 335.

[6] HEDENSTIERNA G, EDMARK L. The effects of anesthesia and muscle paralysis on the respiratory system[J]. Intensive Care Med, 2005, 31 (10): 1327 - 1335.

[7] SHIONO S, YOSHIDA J, NISHIMURA M, et al. Risk factors of postoperative respiratory infections in lung cancer surgery[J]. J Thorac Oncol, 2007, 2: 34 - 38.

[8] WANG Z, CAI X J, SHI L, et al. Risk factors of postoperative nosocomial pneumonia in stage Ⅰ-Ⅲa cancer patients[J]. Asian Pac J Cancer Prev, 2014, 15: 3071 - 3074.

[9] AROZULLAH A M, KHURI S F, HENDERSON W G, et al. Development and validation of a multifactorial risk index for predicting postoperative pneumonia after major noncardiac surgery[J]. Ann Intern Med, 2001, 135: 847 - 857.

[10] BONDE P, MCMANUS K, MCANESPIE M, et al. Lung surgery: identifying the subgroup at risk for sputum retention[J]. Eur J Cardiothorac Surg, 2002, 22 (1): 18 - 22.

[11] LOGANATHAN R S, STOVER D E, SHI W, et al. Prevalence of COPD in women compared to men around the time of diagnosis of primary lung cancer[J]. Chest, 2006, 129: 1305 - 1312.

[12] NICI L, DONNER C, WOUTERS E, et al. American Thoracic Society/European Respiratory Society statement on pulmonary rehabilitation[J]. Am J Respir Crit Care Med, 2006, 173: 1390 - 1413.

[13] RIES A L, BAULDOFF G S, CARLIN B W, et al. Pulmonary rehabilitation: joint ACCP/AACVPR evidence–based clinical practice guidelines[J]. Chest, 2007, 131 (5 Suppl): 4S - 42S.

[14] BOBBIO A, CHETTA A, AMPOLLINI L, et al. Preoperative pulmonary rehabilitation in patients undergoing lung resection for non–small cell lung cancer[J]. Eur J Cardiothorac Surg, 2008, 33: 95 - 98.

[15] WEINER P, MAN A, WEINER M, et al. The effect of incentive spirometry and inspiratory muscle training on pulmonary function after lung resection[J]. J Thorac Cardiovasc Surg, 1997, 113: 552 - 557.

[16] WILSON D J. Pulmonary rehabilitation exercise program for high–risk thoracic surgical patients[J]. Chest Surg Clin N Am, 1997, 7: 697 - 706.

[17] SPRUIT M A, JANSSEN P P, WILLEMSEN S C, et al. Exercise capacity before and after an 8–week multidisciplinary inpatient rehabilitation program in lung cancer patients: a pilot study[J]. Lung Cancer, 2006, 52: 257 - 260.

[18] GRIDER J S, MULLET T W, SAHA S P, et al. A randomized, double–blind trial comparing continuous thoracic epidural bupivacaine with and without opioid in contrast to a continuous paravertebral infusion of bupivacaine for post–thoracotomy pain[J]. J Cardiothorac Vasc Anesth, 2012, 26 (1): 83 - 89.

[19] BELDA J, CAVALCANTI M, FERRER M, et al. Bronchial colonization and postoperative respiratory infections in patients undergoing lung cancer surgery[J]. Chest, 2005, 128: 1571 - 1579.

[20] MORRAN G G, MCNAUGHT W, MCARDLE C S. The relationship between intraoperative contamination of the lower respiratory tract and post–operative chest infection[J]. J Hosp Infect, 1995, 30: 31 - 37.

[21] YAMADA Y, SEKINE J, SUZUKI H, et al. Trends of bacterial colonization and the risk of postoperative pneumonia in lung cancer patients with chronic obstructive lung disease[J]. Eur J Cardiothorac Surg, 2010, 37: 752 - 757.

[22] CABELLO H, TORRES A, CELIS R, et al. Bacterial colonization of distal airways in healthy subjects and chronic lung disease: a bronchoscopic study[J]. Eur Respir J, 1997, 10: 1137 - 1144.

[23] KIRKPATRICK M B, BASS J B. Quantitative bacterial cultures of bronchoalveolar lavage fluids and protected specimens from normal subjects[J]. Am Rev Respir Dis, 1989, 139: 546 - 548.

[24] SOLER N, EWIG S, TORRES A, et al. Airway inflammation and bronchial microbial patterns in patients with stable chronic obstructive pulmonary disease[J]. Eur Respir J, 1999, 14: 1015 - 1022.

[25] RIISE G C, LARSSON S, LARSSON P, et al. The intrabronchial microbial flora in chronic bronchitis patients: a target for N−acetylcysteine therapy? [J]. Eur Respir J, 1994, 7: 94 - 101.

[26] MONSÓ E, RUIZ J, ROSELL A, et al. Bacterial infection in chronic obstructive pulmonary disease. A study of stable and exacerbated outpatients using the protected specimen brush[J]. Am J Respir Crit Care Med, 1995, 152: 1316 - 1320.

[27] HIRAKATA Y, KATOH T, TSUKAGOSHI M, et al. Bacterial colonization of the upper respiratory tract of patients with primary lung cancer and nonmalignant lung disease[J]. Chemotherapy, 1997, 43: 400 - 405.

[28] IOANAS M, ANGRILL J, BALDO X, et al. Bronchial bacterial colonization in patients with resectable lung carcinoma[J]. Eur Respir J, 2002, 19: 326 - 332.

[29] SOK M, DRAGAS A Z, ERZEN J,et al. Sources of pathogens causing pleuropulmonary infections after lung cancer resection[J]. Eur J Cardiothorac Surg, 2002, 22: 23 - 29.

[30] WANSBROUGH-JONES M H, NELSON A, NEW L, et al. Bronchoalveolar lavage in the prediction of post-thoracotomy chest infection[J]. Eur J Cardiothorac Surg, 1991, 5: 433 - 434.

[31] HEININGER A, JAHN G, ENGEL C, et al. Human cytomegalovirus infections in nonimmunosuppressed critically ill patients[J]. Crit Care Med, 2001, 29 (3): 541 - 547.

[32] RADU D M, JAURÉGUY F, SEGUIN A M, et al. Postoperative pneumonia after major pulmonary resections: an unsolved problem in thoracic surgery[J]. Ann Thorac Surg, 2007, 84: 1669 - 1674.

[33] TURNA A, KUTLU CA, OZALP T, et al. Antibiotic prophylaxis in elective thoracic surgery: cefuroxime versus cefepime[J]. Thorac Cardiovasc Surg, 2003, 51: 84 - 88.

[34] OLAK J, JEYASINGHAM K, FORRESTER-WOOD C, et al. Randomized trial of one-dose versus six-dose cefazolin prophylaxis in elective general thoracic surgery[J]. Ann Thorac Surg, 1991, 51: 956 - 958.

第十五章

胸外科手术后的心律失常

Wilhelm Haverkamp and Thomas Hachenberg

第一节　引　言

心律失常是影响全球数百万人的一种常见疾病。24小时动态心电图监测发现超过60%的健康成年人有房性和室性早搏[1]。在欧洲，2%～3%的人有心房颤动，而且随着人口不断老龄化，其患病率可能还会增加[2]。有症状的心动过缓是永久性起搏器植入的常见指征。室性早搏是心肌梗死后最常见的心律失常类型。心律失常可能发生于任何年龄，尤其在老年人中更为常见。

由于心律失常普遍存在，因此在接受手术的患者中，术后经常会出现心律失常的现象。有些患者有心律失常病史，而有些则是第1次出现。新发的心律失常是一种常见的术后并发症，可能会影响围术期的发病率和死亡率。本文总结了非心脏手术的胸外科手术患者心律失常的病理生理学、危险因素及处理方法。表15-1列出了心律失常的不良影响。

表15-1　术后心房颤动的不良影响

不良影响
死亡率上升
肺部并发症增加
血流动力学恶化和不稳定
诱发或加重心力衰竭
重症监护病房的平均时间和住院时间延长
平均住院费增加

第二节　病理生理学

临床上心律失常往往发生在心脏结构脆弱和存在引发心律失常诱因的情况下。心肌结构和电生理的改变是心律失常的基础。典型的结构性心律失常的例子是心房纤维化（常引发心房颤动）和心肌梗死后心肌瘢痕（促进室性心动过速）。心脏结构改变是患者固有的，但可通过对以下危险因素进行调整。心律失常诱因被认为是引起心律失常的独立因素。诱因通常表现为期前收缩，但也可能包括心动过速、心动过缓或心肌扩张[3]。

许多围术期因素可同时影响引起心律失常的结构和诱发因素，从而增加心房和心室的易感性。危险因素可分为患者相关危险因素和手术相关危险因素（见表15-2）。

表15-2　围术期心律失常（尤其是术后心房颤动）的危险因素

患者相关危险因素	手术相关危险因素
年龄增长	手术创伤［手术类型、肺切除程度、心房周围解剖、机械因素（如仪器）］
男性	血流动力学应激（容量负荷过度或容量衰竭、高血压、内源性儿茶酚胺）
器质性心脏病（冠状动脉疾病、瓣膜疾病、左心室肥厚、收缩期和舒张期左心室功能障碍）	代谢变化（低氧血症、高碳酸血症、酸碱失衡）
心脏外危险因素（肥胖、卒中病史和肺部疾病）	电解质紊乱（尤其是低钾血症）
—	药物作用［β-受体阻滞剂、地高辛、外源性儿茶酚胺、磷酸二酯酶抑制剂（米力农）、左西孟旦］

一、患者相关危险因素

这里介绍各类与患者相关的术后心律失常的临床和非临床危险因素。年龄是最相关的危险因素之一。已证实年龄增长与普通人群和患者术后发生心律失常有关。老年人由于心脏结构和（或）电生理改变，心房心律和心室心律失常阈值降低。研究发现，胸外科手术患者的平均年龄为67岁，其心律失常的风险相应增加[4]。器质性心脏病患者最易发生心律失常。接受非心脏性胸外科手术的患者往往有心房增大或心房压力升高的结构改变，易于发生快速型房性心律失常。有心律失常病史者术后易发生并发症。研究显示术后房性心动过速的心外危险因素包括肥胖、既往卒中史和慢性阻塞性肺疾病史[5]。这些危险因素同样也能增加非手术患者房颤风险。

二、手术相关危险因素

术后心律失常是心胸外科手术中及术后常见的问题，然而，腹部外科手术也可能会出现心律失常。心律失常的发病率取决于手术的类型和术后监测情况。患者术后心律失常发生率的变化范围较广，大型普通外科手术、血管外科手术和骨科手术中仅占4%，而在结直肠手术中可高达20%[6]。

与外科手术相关的创伤可使患者发生房性和室性心律失常。有研究提出炎症反应机制与术后心律失常的发生有关，因为术后炎症反应的高峰是在术后2～3天[5]。外科创伤、容量超负荷或循环衰竭、高血压和内源性儿茶酚胺水平升高引起血流动力学变化可造成心律失常。低氧血症、高碳酸血症、酸碱失衡，以及侵入性检查等机械因素往往引起心脏电生理改变，从而导致心律失常。低钾血症可引起术后房性和室性心律失常[7]。

β－受体阻滞剂的停用与术后室上性心动过速的发生增加有关。因为长期使用β－受体阻滞剂会导致β－肾上腺素能受体的密度增加，导致儿茶酚胺效应增强。地高辛的使用是引起术后房颤的一个高危因素。据报道，静脉注射儿茶酚胺和磷酸二酯酶抑制剂，如米力农酮或依诺西蒙酮和左西孟丹，可导致室性早搏、阵发性室性心动过速和房颤[5]。

值得注意的是，术后房性或室性心律失常的发病机制往往是多因素的，可能涉及上述提到的部分或全部机制。

第三节　房颤及其他室上性心律失常

孤立性房性期前收缩在胸外科手术后十分常见，与电解质紊乱或其他代谢失衡有关。房性期前收缩通常容易通过体表心电图或连续动态监测发现。在普通外科手术患者中阵发性室上性心动过速约占3%。持续性心律失常最常见的是心房颤动。根据手术类型和患者的特点，其发病率差异较大（12%～44%）。通过分析2 588例非心脏性胸外科手术患者发现，术后房颤发生率为12.3%[8]。在一个多因素分析中发现，房颤发生的危险因素包括：男性［相对危险度（relative risk，RR）1.72］、高龄（超过70岁患者，RR＞5.3）、充血性心力衰竭病史（RR 2.51）、心律失常病史（RR 1.92）、周围性血管疾病史（RR 1.65）、纵隔肿瘤或胸腺切除术（RR 2.36）、肺叶切除术（RR 8.91）、双肺叶切除（RR 7.16）、全肺切除术（RR 8.91）、食管切除术（RR 2.95）和术中输血（RR 1.39）[9]。

房颤患者的平均重症监护病房时间和住院时间相对较长，与无房颤的患者相比，平均住院费用高出30%以上。重要的是，已证实房颤可增加术后患者的死亡率[10]。但是，许多术后房颤患者常常伴有复杂的并发症，因此目前尚不清楚心律失常本身在多大程度上影响了死亡率[4]。

为了便于术前风险分层，将胸外科手术根据术后预期房颤发生率分为低（＜5%）、中（5%～10%）、高（＞15%）风险组（见表15-3）。对于中度风险和高度风险患者，建议延长术后心电监测时间（如术后监测48～72 h）[11-12]。

表15-3　胸外科手术患者术后房颤风险分层情况

风险类型	风险情况
低风险手术（发生率＜5%）	支气管镜检查或活检、光动力治疗、气管支架、放置胸腔造口管或胸膜导管、胸腔镜检查、胸膜固定术、去角质术、气管造口术、硬质支气管镜检查、纵隔镜检查、胸腔镜楔形切除、支气管镜的激光手术、食管镜/PEG/食管扩张和（或）支架植入

（续表）

风险类型	风险情况
中度风险手术（发生率5%～15%）	胸腔镜、交感神经切除术、肺段切除术、腹腔镜胃底折叠术/切开术、Zenker憩室切除术
高风险手术（发生率>15%）	胸腔镜下前纵隔肿块切除术、肺叶切除术、开胸肺叶切除术、气管切除及重建/隆突切除、全肺切除术、胸膜切除术、肺减容/肺大疱闭合术、支气管胸膜漏修补术、肺移植、食管切除术、心包开窗术

房性期前收缩通常不需要特殊治疗。阵发性室上性心动过速时有发生，治疗通常很简单。如果迷走神经阻滞失败，可以增加腺苷剂量（见表15-4），成功率超过95%，极少需要电复律。而房颤的处理要复杂得多。

表15-4　术后心律失常用药情况

药物	剂量	作用	副作用
腺苷	6 mg或 12 mg，18 mg快速静脉注射	阵发性SVT	一过性传导阻滞，脸红、胸痛、诱发房颤（罕见）
阿托品	0.4～1 mg静脉注射	心动过缓或房室传导阻滞	严重的心动过速
维拉帕米	5～10 mg静脉注射	控制房颤的心室率，阵发性SVT	低血压，CHF恶化，房室传导阻滞
地尔硫䓬	10～20 mg快速静脉注射，再以5～15 mg/h静脉注射	控制房颤的心室率，阵发性SVT	低血压，CHF恶化，房室传导阻滞
艾司洛尔	0.5 mg/kg快速静脉注射和0.05 mg/（kg·h）静脉注射；每5 min以0.05 mg/（kg·h）速度增加	控制房颤的心室率	低血压，支气管痉挛，CHF恶化
美托洛尔	每5 min静脉注射5 mg，连续3次	控制房颤的心室率	低血压
地高辛	每4～6 h 0.25 mg 静脉注射，最高达 1 mg	控制持续性房颤的心室率	延迟性发作、恶心、呕吐

（续表）

药物	剂量	作用	副作用
胺碘酮	预防性治疗：300 mg 静脉注射，然后 600 mg 口服3～5 天；治疗：150 mg 静脉缓慢注射时间超过 10 min，然后 1 mg/min 持续6 h，再改为0.5 mg/min	控制房颤心室率和复律，频繁的非持续/持续VT，VF	低血压，异常心动过缓，QTc延长与扭转型室性心动过速（罕见），急性呼吸窘迫综合征（罕见，超治疗剂量后）

注：CHF，充血性心力衰竭；SVT，室上性心动过速；VT，室性心动过速；VF，心室颤动。

一、房颤的治疗

考虑到术后新发房颤通常是短暂性的（心律失常往往在4～6周内消退），首选的治疗方法是控制心室率。非二氢吡啶钙通道拮抗剂（维拉帕米、地尔硫䓬）和洋地黄可用于治疗术后房颤（见表15-4）[11-12]。但是钙拮抗剂与低血压有关，因此它们可能不是合并心功能受损患者的理想药物，心力衰竭的患者禁用。洋地黄能够增强迷走神经张力，因此也不推荐使用。术后交感神经兴奋时，洋地黄的作用减弱。已证明β-受体阻滞剂治疗术后房颤有效。术前服用β-受体阻滞剂的患者应继续使用β-受体阻滞剂，突然停药会增加并发症的风险，应避免。已知严重心肌收缩功能障碍的患者应首选胺碘酮静脉注射，该药具有抗心律失常作用，可终止心律失常。在一项对254例接受胸外科手术的肺癌患者进行的前瞻性、随机、对照、双盲研究中发现，与安慰剂组相比，患者术后静脉注射300 mg胺碘酮并持续口服600 mg，每天2次，5天后，房颤发生率明显降低（安慰剂组38例，胺碘酮组11例）。但两组不良事件发生率相同（共10例患者），需要治疗的数量为4.4（3.1～7.8）[13]。

据报道，胺碘酮有急性肺毒性，对于肺切除患者。应避免使用胺碘酮或至少避免使用大剂量胺碘酮（＞1 000 mg/d）。存在原发性肺部疾病患者胺碘酮肺毒性风险增加[14]。

Ⅰ类抗心律失常药物（钠通道阻滞剂，如氟卡奈德和普罗帕酮）可用于非器质性心脏病患者，然而，即使在这些患者中，这些药物也可能产生药物性心律失常（如耐受良好的心房颤动转为心房扑动）。

对新发心房颤动并出现严重血流动力学紊乱的患者，应立即进行直流电复律，其转复率高达90%。但早期频繁发作的房颤，术后耐受良好者通常不必进行心脏复律，其具有自限性。无论采用何种治疗方法，胸外科术后新发心房颤动通常在4～6周内就会消失。

术后发生心房颤动的患者有发生血栓栓塞的风险，包括卒中。个别患者术后发生栓塞的原因还不清楚，因为潜在的并发症往往是导致卒中的原因，而不是心律失常本身。然而，有证据表明频发的心房颤动患者中采用抗凝治疗能有效防止栓塞发生。在有卒中危险因素（年龄＞65岁、女性、既往卒中、高血压、充血性心力衰竭、糖尿病）的术后房颤患者中采用抗凝治疗可能是有益的，但尚缺乏高质量的研究证实。

二、预防房颤

下面简述几种预防术后心房颤动的策略。β－受体阻滞剂是预防治疗使用最广泛的药物，可使术后房颤发生率降低约50%[15]。β－受体阻滞剂在手术前一段时间开始使用，效果最好，但需考虑禁忌证。胺碘酮能显著降低术后心房颤动的发生率，预防效果与β－受体阻滞剂相当。值得注意的是静脉注射胺碘酮可出现罕见并发症，即肺切除术患者术后发生急性呼吸窘迫综合征。在一项随机研究中发现，静脉注射镁剂可减少术后房颤发生率，但是，这些结果尚未被其他研究证实。

已证明胸段硬膜外镇痛（thoracic epidural analgesia，TEA）使用丁哌卡因可降低肺切除术后心房颤动的发生率[16]，但是，回顾性配对分析结果与其有出入。在一项纳入1 236例接受肺切除术患者的研究中，其中937例患者接受全身麻醉和TEA联合麻醉，299例患者只接受全身麻醉（无TEA）。对311名TEA患者和132名无TEA患者进行配对分析后发现，两组患者之间术后房性心律失常的发生率差异无统计学意义[17]。因此，硬膜外镇痛在预防术后心房颤动中的作用尚不清楚。

据笔者所知，目前还没有统一的标准来指导不同机构使用何种药物来预防术后房颤。我们以自身的经验表明，并不需要常规预防房颤。大多数机构试图优化围术期护理的各个方面，希望将心律失常风险降到最低[18]。

第四节　心室性心律失常

术后孤立的室性早搏并不代表发生恶性室性心动过速的风险增加（即持续室性心动过速、心室颤动），因此不需要特殊治疗。非持续性和持续性室性心动过速很少见，术后发生率为0.5%～1.5%。发生恶性心律失常多见于重度心脏病、左心室功能低下或术后出现严重急性并发症患者（如血流动力学不稳定、心肌缺血、感染性休克、严重手术并发症）。

当出现频发和多源性室性早搏和非持续性室性心动过速时，应寻找引起心律失常的任何可逆因素（见上文）。当非持续性或持续性室性心动过速反复发作并持续时间较长时，可使用抗心律失常药物，一般首选静脉注射胺碘酮[14]。Ⅰ类抗心律失常药物虽有治疗作用（如利多卡因），但在这种情况下，会增加发生室性心律失常的风险。当发生持续快速性室性心律失常并造成血流动力学情况恶化时，可选用R波同步直流电复律（血流动力学耐受良好的室性心动过速），当室性心动过速或心室颤动引起循环衰竭时，应立即进行电除颤和心肺复苏[10]。

大多数已知的、已有文献研究显示室性心动过速患者应植入心律转复器/除颤器，这些装置可以有效地终止自发性心律失常，即使是在术后也同样有效。应在术前和术后对所有装置进行彻底评估，以确保其处于工作状态。如果手术室使用电灼，起搏器应设置为触发或非同步模式；植入式心脏复律器应在术前暂停对心律失常的检测。

第五节 缓慢性心律失常

缓慢性心律失常见于心脏手术后（尤其是在瓣膜手术后），但在非心脏性胸外科手术后比较少见[19]。主要包括病态窦房结综合征或不同程度房室传导阻滞引起的（通常是预先存在的）短暂心室率降低，由迷走神经张力增加引起，如脊髓或硬膜外麻醉，喉镜检查或手术干预。缓慢性心律失常通过降低心输出量而影响血流动力学稳定[19]。阿托品能有效逆转心动过缓。明智的做法是停止所有会导致房室传导阻滞增加的药物，如β-受体阻滞剂或钙通道阻滞剂。对阿托品治疗无效的症状性心动过缓可能需要安装临时起搏器。在某些情况下，若传导阻滞不能恢复，可能需要安装永久性起搏器。

（张卿卿 译 温宗梅 校）

参考文献

[1] RASMUSSEN V, JENSEN G, SCHNOHR P, et al. Premature ventricular beats in healthy adult subjects 20 to 79 years of age[J]. Eur Heart J, 1985, 6: 335 - 341.

[2] RAHMAN F, KWAN G F, BENJAMIN E J. Global epidemiology of atrial fbrillation[J]. Nat Rev Cardiol, 2014, 11: 639 - 654.

[3] IWASAKI Y K, NISHIDA K, KATO T, et al. Atrial fbrillation pathophysiology: implications for management[J]. Circulation, 2011, 124: 2264 - 2274.

[4] ROSEN J E, HANCOCK J G, KIM A W, et al. Predictors of mortality after surgical management of lung cancer in the National Cancer Database[J]. Ann Thorac Surg, 2014, 98: 1953 - 1960.

[5] ELRAKHAWY H M, ALASSAL M A, ELSADECK N, et al. Predictive factors

of supraventricular arrhythmias after noncardiac thoracic surgery: a multicenter study[J]. Heart Surg Forum, 2014, 17: E308 - E312.

[6] WALSH S R, TANG T, GAUNT M E, et al. New arrhythmias after non-cardiothoracic surgery[J]. BMJ, 2006, 333: 715.

[7] FERNANDO H C, JAKLITSCH M T, WALSH G L, et al. The Society of Thoracic Surgeons practice guideline on the prophylaxis and management of atrial fbrillation associated with general thoracic surgery: executive summary[J]. Ann Thorac Surg, 2011, 92: 1144 - 1152.

[8] VAPORCIYAN A A, CORREA A M, RICE D C, et al. Risk factors associated with atrial fbrillation after noncardiac thoracic surgery: analysis of 2588 patients[J]. J Thorac Cardiovasc Surg, 2004, 127: 779 - 786.

[9] RIBER L P, LARSEN T B, CHRISTENSEN T D. Postoperative atrial fbrillation prophylaxis after lung surgery: systematic review and meta-analysis[J]. Ann Thorac Surg, 2014, 98: 1989 - 1997.

[10] HEINTZ K M, HOLLENBERG S M. Perioperative cardiac issues: postoperative arrhythmias[J]. Surg Clin North Am, 2005, 85: 1103 - 1114, viii.

[11] FRENDL G, SODICKSON A C, CHUNG M K, et al, AATS guidelines for the prevention and management of perioperative atrial fbrillation and futter for thoracic surgical procedures[J]. J Thorac Cardiovasc Surg, 2014, 148: e153 - e193.

[12] FRENDL G, SODICKSON A C, CHUNG M K, et al. AATS guidelines for the prevention and management of perioperative atrial fbrillation and futter for thoracic surgical procedures. Executive summary[J]. J Thorac Cardiovasc Surg, 2014, 148: 772 - 791.

[13] RIBER L P, CHRISTENSEN T D, JENSEN H K, et al. Amiodarone signifcantly decreases atrial fbrillation in patients undergoing surgery for lung cancer[J]. Ann Thorac Surg, 2012, 94: 339 - 344; discussion 345 - 346.

[14] GILL J, HEEL R C, FITTON A. Amiodarone. An overview of its pharmacological properties, and review of its therapeutic use in cardiac arrhythmias[J]. Drugs, 1992, 43: 69 - 110.

[15] SEDRAKYAN A, TREASURE T, BROWNE J, et al. Pharmacologic prophylaxis for postoperative atrial tachyarrhythmia in general thoracic surgery: evidence from randomized clinical trials[J]. J Thorac Cardiovasc Surg, 2005, 129 (5): 997 - 1005.

[16] OKA T, OZAWA Y, OHKUBO Y. Thoracic epidural bupivacaine attenuates supraventricular tachyarrhythmias after pulmonary resection[J]. Anesth Analg, 2001, 93: 253 - 259, 1st contents page.

[17] KOMATSU R, MAKAROVA N, DALTON J E, et al. Association of thoracic epidural analgesia with risk of atrial arrhythmias after pulmonary resection: a retrospective cohort study[J]. J Anesth, 2015, 29: 47 - 55.

[18] PATEL A J, HUNT I. Review of the evidence supports role for routine prophylaxis against postoperative supraventricular arrhythmia in patients undergoing pulmonary resection[J]. Interact Cardiovasc Thorac Surg, 2014, 19: 111 - 116.

[19] PERETTO G, DURANTE A, LIMITE L R, et al. Postoperative arrhythmias after cardiac surgery: incidence, risk factors, and therapeutic management[J]. Cardiol Res Pract, 2014, 2014: 615987.

第十六章

胸外科围术期使用抗凝药物预防DVT-PE的患者管理

Juan V. Llau, Manuel Granell, Mª José Jiménez

第一节 引 言

许多胸外科患者在某些药物治疗的同时需要接受手术治疗。最常见的药物是抗血小板药物（antiplatelet，APA）和抗凝药物（anticoagulant，AC）。关于这些患者的治疗对胸外科医师来说仍是一个挑战，需要对其做动态评估。这些患者可能需要停用抗血小板药物或抗凝药物，并在围术期接受其他预防血栓的治疗。因此，如果在手术近期使用抗血栓药物，有必要权衡中断治疗后发生栓塞与术中出血的风险。

本章节对现行的指南进行了修订。

第二节 胸外科手术与抗血小板药物

由于胸外科手术适应证较广，且具有自身特征，择期胸科手术患者接受APA治疗的情况非常普遍。APA种类繁多，在预防和治疗动脉血栓形成中非常重要。最常见的长期服用的APA是环氧合酶抑制剂，如阿司匹林；二磷酸腺苷受体P2Y12拮抗剂，如氯吡格雷或普拉西拉尔；新型抗血小板药物，包括替卡格洛尔和西洛他唑。它们的主要特征见表16-1[1-4]。尽管围术期抗血小板药物的管理并非易事，但对麻醉医师和胸外科医师来说，有冠状动脉支架植入的患者管理难度更大（主要为药物洗脱冠状动脉支架）。

表16-1　部分抗血小板药物的主要特征

药物	作用机制	半衰期	起效时间	作用时间
阿司匹林	不可逆抑制COX-1酶	15~20 min	数分钟	血小板寿命
氧吡格雷	与血小板ADP PY2Y12受体不可逆结合	大约8 h（肝脏作用后的代谢物）	给予负荷剂量2 h	血小板寿命
普拉格雷	与血小板ADP PY2Y12受体不可逆结合	活性代谢物快速转化	大约30 min	血小板寿命
替格瑞洛	PY2Y12可逆性拮抗剂	大约12 h	负荷剂量30 min	4~5天
西洛他唑	选择性磷酸二酯酶ⅢA抑制剂（可逆性抑制血小板聚集）	大约21 h	2~3 h	12~18 h

注：凝血功能的恢复并不需要所有血小板功能恢复，一般在最后一次服用抗血小板药物后5天。

一、合理的建议

数年前，最常见的方案是术前7～10天停用APA。但是，近年来，根据已发表的多篇文献，建议出血风险较低的患者，可维持APA用药至术前[1-7]。

APA的围术期管理必须基于最佳的效益/风险关系进行评估。这包括围术期继续使用抗血小板药物相关的出血风险分级，以及停药后相关的血栓形成风险分级。本章概括了全部风险分级信息，见表16-2[2, 4-8]。

二、胸外科患者的使用指南

择期胸外科手术患者APA使用方案需要综合麻醉科医师、胸外科医师、血液科医师和神经科医师等多学科医师建议并共同制定。术前停用

APA的决定应基于对患者的心血管栓塞和手术出血风险的评估。目前对于这些患者围术期抗血小板治疗的意见尚未完全统一，可归纳如下[1-8]：

（1）所有患者均建议围术期采用低剂量阿司匹林（75～100 mg）维持，除非出血风险明显高于血栓形成风险。

（2）为避免出血，阿司匹林剂量超过200 mg时应改为75 mg或100 mg。

（3）如果患者采用氯吡格雷作为单一疗法治疗，必须停药，改用低剂量阿司匹林替代治疗（除非有禁忌证）。

（4）如果必需中断抗血小板治疗，停药时间要短：阿司匹林2天，氯吡格雷5天。并在手术彻底止血后6～48 h内尽快恢复用药。根据停药时间，为加快抗血小板作用，推荐负荷给药剂量如下：阿司匹林250 mg和氯吡格雷300 mg。

表16-2 APA在围术期持续用药相关的出血风险与停药后相关的血管栓塞风险建议

风险类型	出血风险			血管栓塞风险		
程度	轻度风险	中度风险	重度风险	轻度风险	中度风险	重度风险
建设	通常不需输血； 微整形/普通外科/OS外科/拔牙/活检/眼前端手术	需要输血； 心血管/大型OS外科/内脏手术/耳鼻喉/泌尿科或重建手术	出血局限于体腔内头颅手术/脊髓手术/眼后端手术/经尿道前列腺切除术	AMI后6个月以上、CABG、经皮冠脉造影、BMS、冠状动脉手术、CVS（12个月以上的高危或有并发症的患者）	AMI后6～24周置入DES 12个月后、CABG、BMS、CVS（6～12个月的高危或有并发症患者）	AMI后6周置入DES小于12个月、CABG、BMS、CVS（6个月内的高危或有并发症患者）

注：OS，骨科手术；ENT，耳鼻喉手术；AMI，急性心肌梗死；CABG，冠状动脉旁路移植术；BMS，裸金属支架；DES，药物洗脱支架；CVS，脑血管卒中。

三、现行药物洗脱支架置入术患者的抗血小板治疗方案

对于经皮冠状动脉介入治疗（PCI）并置入冠状动脉支架的患者，推荐服用APA。将APA给药方案总结如下[9]：

（1）支架置入术后，阿司匹林应继续使用，合理服用剂量为每天100 mg，不需更高维持剂量。

（2）支架置入术后，噻吩吡啶类药物治疗的持续时间一般应至少12个月。可选方案有：氯吡格雷75 mg/d，普拉格雷10 mg/d，替卡格雷90 mg，每天2次。

（3）如果出血风险高于预期益处，即支架置入术后在推荐时间内给予噻吩吡啶治疗产生的预期益处，则提前停止噻吩吡啶治疗（如<12个月）是合理的。

（4）氯吡格雷、普拉格雷或替卡格雷的持续时间超过12个月主要适用于放置药物支架的患者。

根据本方案治疗冠状动脉支架置入的患者，对其管理有一些特别的建议[1-4，7-10]：

（1）虽然没有针对所有患者的有效统计，但目前的处理趋势是如果支架置入术后血栓形成风险很高，应推迟所有不危及生命的手术。因此，围术期需要停用噻吩吡啶的患者，在裸金属支架置入术后4～6周内，或者药物涂层支架置入术后12个月内，不宜进行择期非心脏手术。尽管有此建议，但支持这一建议的证据并不充分，因为发生心脏不良事件（thoracic epidural analgesia，MACE）的患者多为急诊手术和伴有心脏疾病的患者，与置入支架的类型及置入时间（超过6个月）无关[11]。

（2）如果手术不能延迟，持续抗血小板聚集治疗是降低支架置入术后栓塞风险的关键。如果因高出血风险而不能维持APA，要警惕噻吩吡啶停药后仅靠阿司匹林单药维持不能有效预防血栓的可能。因此，在手术无法推迟的情况下，最终的方案应该由多学科综合讨论决定。

（3）对所有患者来说，术后都应尽快给予APA治疗。主要建议是，如果患者的凝血功能正常，在手术结束后的24 h内应立即予以治疗。

（4）高危期过后，如果手术出血量少或无出血风险，建议不停止抗血小板治疗。此外，对于冠状动脉支架置入的患者，首选阿司匹林维持治疗。

（5）对于有冠状动脉支架置入且必须接受紧急手术的患者，要求停止双重抗血小板治疗，如果条件允许，继续服用阿司匹林，且在术后尽早恢复噻吩吡啶治疗是合理的。

第三节　胸外科手术患者抗凝治疗方案

许多患者因房颤或机械心脏瓣膜接受口服抗凝药和慢性抗凝药治疗，其他适应证还包括脑血管病变（反复中风）或预防既往血栓栓塞事件复发。目前，抗凝治疗包括维生素K拮抗剂（vitamin K antagonists，VKA）或新型直接口服抗凝药（direct oral anticoagulants，DOAC），如达比加群、利瓦罗沙班、阿哌沙班或依多沙班，这些新型药物近期已获得许可或正等待批准用于此类适应证。

一、维生素K拮抗剂使用者的处理

VKA的围术期给药方案已经建立成熟，最近的指南几乎没有变动[2，12－15]。根据个体化血栓形成风险和出血风险作出合理的治疗决策。通常在手术时需要停用VKA，以达到正常或接近正常的凝血功能（INR≤1.5）。停用VKA后，至少需要3～5天才能消除大部分抗凝作用（使用醋硝香豆素需要3天，而使用华法林则需要5天）。因此，对于胸科手术患者，要求术前暂停VKA抗凝治疗，以华法林为例[2]，建议术前约停用5天；如果是醋硝香豆素，则建议时间缩短至术前停用3天。手术后，在能口服给药并已充分止血的情况下，建议术后12～24 h恢复VKA。

暂停VKA治疗可能会增加血栓栓塞的风险，目前已发表的观点尚存在争议[14－18]，其主要问题是桥接治疗可能会增加出血倾向，而血栓事件并没有减少。总体来说，当前方案的建议是：

（1）对患有机械性心脏瓣膜病、心房颤动或高度血栓栓塞风险的静脉血栓栓塞（venous thromboembolism，VTE）患者，在VKA治疗中断期间需要桥接抗凝治疗（给予短效抗凝剂）。

（2）对于低度血栓栓塞风险的患者，无需桥接抗凝。

（3）对于中度血栓栓塞风险患者，桥接抗凝与否应根据患者和手术进行个体化评估。如果手术中出血风险较低，可以考虑桥接抗凝；如果手术中出血风险较高（较大的心胸外科手术），则无需桥接抗凝治疗为佳。

桥接抗凝治疗的最佳选择是低分子肝素（low–molecular–weight heparins，LMWH）。然而，LMWH的给药剂量尚存在争议，建议从预防剂量增加到治疗剂量（大剂量只适用于有高度血栓形成风险的患者）。

最后一次低分子肝素应在手术前约24 h给药，以确保正常凝血。非高度出血风险手术应于术后24 h恢复治疗剂量的LMWH，对高度出血风险手术的患者，可在术后48～72 h恢复治疗剂量的LMWH。

二、口服抗凝药患者的管理

DOAC的共同点是口服用药，无需抗凝血酶。但不同的药物作用于凝血级联反应的靶点不同：利伐沙班、阿哌沙班和依多沙班能直接抑制凝血因子Xa；而达比加群是凝血因子Ⅱa的直接抑制剂。

DOAC对于拟行大型骨科手术（全髋关节或膝关节置换术）患者可预防血栓，对于房颤患者可预防中风，对于静脉血栓栓塞患者用作治疗和二级预防[19]。

虽然对DOAC患者的围术期给药经验不足，但有必要强调以下几点：

（1）一些拮抗剂可用于逆转DOAC的作用：伊达鲁齐可逆转达比加群[20]，安地赛净可逆转沙班类[21]。若无拮抗剂可用，一些文章建议使用PCC治疗DOAC引起的严重出血[19]。

（2）用于长期抗凝治疗的剂量与用于血栓预防的剂量大不相同，前者高于后者。

（3）目前，接受DOAC“完全”抗凝治疗的患者其安全目标尚不明确。但是任何一种DOAC，术前安全目标都建议为＜30 ng/mL[22]，但是在目前的实践中，很难有效控制DOAC的血浆水平。此外，该血浆水平与标准凝血试验结果之间缺乏明确相关性。

（4）拟行胸外科手术患者的主要管理目标是安全，即避免增加手术出血风险。当然必要的抗血栓治疗也很重要。

鉴于这些要点，胸外科围术期DOAC管理的主要建议[23]如下：

（1）桥接策略：手术前4～5天停用抗凝剂，并使用LMWH桥接，方法类似AVK。这种方法由法国[24]和西班牙麻醉学会提出[25]。这或许是管理DOAC患者3个方法中最好的一个（最安全的一个），主要用于血栓形成风险高的患者（CHA2DS2-VASc评分≥4分[26]或CHADS2≥2分[27]）。相似的方法也可用于VKAs治疗的患者，LMWH的剂量应根据患者血栓形成风险的大小而定，然而，大多数医院都忽视了这一策略。

（2）无桥接策略：术前停用抗凝剂后，在窗口期不给予低分子肝素。基于DOAC快速起效和半衰期短的特点，建议手术前几天停止使用[28]。由于DOAC具有不同的半衰期和肾清除率，因此建议应根据每种药物、患者、肌酐清除率和手术出血风险做个体化评估。然而，这种方法中“确切”时间还没有达成共识。对于接受高出血风险手术（复杂的胸部手术和肺切除术）的患者，由于缺乏经验和数据支持需要格外小心。

西班牙论坛最近经过大量讨论并进行文章修订后，提出了一个简单实用的方案，总结在表16-3[8，25-27，29-31]中。此方案对高血栓形成风险需桥接治疗的患者同样适用。

表16-3　根据肾功能和出血风险建议直接口服抗凝剂的术前停用时间

距离术前最后一次服药最短时间的建议				
药物	阿哌沙班　利伐沙班		达比加群	
CrCl/mL·min^{-1}	＞50	30~50	＞50	30~50
低出血风险[a]	1天	2天	2天	3天
中度或重度出血风险	2天	3天	3天	4天
高栓塞风险	建议桥接低分子肝表			

注：a，肾功能正常的患者接受“出血风险极低”手术后，直接口服抗凝剂无须停用。如果是服用阿哌沙班和达比加群（每天2次），则应停服手术前的最后一次剂量。

第四节 胸外科手术血栓预防

肺栓塞（pulmonary embolism，PE）和深静脉血栓形成（deep vein thrombosis，DVT）是两种常见的静脉血栓栓塞（venous thromboembolism，VTE），具有相同的诱发因素，在大多数情况下，PE多由DVT引起。目前，VTE被认为是患者相关性危险因素和手术相关性危险因素相互作用的结果。患者相关性因素是长期性的，而手术相关性因素往往是暂时性的。患者相关性危险因素包括年龄、既往VTE病史、进展期癌症、伴有四肢轻瘫的神经疾病、需长期卧床休息的疾病（如心力衰竭或急性呼吸衰竭）、先天性或获得性血栓性疾病、激素替代疗法和口服避孕药疗法等[32-36]。

在围术期，VTE是术后致残和死亡的常见原因，且可预防。尽管血栓预防的益处得到广泛的认可，但最新的目标是根据每例患者的具体情况量身订制个体化方案。

一、血栓预防方案

外科患者预防血栓的方法包括一般措施、物理干预和药物干预。

（1）一般措施包括运动和腿部锻炼，并保证患者充足的循环容量。

（2）物理干预可增加腿部静脉的平均流速，减少静脉淤滞，如分级压缩丝袜（graduated compression stockings，GCS）、间歇式气动压缩（intermittent pneumatic compression，IPC）装置和气动脚踏泵（pneumatic foot pumps，PFP）。

（3）对于血栓高危患者，药物治疗是必要的，应用最为广泛的药物是低分子肝素（LMWH）。胸科手术患者还可使用其他药物如磺达肝素、普通肝素（Unfractionated heparin，UFH）和维生素K拮抗剂（antivitamin K drugs，VKAs）（华法林/阿塞诺考马洛）等。

二、胸科手术合理的血栓预防方案

基于抗凝治疗的基本原则和科学证据，住院患者血栓预防治疗共识包括[34-35，37]：

（1）几乎所有住院患者都有一个或多个VTE的危险因素，因此住院患者VTE发生率较高。如果不采取预防措施，发生VTE的风险变异较大，这取决于患者接受的医疗和手术情况。

（2）未预防VTE的不良结局主要是症状性DVT或PE、致命性PE和血栓后综合征等。

（3）药物干预和物理干预方法对预防血栓形成行之有效。

基于这些观点，建议对所有患者进行血栓形成风险评估，并权衡出血风险。应在综合考虑两种危险因素后，采取最佳的血栓预防方案。一般来说，中度或高度VTE风险，伴低至中度出血风险的患者采取药物治疗预防血栓。当这些患者有高度出血风险时，应采用物理性血栓预防治疗（最好使用IPC），直到出血风险降低时开始使用抗血栓药物[34-35，37-38]。

这一理论基础可以应用于胸外科手术患者，但需注意：

（1）许多计划接受胸外科手术的患者由于肿瘤活跃、年龄、术前化疗、手术复杂、手术时间长等原因，围术期VTE风险较高。在计划接受胸外科手术的患者中，肿瘤活跃非常普遍。这种情况下，临床医师必须考虑在围术期应用高风险血栓预防方案，同时也应考虑出血风险。

（2）可使用经验性模型（如卡普里尼评分[39]）对每个患者的VTE风险进行分层，该模型包括年龄、手术类型、手术时间、肥胖、VTE或血栓性血友病史、中心静脉置管和恶性肿瘤等指标。在非肿瘤性患者中，基于卡普里尼评分的风险分层将胸外科手术患者划分为低度和（或）中度VTE风险患者，因此在大多数情况下，仅使用物理预防就足够了。

大多数方案都将LMWH作为预防血栓的首选药物[34–37]，但起始给药时间尚存一些争议。据文献报道，对比术前或术后LMWH的首次使用剂量，其有效性和安全性没有明显差异，另外指南也没有规定明确的剂量[40–42]。但是，目前的趋势是如果术后开始血栓预防（大多数药物只能在手术后服用），首选的药物是LMWH，每天服用1次，一般在手术结束后6～12 h内开始。

在此基础上，结合近期发表的一些指南[34–37]，笔者总结出预防胸外科患者血栓形成的建议（见表16–4）。

表16–4　胸外科患者的血栓预防建议

患者分组	建议血栓预防选择	建议时间
VTE低风险（Caprini分数0～1）	早期活动	—
VTE中度风险（Caprini分数2～3）且无出血高风险	LMWH或CFH或IPC/GCS（IPC更佳）	7～10天（药物预防）或者持续至出院
VTE高风险（Caprini分数4或以上）且无出血高风险	LMWH或UFH IPC/GCS（IPC更佳）同时药物预防	7～10天（肿瘤患者可考虑延长至4周）
VTE中度或高风险伴出血高风险	IPC/GCS（IPC更佳） 当出血风险减小后启用LMWH或CFH	7～10天（药物预防）或者持续至出院（肿瘤患者可考虑延长至4周）

注：VTE，静脉血栓栓塞；LMWH，低分子肝素；UFH，未分离肝素；IPC，间歇气压加压；GCS，渐变弹力袜。

三、围术期血栓预防：对麻醉医师的启示

对于接受抗凝药物进行血栓预防的胸外科手术患者，通过合理的管理和个体化的调整各种药物间隔时间，应用区域麻醉，尤其硬膜外麻醉技术术后镇痛是安全和可控的[42–43]。

对于服用影响凝血药物的患者，尤其是同时服用抗凝和抗血小板药物的患者，应仔细评估，个体化分析并权衡风险和收益，最终决定是否采用区域麻醉[42-43]。

对于神经阻滞麻醉，欧洲麻醉学会的最新一项指南[42]给出以下建议：

（1）小剂量阿司匹林不需要停药。

（2）如果氯吡格雷术前停药少于5天（理想情况下为7天），则不建议采用硬膜外麻醉技术。

（3）如果术前给予预防剂量低分子肝素，其与神经阻滞之间的时间间隔至少为10～12 h。如果术后给予LMWH治疗，其给药时间应在硬膜外麻醉后至少6～8 h。硬膜外导管应在最后一次LMWH注射12 h后拔除。

（李华 译　温宗梅 校）

参考文献

[1] LLAU J V, FERRANDIS R, SIERRA P, et al. Prevention of renarrowing of coronary arteries using drug-eluting stents in the perioperative period: an update[J]. Vasc Health Risk Mang, 2010, 6: 1 - 13.

[2] DOUKETIS J D, SPYROPOULOS A C, SPENCER F A, et al. Perioperative management of antithrombotic therapy[J]. Chest, 2012, 141 (2 Suppl): e326S - e350S.

[3] SIERRA P, GÓMEZ-LUQUE A, CASTILLO J, et al. Guía de práctica clínica sobre el manejo perioperatorio de antiagregantes plaquetarios en cirugía no cardiaca (Sociedad Española de Anestesiología y Reanimación) (Spanish) [J]. Rev Esp Anestesiol Reanim,2011, 58 (Supl 1): 1 - 16.

[4] OPREA A D, Popescu W M. Perioperative management of antiplatelet agents[J]. Br J Anaesth, 2013, 11 (S1): i3 - i17.

[5] LLAU J V, LÓPEZ-FORTE C, SAPENA L, et al. Perioperative management of antiplatelet agents in noncardiac surgery[J]. Eur J Anesthesiol, 2009, 26: 181 - 187.

[6] KORTE W, CATTANEO M, CHASSOT P G, et al. Peri-operative management of antiplatelet therapy in patients with coronary artery disease[J]. Thromb Haemost, 2011, 105: 743 - 749.

[7] KOZEK-LANGENECKER S A, AFSHARI A, ALBALADEJO P, et al. Management of severe perioperative bleeding-guidelines from the European Society of Anaesthesiology[J]. Eur J Anesthesiol, 2013, 30: 1 - 112.

[8] BARON T H, KAMATH P S, MCBANE R D. Management of antithrombotic therapy in patients undergoing invasive procedures[J]. N Engl J Med, 2013, 368: 2113 - 2124.

[9] LEVINE G N, BATES E R, BLANKENSHIP J C, et al. ACCF/ AHA/SCAI guideline for percutaneous coronary intervention[J]. J Am Coll Cardiol, 2011, 2011: e44 - e122.

[10] HOWARD-ALPE G M, DE BONO J, HUDSMITH L, et al. Coronary artery stents and non-cardiac surgery[J]. Br J Anaesth, 2007, 98: 560 - 574.

[11] HAWN M T, GRAHAM L A, RICHMAN J S, et al. Risk of major adverse cardiac events following noncardiac surgery in patients with coronary stents[J]. JAMA, 2013, 310: 1462 - 1472.

[12] KEARON C, HIRSH J. Management of anticoagulation before and after elective surgery[J]. N Engl J Med, 1997, 336: 1506 - 1511.

[13] DOUKETIS J D, BERGER P B, DUNN A S, et al. The perioperative management of antithrombotic therapy[J]. Chest, 2008, 133: 299S - 339S.

[14] SPYROPOULOS A C. Bridging of oral anticoagulation therapy for invasive procedures[J]. Curr Hematol Rep, 2005, 4: 405 - 413.

[15] DUNN A. Perioperative management of oral anticoagulation: when and how

to bridge[J]. J Thromb Thrombolysis, 2006, 21: 85 - 89.

[16] WYSOKINSKI W E, MC BANE I I R D. Periprocedural bridging management on anticoagulation[J]. Circulation, 2012, 126: 486 - 490.

[17] VAN VEEN J J, MAKRIS M. Management of perioperative antithrombotic therapy[J]. Anaesthesia, 2015, 70 (Suppl 1): 58 - 67.

[18] SIEGAL D, YUDIN J, KAATZ S, et al. Periprocedural heparin bridging in patients receiving vitamin K antagonists: systematic review and meta-analysis of bleeding and thromboembolic rates[J]. Circulation, 2012, 126: 1630 - 1639.

[19] FENGER-ERIKSEN C, MUNSTER A M, GROVE E L. New oral anticoagulants: clinical indications, monitoring and treatment of acute bleeding complications[J]. Acta Anesthesiol Scand, 2014, 58: 651 - 659.

[20] POLLACK C V J R, REILLY P A, EIKELBOOM J, et al. Idarucizumab for Dabigatran Reversal[J]. N Engl J Med, 2015, 373: 511 - 520.

[21] CONNOLLY S J, MILLING T J, EIKELBOOM J W, et al. Andexanet Alfa for acute major bleeding associated with Factor Xa inhibitors[J]. N Engl J Med, 2016, 375: 1131 - 1141.

[22] PERNOD G, ALBALADEJO P, GODIER A, et al. Management of major bleeding complications and emergency surgery in patients on long-term treatment with direct oral anticoagulants, thrombin or factor-Xa inhibitors: proposals of the working group on perioperative haemostasis (GIHP) - March 2013[J]. Arch Cardiovasc Di, 2013, 106 (6 - 7): 382 - 393.

[23] FERRANDIS COMES R, LLAU PITARCH J V. Old and new anticoagulants: what are the guidelines saying? [J]. Reg Anesth Pain Med, 2014, 39 (Suppl 1): e63 - e65.

[24] SIÉ P, SAMAMA C M, GODIER A, et al. Working Group on Perioperative Haemostasis; French Study Group on Trombosis and Haemostasis. Surgery

and invasive prodecures in patients on long–term treatment with direct oral anticosgulants: thrombin or factor–Xa inhibitors. Recommendations of the Working Group on Perioperative Haemostasis and the French Study Group on Trombosis and Haemostasis[J]. Arch Cardiovasc Dis, 2011, 104: 669 – 676.

[25] LLAU J V, FERRANDIS R, CASTILLO J, et al. En representación de los participantes en el Foro de Consenso de la ESRA–España de fármacos que alteran la hemostasia. Manejo de los anticoagulantes orales de acción directa en el period perioperatorio y técnicas invasivas[J]. Rev Esp Anestesiol, 2012, 59: 321 – 330.

[26] FERRANDIS R, CASTILLO J, DE ANDRÉS J, et al. The perioperative management of new direct oral anticoagulants: a question without answers[J]. Thromb Haemost, 2013, 110: 515 – 522.

[27] KOZEK–LANGENECKER S A, AFSHARI A, ALBALADEJO P, et al. Management of severe perioperative bleeding. Guidelines from the European Society of Anaesthesiology[J]. Eur J Anaesthesiol, 2013, 30: 270 – 382.

[28] MIESBACH W, SEIFRIED E. New direct oral anticoagulants: current therapeutic options and treatment recommendations for bleeding complications[J]. Thromb Haemost, 2012, 108: 625 – 632.

[29] LEVY J H, FARAONI D, SPRING J L, et al. Managing new oral anticoagulants in the perioperative and intensive care unit setting[J]. Anesthesiology, 2013, 118: 1466 – 1474.

[30] ORTEL T L. Perioperative management of patients on chronic antithrombotic therapy[J]. Blood, 2012, 120: 4699 – 4705.

[31] FARAONI D, SAMAMA C M, RANUCCI M, et al. Perioperative management of patients receiving new oral anticoagulants[J]. Clin Lab Med, 2014, 34: 637 – 654.

[32] Samama M M. Applying risk assessment models in general surgery: effective risk

stratifcation[J]. Blood Coag Fibrinolysis, 1999, 10 (suppl 2): S79 - S84.

[33] SAMAMA M M, DAHL O E, QUINLAN D J, et al. Quantifcation of risk factors for venous thromboembolism: a preliminary study for the development of a risk assessment tool[J]. Haematologica, 2003, 88: 1410 - 1421.

[34] MILLER J. Scottish Intercollegiate Guidelines Network (SIGN) [M]. Edinburgh: Prevention and management of venous thromboembolism, 2010.

[35] LAURA INNISS. Venous thromboembolism: reducing the risks[J]. Guía NICE, 2010, 2011 (09): 19—20.

[36] NICOLAIDES A N, FAREED J, KAKKAR A K, et al. Prevention and treatment of venous thromboembolism. International consensus statement (Guidelines according to scientifc evidence) [J]. Int Angiol, 2013, 32: 111 - 252.

[37] GOULD M K, GARCÍA D A, WREN S N, et al. Prevention of VTE in non—orthopedic surgical patients[J]. Chest, 2012, 141 (2 Suppl): 227 - 277.

[38] SAMAMA C M, GAFSOU B, JEANDEL T, et al. Guidelines on perioperative venous thromboembolism prophylaxis. Update 2011[J]. Ann Fr Anesth Reanim, 2011, 30: 947 - 951.

[39] CAPRINI J A. Thrombosis risk assessment as a guide to quality patient care[J]. Dis Mon, 2005, 51: 70 - 78.

[40] SAMAMA C M, GODIER A. Perioperative deep vein thrombosis prevention: what works, what does not work and does it improve outcome? [J] Curr Opin Anesthesiol, 2011, 24: 166 - 170.

[41] DELLA ROCCA G, BIGGI F, GROSSI P, et al. Italian intersociety consensus statement on antithrombotic prophylaxis in hip and knee replacement and in femoral neck fracture surgery[J]. Minerva Anestesiol, 2011, 77: 1003 - 1010.

[42] GOGARTEN W, VANDERMEULEN E, VAN AKEN H. Regional anaesthesia and antithrombotic agents: recommendations of the European Society of Anaesthesiology[J]. Eur J Anaesthesiol, 2010, 27: 999 - 1015.

[43] LLAU J V, DE ANDRÉS J, GOMAR C, et al. Anticlotting drugs and regional anaesthetic and analgesic techniques: comparative update of the safety recommendations[J]. Eur J Anaestesiol, 2007, 24: 387 - 398.

第十七章

胸外科手术后疼痛管理

Mukadder Orhan Sungur and Mert Şentürk

第一节 引　　言

大量文献包含关键词“开胸术后疼痛”或者“开胸术后镇痛”，说明这一问题在麻醉学界极具吸引力和挑战性，但尽管重视了数十载，有数千篇相关的研究发表，胸科手术后的疼痛管理至今依然很棘手。主要有以下几方面的原因：

（1）开胸手术（后外侧或后侧切口）是最痛的手术之一。开胸手术后疼痛的病理生理机制很复杂，至今尚未明确。

（2）胸外科手术的主要手术器官是肺，术后疼痛并发症的主要靶器官也是肺。因此适当的术后疼痛治疗与术后肺部并发症如肺不张、肺炎等密切相关[1]。

（3）呼吸周期能够持续性触发胸部手术后的疼痛，且咳嗽或深呼吸会加重痛感，这当然也取决于疼痛治疗的效果[2]。尽管患者可以入睡后无痛感（即低VAS-休息），但是最佳的镇痛治疗目标应是让患者能有效地咳嗽（即低VAS-咳嗽）。如果想通过高剂量阿片类药物达到无痛咳嗽的目标，那么也可能导致术后呼吸功能抑制。

（4）在与术后发生“慢性疼痛综合征”相关的手术中，胸科手术是仅次于截肢术的第二大病因[3-4]。

第二节 疼痛的病理生理学

讨论疼痛管理之前，必须透彻理解疼痛生理及手术创伤。胸科手术后的急性疼痛可能是由直接的或间接的手术创伤所致。手术分离组织，包括皮肤、肌肉、肋骨、肺实质、胸膜及神经（急性肋间神经痛）造成直接创伤。韧带牵拉（急性肋软骨炎、后肋软骨韧带损伤、肋软骨脱位）、肋骨撑开器的挤压及手术引起的应激或炎症等导致的间接创伤[5-6]。术后由于胸腔引流管的摩擦、残血的排出、切口缝线的刺激及神经血管束附近残留缝线的刺激等都会导致持续性的术后创伤[7]。

创伤后的伤害性感受刺激通过肋间神经、胸背神经、胸长神经、迷走神经或膈神经等传输到中枢神经系统。

（1）肋间神经通常是通过快速有髓鞘A δ 及慢速无髓鞘C传入纤维，将躯体伤害性刺激传递到脊髓背根神经元[8]。

（2）源于颈神经根C5-C7的胸背神经和胸长神经传递来自背阔肌和前锯肌的损伤所产生的伤害性刺激[9]。

（3）迷走神经或膈神经传递胸膜/心包、横隔或支气管等部位因手术操作所诱发的内脏伤害性刺激。膈肌手术操作所引发的膈神经刺激通常引起患侧肩膀的牵涉性疼痛（胸部手术后肩痛，PTSP）[10]。另外胸后韧带的分离及臂丛神经的牵拉[11]对骨骼肌成分的刺激也会引起PTSP。

（4）胸部手术后慢性疼痛综合征（chronic post-thoracotomy pain syndrome，CPTP）定义为“胸科手术后2个月或以上复发或持续存在的胸部切口或切口周围疼痛”[4]，CPTP涉及神经病理性因素、肌筋膜因素及内脏因素。CPTP与术后急性疼痛紧密相关[12]。除了急性神经病理性疼痛与CPTP紧密相关外，其他明确的高危因素包括女性、放疗史、术前已有疼痛及广泛手术创伤（包括全胸膜切除术）。

在急性疼痛和慢性疼痛中，手术技术都是很重要的影响因素。开胸肺切除手术的切口通常是在肩胛骨尖端下方后外侧（大部分是第5肋间隙），且需要分离背阔肌和前锯肌[13]。通过限制切口的大小、选择恰当的肌肉吻合方式或者避免撕裂背阔肌都能够减轻手术创伤。近年来，手术方式改良到能够完全或部分保留肌肉（亦称为保留肌肉的开胸手术），但是能否减轻术后疼痛，其有效性仍存在争议[14-16]。前外侧切口的手术暴露受限，但其疼痛比后外侧切口轻[17]。对于急性术后疼痛，经典开胸术式要比胸腔镜手术［如视频辅助胸腔镜手术（video-assisted thoracoscopic surgery，VATS）］严重，但VATS手术也会发生术后慢性疼痛（尽管发病率较经典开胸术式低）[18-19]，可能是因为切口保护套置入性损伤所致[20]。

第三节　术后疼痛的影响

胸科手术后患者疼痛治疗效果不足的主要临床后果是肺部机械动力学的改变。胸科手术后肺功能异常是多因素共同作用的结果，如既往肺部疾病史、手术所致肺实质缺失、体位、单肺通气及疼痛等[21]。肺叶切除术能使肺活量减少15%，而全肺手术后肺活量减少35%～40%[22]。此外全身麻醉本身也能使功能残气量减少高达20%[23]，于侧卧位更明显[24]。最后，患者需要深呼吸以避免术后肺部并发症，但深呼吸会导致切口牵张力加大，疼痛加重，因此常观察到患者会避免深呼吸代之以“夹板式呼吸”，即通过呼气肌收缩来呼吸。因此，胸科术后疼痛控制不理想可能会导致肺顺应性降低、功能残气量降低、通气—血流比失调、夹板式呼吸、肺不张、通气不足、低氧血症及高碳酸血症[25]。

急性疼痛使交感神经兴奋，心率加快，心脏前后负荷增加，导致心肌氧耗增加，不利于缺血性心脏病患者。对内分泌系统来说，疼痛与儿茶酚胺、促肾上腺皮质激素（ACTH）、醛固酮、皮质醇、抗利尿激素（ADH）、血管紧张素及胰高血糖素等的分泌增加有关，可导致高血糖及水潴留。术后急性疼痛未处理的后果还包括凝血纤溶状态改变、细胞因子分泌增加、胃肠道蠕动功能变化及CPTP。

第四节 镇 痛 方 法

现在有很多技术和镇痛药物能够作用在不同靶点阻断急性疼痛的传递。过去大多数研究者认为最佳的镇痛策略是预防性镇痛和多模式镇痛，因此Gottschalk等认为大的开胸手术术前胸部硬膜外置管是标准的疼痛管理模式[20]。然而近10年，这篇综述中的3种镇痛处理标准（预防性、多模式及胸部硬膜外）依然广为接受，但也存有争议。

第五节 多模式镇痛

胸科手术后疼痛机制复杂，包括肌筋膜破坏所致切割性疼痛及神经病理性的急性疼痛向慢性疼痛的转归等。没有一种镇痛方法是万能的。比如上文提过的PTSP就不能采用胸部硬膜外或者椎旁阻滞镇痛手段解决，而应该用膈神经阻滞来处理[26]。若想通过使用阿片类药物全身用药的方式阻断所有胸部手术后的疼痛传导途径，所需阿片类药物的剂量会很大，同时伴有副作用，且依然存在镇痛不足。因此，阿片类药物全身用药不是首选治疗方法，更多的应当作为其他镇痛手段的补救措施。

采用多模式镇痛策略作用于中枢神经和周围神经系统的不同靶点优势明显，镇痛效果更好，且可以避免大剂量阿片类药物镇痛所带来的副作用。较常见的策略是联合使用局部麻醉药（区域麻醉或浸润）和阿片类药物，或者联合非阿片类镇痛药物和区域麻醉作为缓解疼痛的基础手段。然而多模式镇痛在预防急性疼痛向慢性疼痛转变的作用机制尚不清楚[5]。

第六节 预防性镇痛

预防性镇痛，即在有害刺激发生之前，通过相应的镇痛手段防止切口创伤所导致的中枢敏化，这一概念最早是从实验研究中提出来的。然而这一充满前景的实验结果在一些临床试验中并未得到证实[27]。这一争议很可能是由概念的定义不够准确引起的。事实上，期望术前于切口周围注射利多卡因就能够改变胸部手术后疼痛的想法并不理性[28]。新的预防性镇痛的概念是防止切口创伤和炎性创伤导致中枢敏化，这就涵盖了整个术前和术后早期[29]。这可以引导临床医师采用较低的镇痛药物剂量达到同等的镇痛效果。一项前瞻性随机临床试验比较了术前胸段硬膜外镇痛、术中阿片类药物及术后硬膜外镇痛3种镇痛手段，发现术前启动胸段硬膜外镇痛能够显著改善急慢性胸部手术后疼痛[3]。一项meta分析探讨了开胸术后疼痛镇痛时机，发现术前胸段硬膜外镇痛有助于更好地控制术后急性疼痛[30]。

第七节　区 域 镇 痛

一、胸段硬膜外镇痛/麻醉

胸段硬膜外镇痛（thoracic epidural analgesia，TEA）传统上被认为是处理胸科手术后疼痛的金标准[31-32]。与胃肠外途径使用阿片类药物相比，TEA的镇痛效果更好，患者的生活质量更高[33-34]，也能更好地保存患者术后的功能残气量（FRC）[34]。TEA与术后肺部并发症如肺炎、肺不张的显著降低相关[35-36]。还有证据表明TEA能够预防胸科手术后慢性疼痛的发生[3]，还具有防止心肌缺血[37]和抗心律失常[38]的作用。

操作者应注意硬膜外镇痛的可能并发症，如置管失败、双侧交感神经阻滞所致的低血压、尿潴留、恶心，以及罕见的神经损伤、血肿、感染，甚至因鞘内注射或血管内注射所致的严重并发症[39]。因此与其他麻醉操作一样，TEA置管成功与否取决于操作者的态度和操作水平。TEA的相关问题如下。

（一）操作步骤

由于胸段硬膜外置管需要在脊髓圆锥上方操作（一般T3–T9水平），因此有脊髓损伤的风险。鉴于这一风险，且胸段硬膜外置管的技术难度高于腰段，这一操作应当在患者清醒或微镇静的情况下进行，这样就可以对可能的神经损伤起到警示作用。有报道指出在已麻醉的患者中行硬膜外置管导致了严重的神经损伤[40]。麻醉前施行硬膜外置管的另一个优势是可以测试感觉阻滞平面。

通常建议硬膜外置管采用旁正中途径置于T3−T6水平。该建议的2个主要原因有：一是中胸段的棘突上弯角度极大，二是颈胸椎区域的黄韧带在中线区可能缺失。同样道理，推荐使用“悬滴”技术而不是“阻力消失感”技术来检验是否进入硬膜外腔。但是笔者的经验是采用更常见的正中入路，通过“阻力消失感”判断是否进入硬膜外腔也是可行的（且容易操作），尤其在下胸段采用此方法更好。此外，用于皮肤浸润的局部麻醉药注射过程可以当作是“相对无创”的导引测试来确定最佳进针角度。

两侧肩胛下角的连线对应的是T8标志，但是这一定位方法需要从髂嵴水平上数确认定位，尤其对于肥胖患者[41]。值得注意的是，置管和药液应当针对皮节分布区，这样才能产生更好的镇痛效果，同时副作用最小（正确的定位、药物和剂量）。考虑到硬膜外导管会置入硬膜外腔内2～4 cm，最佳的硬膜外药物扩散水平也是可以调节的。在高位硬膜外，腔内局部麻醉药更多向尾端扩散，相反的，在低位硬膜外则更多地向头端扩散，而局部麻醉药在中段硬膜外则会比较均衡地向两端扩散[42]。

（二）胸段硬膜外应当是中位胸段，还是低位胸段或者腰段也可行?

硬膜外导管的位置和切口平面的“一致性”似乎至关重要。若置管与切口皮节分布不一致可能导致疼痛缓解不明显[43]，可能因为无效镇痛导致硬膜外导管过早拔除。而且研究显示交感神经阻滞减弱应激反应，所带来的优势只有在大范围阻滞时才会有效[44]。另外，许多麻醉医师（尤其是在胸科手术较少、TEA经验较少的医院）更倾向于采用腰部硬膜外镇痛（lumbar epidural analgesia，LEA）。该法值得提倡的原因是神经损伤的可能性较小，且可以在麻醉诱导后操作。然而该法的成功率取决于阿片类药物的使用，尤其是亲水性的吗啡易于扩散到胸部区域[45−46]。

类似的，单剂量鞘内注射吗啡（15～20 μg/kg）能够缓解疼痛，药效持续12～24 h[47-48]。

（三）注射药物及剂量

联合使用局部麻醉药及阿片类药物显然比单独使用任何一种药物更有益。联合用药可降低两种药物的剂量，也降低了用药频率和副作用的强度（比如因阿片类药物所致的瘙痒减轻，因局部麻醉药所致的运动阻滞减轻），而且局部麻醉药可促进阿片类药物从硬膜外腔进入脑脊液[49]。增加阿片类药物的唯一缺陷是增加迟发性呼吸抑制的可能，但通过选用适宜的阿片类药物以及恰当的剂量可以使这一副作用最小化。

不同浓度的局部麻醉药的应用：丁哌卡因、左旋丁哌卡因及罗哌卡因是麻醉医师最擅常使用的几种药物，相同剂量的局部麻醉药如何配成不同的浓度主要取决于麻醉医师的个人喜好。尽管有报告显示，术后在有限部位可以采用高浓度低体积的溶液避免强效镇痛（甚至“麻醉”），但临床研究结果却并非如此[50]。关于阿片类药物的选择，硬膜外脂溶性阿片类药物（如芬太尼或舒芬太尼）更多在硬膜外脂肪囊层发挥作用，进入脑脊液的量较少导致其镇痛范围局限，但是起效迅速；亲水性的阿片类药物（如吗啡）能更多地进入脑脊液起到更广泛的镇痛作用，但恶心呕吐的发病率较高，起效较晚。0.1%浓度的丁哌卡因里硬膜外芬太尼的最佳浓度是5 μg/mL[51]。我中心采用的硬膜外患者自控镇痛的药物是0.1%的丁哌卡因联合吗啡0.05～0.1 mg/mL，效果也很明确[52]。

在其他辅助用药应用于TEA的疗效研究中，比较有应用前景的包括镁剂[53]、氯胺酮[54]、可乐定[55]、右旋美托咪定[56]及新斯的明[57]。这些药物都可满足术后镇痛需求，但对于慢性疼痛的疗效则充满争议。遗憾的是，这些药物的硬膜外使用途径都是超适应证使用，这就是这些药物的使用仅限于科学研究的最重要原因。

（四）实施时间

正如上面所阐述的，在切皮之前行硬膜外置管、给药，然后开始麻醉诱导，术后持续使用镇痛药物48～72 h，提供“预防性镇痛”。在我们医院，采用之前提到的硬膜外镇痛方法，在手术开始前给予10 mL的药液，术中以7～10 mL/h的速率持续输注直至手术结束。同时麻醉医师应当做好充分准备，防治手术开始前可能出现的低血压，可以在有麻醉深度监测的情况下降低全身麻醉深度，或者使用低剂量血管收缩药物来纠正低血压。这些情况下，只要低血压不是因为低血容量的关系，无需给予液体负荷量。术前或术中使用TEA的另一个顾虑是会导致肺血管扩张，抑制缺氧性肺血管收缩，进而导致肺内分流增加，氧合下降。尽管有些研究支持这一假说，但是这种肺内分流增加或氧合下降在统计学上无显著差异，且与异氟烷和丙泊酚的使用都没有临床相关性[52]。我们医院术后阶段PCEA的基本使用规范是不给负荷量，基础给药量5 mL/h，单次冲击量3 mL，锁定时间30 min，但是实际实施方案时也需因人而异。

二、椎旁阻滞

椎旁阻滞（paravertebral block，PVB）得到越来越多麻醉医师的认可，被认为是可以代替TEA的术后镇痛手段，有些情况下甚至比TEA更合适[58]。TEA可能引起双侧交感神经阻滞导致低血压、尿潴留等问题，PVB则可以避免这些问题；其他如神经损伤、血肿、硬膜外脓肿、误入鞘内注射、局部麻醉药误入血管导致全身毒性，这些并发症理论上在PVB也存在，但是发生率要低于TEA。PVB特有的并发症包括操作侧的Horner综合征和气胸。与TEA相似的，穿刺部位感染、严重的凝血功能障碍、脊柱畸形导致操作困难等问题也是PVB应用的主要限制因素。对于依赖肋间肌呼吸的患者及患侧膈肌麻痹的患者应当禁用PVB。

尽管从长期效果来讲，PVB对于胸科术后慢性疼痛的预防效果尚未明确，但近来有研究表明PVB是安全可行的，可替代TEA作为动态镇痛，且优于TEA[59]，PVB的静态镇痛效果也与TEA相当[60]。PVB在保护肺功能以及预防并发症，如操作失败、低血压、血管收缩药的需求、尿潴留、恶心呕吐、呼吸机呼吸支持、二次手术、心律失常、吻合口瘘及脓毒症等方面，也具有相当的优势[5, 11]。值得注意的是，大部分研究报道指出PVB的镇痛效果可以比拟TEA或者优于TEA，而很多外科医师的直接观察结果也证实了这一点。同样应当注意的是单次注射PVB的效果也是有限的，Kotze等的系统综述和荟萃分析表明，PVB持续输注的镇痛效果高于间歇给药[61]，该研究还指出较高剂量的丁哌卡因的镇痛效果优于较低剂量的丁哌卡因。当局部麻醉药剂量较高时，就可能出现局部麻醉药毒性反应，尽管不常见（但也应当引起注意），尤其是当胸膜有损伤，局部麻醉药在胸膜间隙吸收的速度比在椎旁间隙吸收更快[62]。

麻醉医师对胸椎旁间隙解剖结构的熟悉程度，对于PVB的操作实施起到很重要的作用。椎旁间隙是个楔形腔隙，中间毗邻胸椎椎体、椎间盘及椎间孔，前外侧毗邻壁层胸膜及最内的肋间胸膜，后方临近胸椎横突、肋骨头及肋横韧带。

经典操作技术如下，穿刺针在目标椎体的棘突旁开25 mm处进针，由后前位推进直至碰到椎间盘或横突，碰到骨质后，针尖向下（尾端）外侧方向行进并测试阻力的变化，若阻力变化提示突破肋横韧带，说明已经进入椎旁间隙。这里不展开介绍PVB的操作步骤，但重点是当针尖向尾端推进突破肋横韧带时应当感受到“阻力改变”，且穿刺针插入深度需要提前确定好（一般不超过10～15mm）[63]。这说明应当避免TEA操作中的“咔哒”或“落空”感，因为这在PVB就意味着突破胸膜了。另一个需要注意的重点是针尖向头端推进会增加刺穿胸膜的风险，而向正中方向进针可能出现硬膜外注射，鞘内注射或者脊髓注射。

尽管PVB技术说起来简单，但采用经典定位方式穿刺后，利用放射学技术做定位确认，发现其错位率非常高[64]。超声引导穿刺尽管耗时，但我们能够看到横突、肋横韧带、椎旁间隙和胸膜，利用超声能够在穿刺前测量穿刺针到椎旁间隙或胸膜间隙的距离，或者在直视下看到穿刺针，实时引导穿刺[65-66]，能够降低穿刺置管失误率和（或）并发症的发生。此外，穿刺过程中，当注射局部麻醉药时，可在超声下观察到壁层胸膜向前移位。

有趣的是，通过磁共振成像发现，局部麻醉药的弥散节段和躯体实际镇痛范围差异较大（即尽管局部麻醉药注射范围只有4个椎体水平，但感觉丧失平面却广泛得多，且个体差异很大），研究认为这可能是局部麻醉药向硬膜外弥散所致[67]。

三、肋间神经阻滞和胸膜内阻滞

肋间神经阻滞的靶点是在肋间隙靠近下位肋骨的上缘。肋间神经阻滞的局部麻醉药大部分向远端弥散，近端弥散相对受限，且与PVB不同，肋间阻滞需要多点注射，局部麻醉药需求量较大，因此要达到有效的镇痛就可能出现全身性局部麻醉药毒副作用。但对于不能实施TEA或PVB的患者来说，肋间阻滞可作为简便有效的替代方案。相关荟萃分析显示，肋间神经阻滞采用多点注射、持续输注镇痛明确有效，但未提及单次注射的效果[68]。近来相关的研究热点是长效酯类丁哌卡因在肋间神经阻滞中的使用[69]。

胸膜内镇痛的目标是，通过局部麻醉药在胸膜内间隙的扩散及折返的方式分布到肋间和椎旁间隙。然而我们并不推荐这一技术，因为当穿刺针穿透胸膜时，就会产生气胸风险，需要大剂量的局部麻醉药（全身毒性），局部麻醉药还会通过胸管丢失[31]。

四、连续伤口导管镇痛

与TEA相比，通过ON-Q浸润导管连续伤口镇痛是一种简便实惠的方式，且能够为开胸手术提供有效的镇痛[70]。目前TEA与PVB在伤口镇痛效果的对比还没有相关的研究结果[71]。近来有研究比较了伤口导管镇痛与安慰剂对照组，发现伤口导管镇痛组的镇痛效果更好，呼吸动力学恢复更快，术后炎症标志物水平较低[72]。

五、其他技术

冷冻镇痛是通过冰冻肋间神经，以松解神经，直到镇痛作用。由于该技术与开胸手术后慢性疼痛密切相关[73]，现已摒弃。神经调节技术目前应用不广，该技术通过经皮神经电刺激（transcutaneous electrical nerve stimulation，TENS）发挥作用，能够与区域阻滞或全身用药的镇痛方法互补，已有研究显示其联合镇痛药物的镇痛效果比单独使用TENS更佳[11，74]。

第八节　全 身 镇 痛

一、阿片类

上文已经讨论了阿片类药物鞘内和硬膜外给药途径。在胸科手术患者中，肠外给药途径不作为阿片类药物首选方案，因为相关证据不足，且并发症发生率高，如恶心、呕吐、便秘、精神状态改变及呼吸抑制。但对于不适用区域阻滞镇痛的患者，可以选用。

二、对乙酰氨基酚和非甾体类抗炎药（nonsteroidal anti-inflammatory drugs，NSAID）

对乙酰氨基酚是一种弱前列腺素和环氧化酶（cyclooxygenase，COX）-Ⅱ和COX-Ⅲ的抑制剂，有研究表明提前给药可以减轻胸科手术后患侧肩部疼痛[75]。给药途径包括口服、直肠给药、静脉给药，且在成年患者中给药剂量低于每天4 000 mg是相对安全的，但使用更高剂量或者肝病患者需谨慎。经典的NSAID类药物，如酮咯酸可以降低患者阿片类药物的需求量，但是酮咯酸有胃肠道、肾及心血管方面的副作用，且会影响凝血功能。在此需要更多的研究来阐释老药新制剂（如布洛芬）肠外用药能否达到相似的或者更好的镇痛效果。选择性COX-Ⅱ抑制剂（如帕瑞昔布、塞来昔布、尼美舒利）也能降低患者阿片类药物的需求且不影响凝血功能。有几项研究报道了在胸科手术患者中成功使用了NSAID类药物和

COX-Ⅱ抑制剂[76-78]。这些药物对抑制术后炎性反应也有重要作用[79]，但在急性疼痛向慢性疼痛转归方面的作用还有待研究。

三、氯胺酮

氯胺酮是一种非竞争性N-甲基-D天冬氨酸（NMDA）受体拮抗剂，对于阿片类药物耐受、神经病理性因素导致的疼痛及急性痛觉高敏的患者具有独特的作用。氯胺酮可能与神经精神功能紊乱的增加相关，但是能降低阿片类药物的副作用，如恶心呕吐或呼吸抑制。联合肠外药物镇痛或椎旁阻滞镇痛，静脉注射亚麻醉剂量的氯胺酮，其镇痛效果已被证实[78, 80]，但是对TEA的镇痛效果无增益作用[81]。另外，氯胺酮对预防CPTP无积极作用[11]。

四、加巴喷丁和普瑞巴林

加巴喷丁类似物为突触前膜钙通道激动剂，能有效治疗神经病理性疼痛。该类药物常见副作用是视力障碍、嗜睡以及眩晕，严重时会难以忍受。加巴喷丁并不能有效预防急性疼痛[82]，且对胸科手术后慢性疼痛的作用尚存争议[83-84]。但普瑞巴林却能有效预防急性疼痛、CPTP和PTSP[85-88]。

五、其他药物

术后静脉输注选择性α2-肾上腺素能受体激动剂、右旋美托咪定能够降低阿片类药物用量[89-90]。

第九节　结　　论

有效治疗胸科手术后疼痛是胸科麻醉的重要任务之一，对胸科手术的最终转归起到至关重要的作用。然而至今不管是胸科手术后疼痛的确切机制还是“最佳的”镇痛方式都难以定论，因此，根据患者的情况，全方位的团队合作，以制定镇痛方案，动态监测其效果，积极防治其副作用和并发症，这些都属于胸科手术后镇痛管理的内容。

（顾洋 译　温宗梅 校）

参考文献

[1] BELDA J, CAVALCANTI M, FERRER M, et al. Bronchial colonization and postoperative respiratory infections in patients undergoing lung cancer surgery[J]. Chest, 2005, 128: 1571 - 1579.

[2] HARRIS D J, HILLIARD P E, JEWELL E S, et al. The association between incentive spirometry performance and pain in postoperative thoracic epidural analgesia[J]. Reg Anesth Pain Med, 2015, 40: 232 - 238.

[3] SENTÜRK M, OZCAN P E, TALU G K, et al. The effects of three different analgesia techniques on long-term postthoracotomy pain[J]. Anesth Analg, 2002, 94: 11 - 15.

[4] MERSKEY H, BOGDUK N. Classification of chronic pain. Descriptions of chronic pain syndromes and definitions of pain terms[M]. Seattle: IASP Press, Pain Suppl, 1986, 3: S1 - S226.

[5] MAXWELL C, NICOARA A. New developments in the treatment of acute pain after thoracic surgery[J]. Curr Opin Anaesthesiol, 2014, 27: 6 - 11.

[6] DE COSMO G, ACETO P, GUALTIERI E, et al. Analgesia in thoracic surgery: review[J]. Minerva Anestesiol, 2009, 75: 393 - 400.

[7] KOLETTAS A, LAZARIDIS G, BAKA S, et al. Postoperative pain management[J]. J Thorac Dis, 2015, 7: 62 - 72.

[8] KOEHLER R P, KEENAN R J. Management of postthoracotomy pain: acute and chronic[J]. Thorac Surg Clin, 2006, 16: 287 - 297.

[9] BOTTIGER B A, ESPER S A, STAFFORD-SMITH M. Pain management strategies for thoracotomy and thoracic pain syndromes[J]. Semin Cardiothorac Vasc Anesth, 2014, 18: 45 - 56.

[10] DOAN L V, AUGUSTUS J, ANDROPHY R, et al. Mitigating the impact of acute and chronic post-thoracotomy pain[J]. J Cardiothorac Vasc Anesth, 2014, 28: 1048 - 1056.

[11] RODRIGUEZ-ALDRETE D, CANDIOTTI K A, JANAKIRAMAN R, et al. Trends and new evidence in the management of acute and chronic post-thoracotomy pain-an overview of the literature from 2005 to 2015[J]. J Cardiothorac Vasc Anesth, 2016, 30: 762 - 772.

[12] KATZ J, JACKSON M, KAVANAGH B P, et al. Acute pain after thoracic surgery predicts long-term post-thoracotomy pain[J]. Clin J Pain, 1996, 12: 50 - 55.

[13] DÜRRLEMAN N, MASSARD G. Posterolateral thoracotomy[J]. Multimed Man Cardiothorac Surg MMCTS/Eur Assoc Cardio-Thoracic Surg, 2006, 2005: 001453.

[14] HAZELRIGG S R, CETINDAG I B, FULLERTON J. Acute and chronic pain syndromes after thoracic surgery[J]. Surg Clin North Am, 2002, 82: 849 - 865.

[15] LI S. Analysis of 11 trials comparing muscle-sparing with posterolateral thoracotomy[J]. Thorac Cardiovasc Surg, 2014, 62: 344 - 354.

[16] ELSHIEKH M A F, LO T T H, SHIPOLINI A R, et al. Does muscle-sparing thoracotomy as opposed to posterolateral thoracotomy result in better recovery? [J]. Interact Cardiovasc Thorac Surg, 2013, 16: 60 - 67.

[17] HAZELRIGG S R, LANDRENEAU R J, BOLEY T M, et al. The effect of muscle-sparing versus standard posterolateral thoracotomy on pulmonary function, muscle strength, and postoperative pain[J]. J Thorac Cardiovasc Surg 101: 394 - 400; discussion, 1991, 400 - 401.

[18] LANDRENEAU R J, MACK M J, HAZELRIGG S R, et al. Prevalence of chronic pain after pulmonary resection by thoracotomy or video–assisted thoracic surgery[J]. J Thorac Cardiovasc Surg, 1994, 107: 1079 - 1085; discussion 1085 - 1086.

[19] BERTRAND P C, REGNARD J F, SPAGGIARI L, et al. Immediate and long–term results after surgical treatment of primary spontaneous pneumothorax by VATS[J]. Ann Thorac Surg, 1996, 61: 1641 - 1645.

[20] GOTTSCHALK A, COHEN S P, YANG S, et al. Preventing and treating pain after thoracic surgery[J]. Anesthesiology, 2006, 104: 594 - 600.

[21] SABANATHAN S, ENG J, MEARNS A J. Alterations in respiratory mechanics following thoracotomy[J]. J R Coll Surg Edinb, 1990, 35: 144 - 150.

[22] VAN MIEGHEM W, DEMEDTS M. Cardiopulmonary function after lobectomy or pneumonectomy for pulmonary neoplasm[J]. Respir Med, 1989, 83: 199 - 206.

[23] HEDENSTIERNA G, STRANDBERG A, BRISMAR B, et al. Functional residual capacity, thoracoabdominal dimensions, and central blood volume during general anesthesia with muscle paralysis and mechanical ventilation[J]. Anesthesiology, 1985, 62: 247 - 254.

[24] HATCH D. Ventilation and arterial oxygenation during thoracic surgery[J]. Thorax, 1966, 21: 310 - 314.

[25] RICHARDSON J, SABANATHAN S, SHAH R. Post–thoracotomy spirometric lung function: the effect of analgesia[J]. A review. J Cardiovasc Surg (Torino) , 1999, 40: 445 - 456.

[26] SCAWN N D, PENNEFATHER S H, SOORAE A, et al. Ipsilateral shoulder pain after thoracotomy with epidural analgesia: the influence of phrenic nerve infiltration with lidocaine[J]. Anesth Analg, 2001, 93: 260 - 264.

[27] MNICHE S, KEHLET H, DAHL J B. A qualitative and quantitative systematic

review of preemptive analgesia for postoperative pain relief[J]. Anesthesiology, 2002, 96: 725 - 741.

[28] CERFOLIO R J, BRYANT A S, BASS C S, et al. A prospective, double-blinded, randomized trial evaluating the use of preemptive analgesia of the skin before thoracotomy[J]. Ann Thorac Surg, 2003, 76: 1055 - 1058.

[29] KATZ J, CLARKE H, SELTZER Z. Preventive analgesia: quo vadimus? [J]. Anesth Analg, 2011, 113: 1242 - 1253.

[30] BONG C L, SAMUEL M, NG J M, et al. Effects of preemptive epidural analgesia on post-thoracotomy pain[J]. J Cardiothorac Vasc Anesth, 2005, 19: 786 - 793.

[31] JOSHI G P, BONNET F, SHAH R, et al. A systematic review of randomized trials evaluating regional techniques for postthoracotomy analgesia[J]. Anesth Analg, 2008, 107: 1026 - 1040.

[32] ALI M, WINTER D C, HANLY A M, et al. Prospective, randomized, controlled trial of thoracic epidural or patient-controlled opiate analgesia on perioperative quality of life[J]. Br J Anaesth, 2010, 104: 292 - 297.

[33] BAUER C, HENTZ J-G, DUCROCQ X, et al. Lung function after lobectomy: a randomized, double-blinded trial comparing thoracic epidural ropivacaine/sufentanil and intravenous morphine for patient-controlled analgesia[J]. Anesth Analg, 2007, 105: 238 - 244.

[34] BALLANTYNE J C, CARR D B, DEFERRANTI S, et al. The comparative effects of postoperative analgesic therapies on pulmonary outcome: cumulative meta-analyses of randomized, controlled trials[J]. Anesth Analg, 1998, 86: 598 - 612.

[35] PPING D M, ELIA N, MARRET E, et al. Protective effects of epidural analgesia on pulmonary complications after abdominal and thoracic surgery: a meta-analysis[J]. Arch Surg, 2008, 143: 990 - 999; discussion 1000.

[36] FREISE H, VAN AKEN H K. Risks and benefits of thoracic epidural anaesthesia[J]. Br J Anaesth, 2011, 107: 859 - 868.

[37] OKA T, OZAWA Y, OHKUBO Y. Thoracic epidural bupivacaine attenuates supraventricular tachyarrhythmias after pulmonary resection[J]. Anesth Analg, 2001, 93: 253 - 259, 1st contents page.

[38] NG A, SWANEVELDER J. Pain relief after thoracotomy: is epidural analgesia the optimal technique? [J]. Br J Anaesth, 2007, 98: 159 - 162.

[39] DRASNER K. Thoracic epidural anesthesia: asleep at the wheal? [J]. Anesth Analg, 2004, 99: 578 - 579.

[40] MANION S C, BRENNAN T J. Thoracic epidural analgesia and acute pain management[J]. Anesthesiology, 2011, 115: 181 - 188.

[41] VISSER W A, LEE R A, GIELEN M J M. Factors affecting the distribution of neural blockade by local anesthetics in epidural anesthesia and a comparison of lumbar versus thoracic epidural anesthesia[J]. Anesth Analg, 2008, 107: 708 - 721.

[42] SAGIROGLU G, MEYDAN B, COPUROGLU E, et al. A comparison of thoracic or lumbar patient-controlled epidural analgesia methods after thoracic surgery[J]. World J Surg Oncol, 2014, 12: 96.

[43] ENGQUIST A, BRANDT M R, FERNANDES A, et al, The blocking effect of epidural analgesia on the adrenocortical and hyperglycemic responses to surgery[J]. Acta Anaesthesiol Scand, 1977, 21: 330 - 335.

[44] BOUCHARD F, DROLET P. Thoracic versus lumbar administration of fentanyl using patient-controlled epidural after thoracotomy[J]. Reg Anesth, 1995, 20: 385 - 388.

[45] GRANT G J, ZAKOWSKI M, RAMANATHAN S, et al. Thoracic versus lumbar administration of epidural morphine for postoperative analgesia after thoracotomy[J]. Reg Anesth, 1993, 18: 351 - 355.

[46] LIU N, KUHLMAN G, DALIBON N, et al. A randomized, double-blinded comparison of intrathecal morphine, sufentanil and their combination versus IV morphine patient-controlled analgesia for postthoracotomy pain[J]. Anesth Analg, 2001, 92: 31 - 36.

[47] SENTURK M. Acute and chronic pain after thoracotomies[J]. Curr Opin Anaesthesiol, 2005, 18: 1 - 4.

[48] HANSDOTTIR V, WOESTENBORGHS R, NORDBERG G. The cerebrospinal fluid and plasma pharmacokinetics of sufentanil after thoracic or lumbar epidural administration[J]. Anesth Analg, 1995, 80: 724 - 729.

[49] DERNEDDE M, STADLER M, BARDIAU F, et al. Low vs. high concentration of levobupivacaine for post-operative epidural analgesia: Influence of mode of delivery[J]. Acta Anaesthesiol Scand, 2006, 50: 613 - 621.

[50] TAN CNH, GUHA A, SCAWN N D A, et al. Optimal concentration of epidural fentanyl in bupivacaine 0. 1% after thoracotomy[J]. Br J Anaesth, 2004, 92: 670 - 674.

[51] OZCAN P E, SENTÜRK M, SUNGUR ULKE Z, et al. Effects of thoracic epidural anaesthesia on pulmonary venous admixture and oxygenation during one-lung ventilation[J]. Acta Anaesthesiol Scand, 2007, 51: 1117 - 1122.

[52] BILIR A, GULEC S, ERKAN A, et al. Epidural magnesium reduces postoperative analgesic requirement[J]. Br J Anaesth, 2007, 98: 519 - 523.

[53] OZYALCIN N S, YUCEL A, CAMLICA H, et al. Effect of pre-emptive ketamine on sensory changes and postoperative pain after thoracotomy: comparison of epidural and intramuscular routes[J]. Br J Anaesth, 2004, 93: 356 - 361.

[54] MATOT I, DRENGER B, WEISSMAN C, et al. Epidural clonidine, bupivacaine and methadone as the sole analgesic agent after thoracotomy for lung resection[J]. Anaesthesia, 2004, 59: 861 - 866.

[55] ZENG X Z, XU Y M, CUI X G, et al. Low-dose epidural dexmedetomidine improves thoracic epidural anaesthesia for nephrectomy[J]. Anaesth Intensive Care, 2014, 42: 185 - 190.

[56] CHIA Y-Y, CHANG T-H, LIU K, et al. The efficacy of thoracic epidural neostigmine infusion after thoracotomy[J]. Anesth Analg, 2006, 102: 201 - 208.

[57] RAWAL N. Current issues in postoperative pain management[J]. Eur J Anaesthesiol, 2015, 33: 160 - 171.

[58] ROMERO A, GARCIA J E L, JOSHI G P. The state of the art in preventing postthoracotomy pain[J]. Semin Thorac Cardiovasc Surg, 2013, 25: 116 - 124.

[59] YEUNG J H Y, GATES S, NAIDU B V, et al. Paravertebral block versus thoracic epidural for patients undergoing thoracotomy[J]. Cochrane Database Syst Rev, 2016, (2): CD009121.

[60] KOTZÉ A, SCALLY A, HOWELL S. Efficacy and safety of different techniques of paravertebral block for analgesia after thoracotomy: a systematic review and metaregression[J]. Br J Anaesth, 2009, 103: 626 - 636.

[61] FAGENHOLZ P J, BOWLER G M R, CARNOCHAN F M, et al. Systemic local anaesthetic toxicity from continuous thoracic paravertebral block[J]. Br J Anaesth, 2012, 109: 260 - 262.

[62] TIGHE S. The safety of paravertebral nerve block[J]. Anaesthesia, 2013, 68: 783.

[63] LUYET C, SIEGENTHALER A, SZUCS-FARKAS Z, et al. The location of paravertebral catheters placed using the landmark technique[J]. Anaesthesia, 2012, 67: 1321 - 1326.

[64] KREDIET A C, MOAYERI N, VAN GEFFEN G-J, et al. Different approaches to ultrasound-guided thoracic paravertebral block: an illustrated review[J]. Anesthesiology, 2015, 123: 459 - 474.

[65] PACE M M, SHARMA B, ANDERSON-DAM J, et al. Ultrasound-guided thoracic paravertebral blockade: a retrospective study of the incidence of

complications[J]. Anesth Analg, 2016, 122: 1186 - 1191.
[66] MARHOFER D, MARHOFER P, KETTNER S C, et al. Magnetic resonance imaging analysis of the spread of local anesthetic solution after ultrasound-guided lateral thoracic paravertebral blockade: a volunteer study[J]. Anesthesiology, 2013, 118: 1106 - 1112.
[67] MEIERHENRICH R, HOCK D, KÜHN S, et al. Analgesia and pulmonary function after lung surgery: is a single intercostal nerve block plus patient-controlled intravenous morphine as effective as patient-controlled epidural anaesthesia? A randomized non-inferiority clinical trial[J]. Br J Anaesth, 2011, 106: 580 - 589.
[68] KHALIL K G, BOUTROUS M L, IRANI A D, et al. Operative intercostal nerve blocks with long-acting bupivacaine liposome for pain control after thoracotomy[J]. Ann Thorac Surg, 2015, 100: 2013 - 2018.
[69] GEBHARDT R, MEHRAN R J, SOLIZ J, et al. Epidural versus ON-Q local anesthetic-infiltrating catheter for post-thoracotomy pain control[J]. J Cardiothorac Vasc Anesth, 2013, 27: 423 - 426.
[70] FORTIER S, HANNA H A, BERNARD A, et al. Comparison between systemic analgesia, continuous wound catheter analgesia and continuous thoracic paravertebral block: a randomised, controlled trial of postthoracotomy pain management[J]. Eur J Anaesthesiol, 2012, 29: 524 - 530.
[71] FIORELLI A, IZZO A C, FRONGILLO E M, et al. Efficacy of wound analgesia for controlling post-thoracotomy pain: a randomized double-blind study[J]. Eur J Cardiothorac Surg, 2016, 49: 339 - 347.
[72] JU H, FENG Y, YANG B-X, et al. Comparison of epidural analgesia and intercostal nerve cryoanalgesia for post-thoracotomy pain control[J]. Eur J Pain, 2008, 12: 378 - 384.
[73] SBRUZZI G, SILVEIRA S A, SILVA D V, et al. Transcutaneous electrical

nerve stimulation after thoracic surgery: systematic review and meta-analysis of 11 randomized trials[J]. Rev Bras Cir Cardiovasc órgão Of da Soc Bras Cir Cardiovasc, 2012, 27: 75 - 87.

[74] MAC T B, GIRARD F, CHOUINARD P, et al. Acetaminophen decreases early post-thoracotomy ipsilateral shoulder pain in patients with thoracic epidural analgesia: a double-blind placebo-controlled study[J]. J Cardiothorac Vasc Anesth, 2005, 19: 475 - 478.

[75] SINGH H, BOSSARD R F, WHITE P F, et al. Effects of ketorolac versus bupivacaine coadministration during patient-controlled hydromorphone epidural analgesia after thoracotomy procedures[J]. Anesth Analg, 1997, 84: 564 - 569 .

[76] SENARD M, DEFLANDRE E P, LEDOUX D, et al. Effect of celecoxib combined with thoracic epidural analgesia on pain after thoracotomy[J]. Br J Anaesth, 2010, 105: 196 - 200.

[77] ARGIRIADOU H, PAPAGIANNOPOULOU P, FOROULIS C N, et al. Intraoperative infusion of S (+) -ketamine enhances post-thoracotomy pain control compared with perioperative parecoxib when used in conjunction with thoracic paravertebral ropivacaine infusion[J]. J Cardiothorac Vasc Anesth, 2011, 25: 455 - 461.

[78] ESME H, KESLI R, APILIOGULLARI B, et al. Effects of flurbiprofen on CRP, TNF-α, IL-6, and postoperative pain of thoracotomy[J]. Int J Med Sci, 2011, 8: 216 - 221.

[79] NESHER N, EKSTEIN M P, PAZ Y, et al. Morphine with adjuvant ketamine vs higher dose of morphine alone for immediate postthoracotomy analgesia[J]. Chest, 2009, 136: 245 - 252.

[80] JOSEPH C, GAILLAT F, DUPONQ R, et al. Is there any benefit to adding intravenous ketamine to patient-controlled epidural analgesia after thoracic

surgery? A randomized double-blind study[J]. Eur J Cardiothorac Surg, 2012, 42: e58 - e65.

[81] ZAKKAR M, FRAZER S, HUNT I. Is there a role for gabapentin in preventing or treating pain following thoracic surgery? [J]. Interact Cardiovasc Thorac Surg, 2013, 17: 716 - 719.

[82] SOLAK O, METIN M, ESME H, et al. Effectiveness of gabapentin in the treatment of chronic post-thoracotomy pain[J]. Eur J Cardiothorac Surg, 2007, 32: 9 - 12.

[83] GROSEN K, DREWES A M, HØJSGAARD A, et al. Perioperative gabapentin for the prevention of persistent pain after thoracotomy: a randomized controlled trial[J]. Eur J Cardiothorac Surg, 2014, 46: 76 - 85.

[84] YOSHIMURA N, IIDA H, TAKENAKA M, et al. Effect of postoperative administration of pregabalin for post-thoracotomy pain: a randomized study[J]. J Cardiothorac Vasc Anesth, 2015, 29: 1567 - 1572.

[85] MATSUTANI N, DEJIMA H, TAKAHASHI Y, et al. Pregabalin reduces post-surgical pain after thoracotomy: a prospective, randomized, controlled trial[J]. Surg Today, 2015, 45: 1411 - 1416.

[86] IMAI Y, IMAI K, KIMURA T, et al. Evaluation of postoperative pregabalin for attenuation of postoperative shoulder pain after thoracotomy in patients with lung cancer, a preliminary result[J]. Gen Thorac Cardiovasc Surg, 2015, 63: 99 - 104.

[87] MISHRA A, NAR A S, BAWA A, et al. Pregabalin in chronic post-thoracotomy pain[J]. J Clin Diagn Res, 2013, 7: 1659 - 1661.

[88] WAHLANDER S, FRUMENTO R J, WAGENER G, et al. A prospective, double-blind, randomized, placebo-controlled study of dexmedetomidine as an adjunct to epidural analgesia after thoracic surgery[J]. J Cardiothorac Vasc Anesth, 2005, 19: 630 - 635.

[89] RAMSAY M A E, NEWMAN K B, LEEPER B, et al. Dexmedetomidine infusion for analgesia up to 48 hours after lung surgery performed by lateral thoracotomy[J]. Proc (Bayl Univ Med Cent) , 2014, 27: 3 - 10.

第十八章

胸外科患者的康复

Grégoire Blaudszun, Frédéric Triponez, Pierre-Olivier Bridevaux, Marc Joseph Licker

第一节 体能：健康的标志

大量研究结果证明以有氧体能素质来评估众多成年人的一般健康状况和预测其全因死亡率，具有显著效能。据世界卫生组织（World Health Organization，WHO）报道，31%的男性和34%的女性体能锻炼的缺乏非常普遍，已经成为全球第四大死亡危险因素，仅次于高血压、烟草相关疾病和糖尿病。每年约有320万人死于体能锻炼不足（http://whqlibdoc.who.int/publications/2010/9789241599979_eng.pdf）。

同样，评估有氧体能对术前风险分层非常有帮助，因为不良的身体状况是死亡率和发病率及大多数外科手术后住院时间延长的有效预测因素。

利用杜克活动状态指数或简单运动检测器（加速度传感器、计步器）等进行自我问卷调查，再用代谢当量（metabolic equivalents of task，MET）对身体健康状况进行定性评估，其中1个MET值等于静息时单位耗能量3 348.68～4 185.85J/（kg·h）或耗氧量（VO_2）2.5～3.5 mL/（kg·min）。排除心肺疾病、社会经济因素和年龄等相关因素后，体能水平与死亡率呈负相关，运动耐力每下降1个MET，1年死亡率增加13%[1]。

通过最大或峰值耗氧量（VO_2peak，VO_2max）定量评估有氧体能素质，可以反映心肺系统的综合功能、血液携氧能力（血红蛋白）和骨骼肌机械性能。从外环境到骨骼肌线粒体的氧传递需要一系列交换和弥散过程，即所谓的氧级联，是氧化代谢的关键过程，涉及细胞生长、机体内部酶促过程和机械功相关过程（图18-1）。由于遗传学因素仅占VO_2peak的20%～30%，而形态特征、生活方式和伴随的疾病状态是影响人体有氧体能的主要因素。与男性相比，女性的VO_2peak低15%～25%，平均每10年减少5%～15%，久坐者和年龄大于60岁者VO_2peak下降幅度更大。

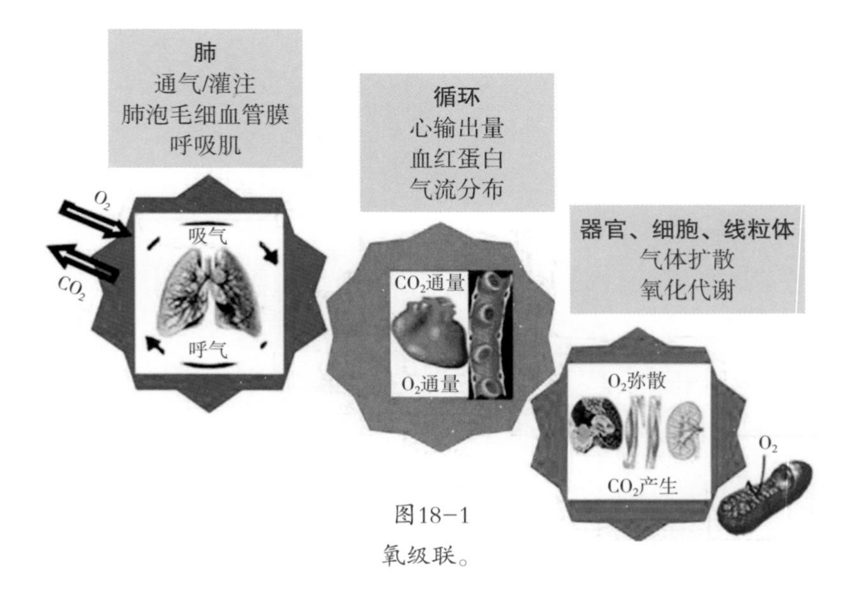

图18-1
氧级联。

大量证据表明，运动项目训练可以缓解各种疾病的症状，改善长期预后，如慢性阻塞性肺病（chronic obstructive pulmonary disease，COPD）、糖尿病、动脉型高血压、心力衰竭（heart failure，HF）、冠状动脉疾病、癌症和神经精神疾病。在过去的10多年中，一些临床医师认为患者在手术前和（或）手术后进行运动训练有可能通过增加有氧体能来改善患者身体条件，从而使围术期主要脏器功能障碍的风险最小化，同时促进术后脏器功能快速恢复。

在本章中，我们将回顾目前现有知识，探讨胸外科患者的生理功能紊乱，耐力和体力锻炼促进体能改善的潜在机制，以及手术前后进行规律运动训练的有效性。

第二节　胸外科患者的体能

一、术前体能评估

在循环测力计或跑步机上进行心肺运动测试（cardiopulmonary exercise testing，CPET）是评估患者体能和运动训练干预效果的金标准。除了VO_2peak（CPET期间获得的最高值）和VO_2max（VO_2达到的最高水平，已经无法进一步提高），其他参数如峰值工作负荷或峰值功率（Wmax）、峰值心率（峰值HR）、O_2脉冲（VO_2/HR）、CO_2呼吸机当量（分钟通气量与CO_2产生量之比VE/VCO_2）、乏氧阈值（AT）和呼吸气体交换率（VCO_2/VO_2）都是反应患者有氧能力的指标。总的来说，任何个体的预测VO_2max都需考虑到年龄、性别、身高和去脂体重。另外，相关的替代测试方式也已建立并验证，包括爬楼梯试验（上升速度、楼梯数量）和穿梭测试或6 min步行测试（6MWT，距离），都可用来测试患者体能素质（表18-1）。在老年和“虚弱”患者中，简单的主动活动测试，如步态速度测试（需要步行5 m的时间）、最大握力测试（测力机）、全天所有运动的记录情况（计步器、加速传感器）、微型心理状态检测和主观表现评分情况（如卡诺夫斯基表现状态）等。这些测试是患者身体自主运动性能的补充信息，具有重要的预测价值。

表 18-1　心肺功能测试方式

项目	心肺运动测试	爬楼梯或其他物理应力测试	穿梭或6 min步行测试	年龄预测心率测试
	最大值		次大值	
原理	直接测量VO_2、VCO_2、心率、血压和气流	从达到最大工作负荷、心率来估计VO_2最大值	距离（m）	达到预计心率的70%～85%的工作负荷

（续表）

项目	心肺运动测试	爬楼梯或其他物理应力测试	穿梭或6 min步行测试	年龄预测心率测试
	最大值		次大值	
设备	循环测力计或跑步机呼出–吸入气体 心率（血氧饱和度、血压）	爬楼梯*（6层）或循环测力计或跑步机（血氧饱和度、血压、心电图）	走廊行走30 m监测血氧饱和度、血压，秒表	循环测力计或跑步机监测心率、血氧饱和度、血压（心电图），秒表
持续时间	8～12 min	5～20 min	4～6 min	5～20 min
手术风险				
低风险	VO_2max＞20 mL/（kg·min）	＞22 m高度或6层或15 m/min	＞600 m	—
中风险	VO_2max15～20 mL/（kg·min）	8～20 m高度或3～5层	—	—
高风险	VO_2max10～15 mL/（kg·min）	3～7 m高度或1～2层	400 m	—
极高风险	VO_2max＜10 mL/（kg·min）	＜2.4 m高度或1层	—	—

注：VO_2max，最大耗氧量；*，爬楼梯试验假设合理的爬升速度。

美国胸科医师学会（American College of Chest Physicians，ACCP）、英国胸科学会（British Thoracic Society，BTS）及欧洲胸外科医师学会和欧洲呼吸学会（ESTS/ERS）联合发布的指南均建议一氧化碳扩散能力（diffusion capacity for carbon monoxide，DLCO）和（或）第1秒内用力呼气量实测值低于预测值的80%（forced expiratory volume in 1 s，FEV1）时需进行CPET[2－4]。进行CPET的科学依据是为了排除“不适合”的受试者——那些VO_2peak较低的受试者，他们可能无法耐受术后机体的病理生理改变及手术造成的额外代谢负荷，包括神经内分泌紊乱和炎症级联反应。现已证实VO_2max为15～16 mL/（kg·min）（4个MET），乏氧阈值为10～12 mL/（kg·min）（3个MET）。这两个临界值用于评估术后并发症发生率有助于区分低—中度风险患者和高度（或非常高）风险患者。

重要的是，那些等待手术的肺癌患者，尤其是接受化疗药物的患者，与年龄和性别匹配的其他患者（久坐、活动或受过训练）相比，平均 VO_2max降低25%～30%（图18-2）。

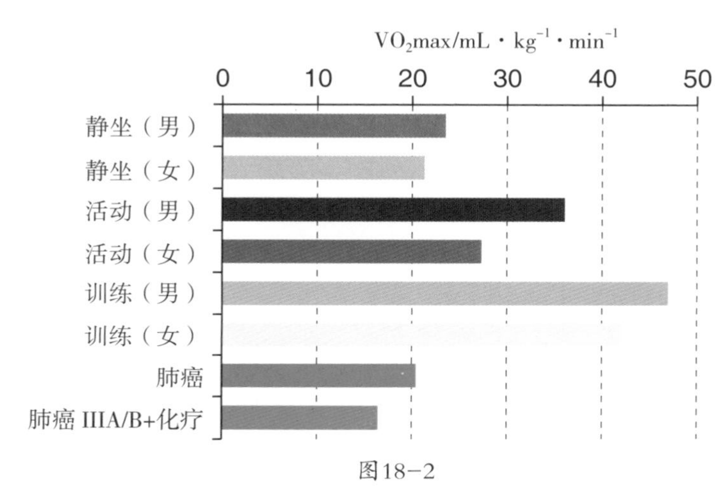

图18-2

健康男性、女性（静坐、活动和训练）和接受或不接受新辅助化疗的肺癌患者的有氧体能评估。

二、体能差的原因

在胸外科患者中，肌肉含量和有氧体能的丢失往往是年龄增长、缺乏运动、烟草相关疾病、肿瘤负荷和化疗等多因素的综合结果，不能认为是单一器官或氧级联过程中唯一因素。

根据CPET，有氧体能差主要与呼吸限制（通气和换气能力）、心血管限制（心脏和血管弹性、血红蛋白水平）、骨骼肌限制（肌肉功能减退、关节紊乱或神经功能紊乱）或这些因素的组合有关。与年龄相关的VO_2max下降主要归因于外周氧利用障碍，去脂体重减少和HR储备（β-肾上腺素能受体下调和心脏自主神经失衡）减少，限制了运动导致的心输出量增加。同样，久坐的生活方式、营养不良和长期制动都与低VO_2max有关，因为心率反应性降低、骨骼肌丢失和线粒体氧化能力下降。

三、压力和不活动导致肌肉萎缩

手术后，损伤组织的传入神经信号和活化的白细胞、成纤维细胞和内皮细胞释放的促炎细胞因子均可激活交感神经系统和下丘脑—垂体轴。这种手术应激引起的神经内分泌紊乱和炎症反应与组织损伤程度成正比。伴随着炎性介质和反向调节激素（皮质醇、儿茶酚胺和胰高血糖素）的峰值释放，基础V_{O_2}和V_{CO_2}在胸外科手术后的前2天内增加了10%～25%，肺炎患者达到峰值的30%～45%[5-6]。这种高代谢状态反映了肝脏急性期蛋白质合成增加及白细胞、成纤维细胞和间充质细胞相关的组织损伤修复活性增强。高水平的反向调节激素导致葡萄糖摄取或利用（胰岛素抵抗）减少，并促进骨骼肌和内脏蛋白质分解为氨基酸，以及脂肪降解为甘油和游离脂肪酸。氨基酸和甘油都是肝脏糖异生和蛋白质合成的底物，除了少数细胞必须要使用葡萄糖外（如白细胞、红细胞、神经元），大多数组织主要利用游离脂肪酸来满足机体能量需求。大手术后，尿氮排泄量每天增加到40～100 g时，就可以反映出早期的肌肉萎缩（2～4 kg骨骼肌丢失），其需要数周才能完全恢复[7]。在完成较小的动作后，随之而来的肌肉无力和疲劳阻碍了患者早期活动的积极性，不利于机体功能恢复。肌肉减少症和肌肉利用受阻的虚弱受试者术后容易发生多器官功能障碍，导致患者转入重症监护病房（ICU）和住院时间延长。

除神经内分泌紊乱和炎症反应外，与术中和术后相关的身体活动受限还会导致氧在不同器官间的分配不均匀。短期制动（5～10天）相关的肌肉停止运动会导致肌肉质量和强度的下降，经证实这是由于蛋白质分解加速，心输出量减少和红细胞质量下降导致VO_2max（−10%～20%）降低所造成的[8]。有趣的是，在所有骨骼肌中，膈肌最易受到制动影响，从而引起蛋白质水解，导致通气性膈肌功能障碍。与四肢或胸腹壁的非呼吸性肌肉不同，膈肌的功能和形态对通气引起的肌肉负荷条件敏感。Levine等人报道，在脑死亡患者中，机械通气18～69 h后，膈肌纤维严重萎缩，而胸大肌纤维完全保持原样[9]。在胸外科手术后短期机械通气期间（少于2 h），膈肌的收缩性能平均下降了30%，而背阔肌的收缩性能则保持不变[10]。

第三节 运动激发的肌肉和心肺功能改善

与药物干预相比，目前认为运动训练是改善心血管、肺和风湿疾病患者及癌症、肥胖或精神疾病患者身心健康的最有效干预措施之一。

一、运动类型

体育训练项目包括阻力或力量型运动和耐力或有氧运动。增加肌肉质量通常是通过“阻力功”或静态（等长）收缩来实现，而不改变肌肉长度。相反，动态（等张）肌肉运动需要向心收缩和离心收缩，分别导致肌肉缩短和延长。

二、运动改善体能素质的机制

在“体弱”的肌萎缩受试者中，抗阻运动（等长收缩）能明显（再）

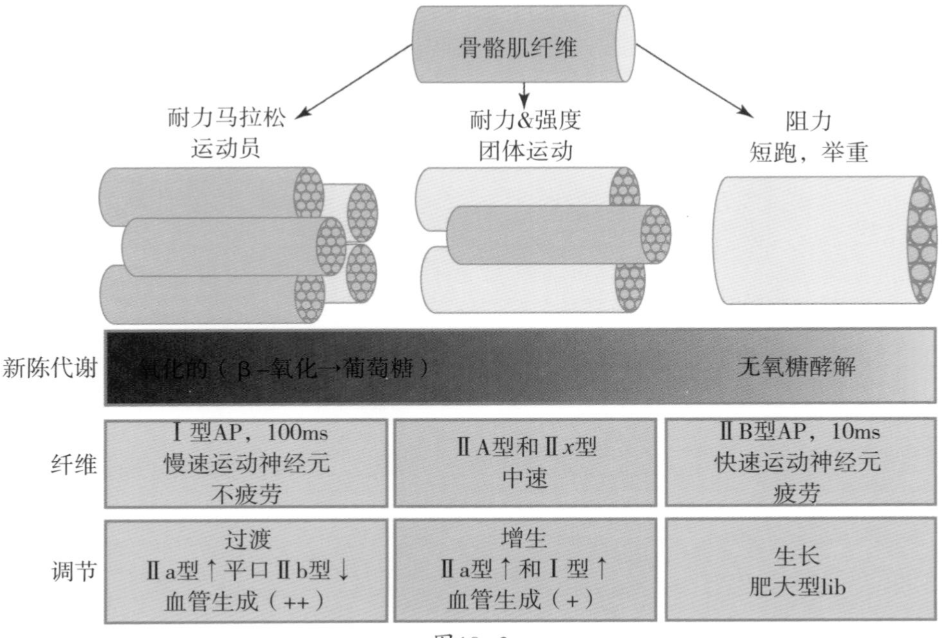

图18-3

运动导致肌肉纤维表型改变的机制。

增强肌肉质量（主要为肥厚性增生），同时显著改善肌肉的强度和关节活动性。相比之下，有氧运动只能轻微增加肌肉质量/强度，但能明显减轻全身炎症反应、增加血管生成，以及促进心肌细胞和骨骼肌细胞化生，使其从Ⅱb型转变为具有增强氧化能力的Ⅱa型纤维（图18–3）。有氧运动使VO_2max增加的机制是多方面的，包括内皮功能障碍和肾上腺素受体反应的部分逆转、增加毛细血管密度、恢复胰岛素敏感性，以及促进β–氧化和三羧酸循环紧密耦合从而增强线粒体功能。增加心输出量和促进组织氧扩散以及提高收缩肌用氧能力，均有助于短期训练后提高机体摄氧能力（表18–2）。

表18–2 运动导致氧运输成分改善的机制

输送氧气器官或组织		长期（≥4周）	短期（<4周）	注释
肺	呼吸肌（呼吸锻炼）	=	=	呼吸肌训练与呼吸困难减少相关
	扩散能力	=	=	—
	气道阻塞，气流滞留	=	=	支气管扩张剂可改善
	肺血管（重构）	=	=	—
心脏	心室收缩功能（收缩性）	↗或=	?	—
	心室舒张功能（舒张）	↗↗或=	?	—
	峰值每搏量	↗↗	(↗)	—
	峰值心率	↗↗	↗	—
	通气阈值处的通气当量	↙	?	—
	心输出量	↗↗↗（♂>♀）	↗（♂>♀）	—
	心肌缺血耐受性	↗	↗	—
血管	内皮功能（NO释放）	↗	↗	—
	动脉硬化	↙	?	—
	抗炎因子表达	↗	?	—
血液	血红蛋白浓度	↗	=	—
所有	通气（无氧）阈值	↗	?	—

（续表）

输送氧气器官或组织		长期（≥4周）	短期（<4周）	注释
骨骼肌	动静脉血氧分差	= 老年人♂ ↗老年人♀	—	—
	毛细血管密度	↗	?	—
	氧化磷酸化酶	↗↗	↗	—
	线粒体密度	↗↗	↗	—
	肌红蛋白浓度	↗	?	—
	肌纤维化生（Ⅰ型到ⅡA型）	是	?	—
	肌肉质量	↗	（↗）	—

注：↗，递增；↙，递减；=，无变化。

（一）实验数据

在几种动物模型中发现，反复进行高强度肌肉活动，相当于高强度间歇训练（high-intensity interval training，HIIT），以达到最大心率或最大VO_2max的80%~90%，可起到类似缺血预处理的心脏保护作用。心脏保护作用的机制是肌纤维膜和线粒体ATP敏感钾通道产生抗氧化分子（超氧化物歧化酶、过氧化氢酶）、热休克蛋白（heat shock protein，HSP）的表达增加（HSP70、HSP27）以及自噬反应的上调（图18-4）。已证明运动介导的心脏线粒体适应性改变会导致活性氧物质生成减少，增加心脏耐受高钙水平的能力，并提高对急性缺血性事件的耐受性。

关于通气导致膈肌功能障碍的风险，Smuder等人有力地证明耐力训练（10天，60 min跑步机，70% VO_2max）可提高抗氧化能力和HSP72能力，同时最大限度地减少氧化应激、蛋白酶激活、膈肌纤维萎缩和12 h机械通气导致的收缩功能障碍[11]。类似的大鼠短期持续训练计划（在轮子上转动）是通过抑制促炎因子（TNF-α和IL-1）和氧化应激反应（超氧化物歧化酶活性），减轻肺缺血再灌注损伤和维持肺泡毛细血管通透性[12]。

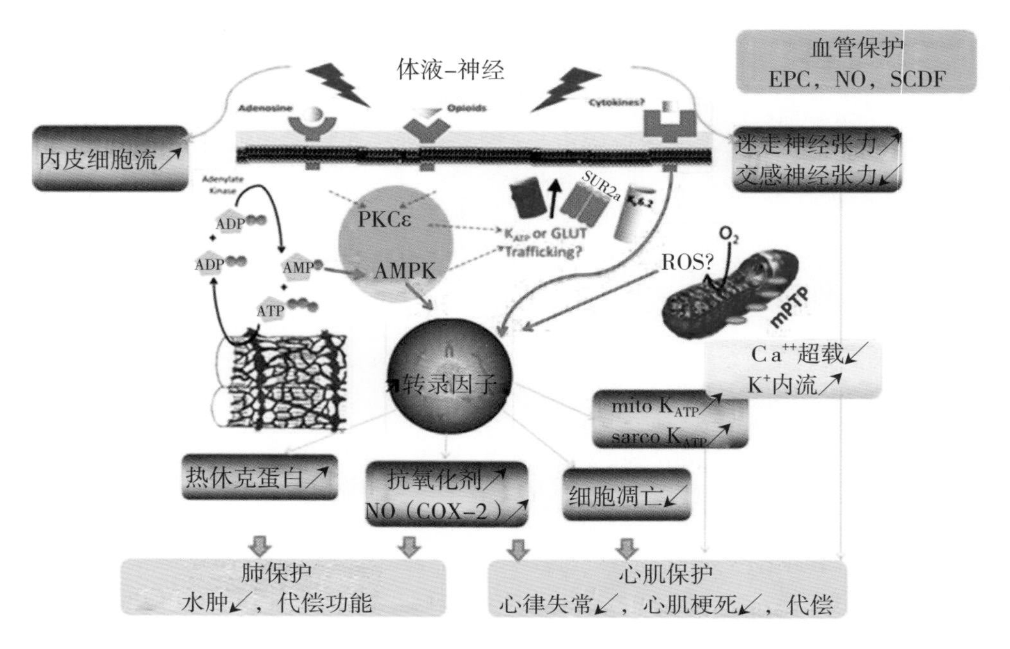

图18–4

高强度有氧训练的器官保护机制。

EPC，内皮祖细胞；NO，一氧化氮；SCDF，基质细胞衍生因子；COX–2，环氧合酶–2；PKC，蛋白激酶C；AMPK，腺苷酸活化蛋白激酶；ROS，活性氧；AMP，一磷酸腺苷；ADP，二磷酸腺苷；ATP，三磷酸腺苷；mPTP，线粒体通透性转换孔；mito K_{ATP}和sarco K_{ATP}，线粒体和心肌纤维膜钾ATP通道。

（二）临床数据

研究表明，即使是短期有氧或耐力运动计划（1～3周），也可改善体能素质，表现在可以增加VO_2max、最大耐受量、通气有氧阈值、无氧阈值，及快速恢复心率（交感神经—迷走神经平衡）和减轻疲劳。尽管气流限制和扩散能力保持不变，但可感知的呼吸困难通常会得到缓解。VO_2max的增加主要与老年男性中风率峰值和心率峰值的增加有关，而老年女性的动静脉氧峰值差异更大，表明运动训练对心血管和骨骼肌反应影响有性别差异。

对于准备手术的患者，为了短期内（2～4周）取得良好的效果，需要调整体能训练方式。与持续性低强度训练相比，静坐状态下8周HIIT可以显著改善VO_2max（22%和15%）和左心室重量（6%和1%），运动后心率恢复更快，且迷走神经张力增强[13]。据报道，CHF患者在4周HIIT训练后（平均每周7 h），VO_2max（26%）增加和左心室功能改善，与骨骼肌中MuRF-1表达水平下降有关，反映了泛素-蛋白酶体系的分解代谢活化降低[14-15]。在健康静坐受试者、虚弱的老年人和心血管疾病患者中，内皮功能障碍的逆转和骨骼肌供氧的改善与短期训练后骨髓源性内皮祖细胞（endothelial progenitor cells，EPCS）、一氧化氮（nitric oxide，NO）及基质细胞源性因子（stromal cell-derived factor，SCDF）的动员有关[16]。通过在低氧环境中进行间歇性体育锻炼可进一步增强这种血管生成反应[17]。

第四节 胸外科手术患者的运动训练：预防和康复

目前，只有10%～20%的肺癌患者有手术切除指征。不能接受手术治疗的原因不仅与疾病晚期（TNM阶段ⅡB期、Ⅳ期）或组织学类型（小细胞肺癌）有关，而且与术后并发症及机体功能低下有关，可采用适当治疗策略。根据ESTS/ERS指南，VO_2max＜10mL/（kg・min）的患者不适合进行大手术肺叶切除，VO_2max＜14～16mL/（kg・min）的患者术后发生心肺并发症的风险高[2]。

体能干预被纳入预防概念，旨在提高患者术前机体功能和改善患者术后应激耐受；而康复则与术后物理治疗相关，以加快机体功能恢复。

术前是最佳治疗时间窗，患者术前的身体状况比术后早期更好，更容易接受“健康行为”（戒烟、戒酒、增强运动、改善饮食）。通过实施营养和心理支持相关（或不相关）的结构化运动计划，患者的不良身体健康状况是“未改善”还是“改善”，仍存在争议。

现在人们越来越关注非药物干预，如体育锻炼、戒烟、营养补充和心理支持，旨在优化胸、心、骨科和腹部手术前后患者的生理状况。自2000年以来，已发表了13项荟萃分析和系统综述，包含50多项术前准备、有氧运动训练和术后康复领域的研究[18-30]。通过改善有氧体能的短期运动训练，可能会使更多的患者具备接受手术治疗的条件。从诊断到实施癌症手术的间隔不应超过4周，但这足以通过提高患者的生理储备来扭转部分机体功能低下的状况。

一项包括12个随机对照试验的系统综述报道，在腹部和心脏外科手术中，参加各种形式的术前运动训练项目的患者住院时间缩短，术后肺部并发症减少[30]。已证明术前吸气肌训练计划（刺激性肺活量测定、主动呼吸周期教育和强制呼气技术）可以预防术后肺炎和缩短住院时间[31]。相比之下，另一个对8个随机对照试验进行系统性回顾研究，发现接受心脏、腹部或骨科手术的患者，通过运动训练并不能改善体能素质，也不具有临床益处[22]。未能取得良好效果的原因可能是自制力差、项目出勤率低以及进行低强度有氧运动项目等。最近，Gillis等人通过观察择期结肠直肠手术的患者，证实了术前进行三联式康复计划（运动、饮食和抗应激治疗）比术后进行更加有效，可在术后8周内使步行能力恢复得更好。但是，无论如何在时机选择上优化策略，其住院时间和围术期并发症的发生率仍然是相似的[32]。

1990—2015年的文献检索中关于胸外科手术共有14项队列研究［n=365（49预防，316 康复）］[33-46]和8项随机对照试验（RCT）［n=381（196 预防，185 康复）］[47-54]，研究不同的运动训练方案，并记录体能的客观指标（步行能力，VO_2最大值、峰值工作率）、肺功能、血气交换和（或）临床结果以及与健康相关的生活质量参数（HRQL）。

总之，这些研究认为在手术前（11天到4周）的有限时间内实施体能训练计划是安全可行的，且术后仍可继续训练。据报道，进行体能训练可能出现轻微副作用，如暂时性低血压、腰痛或肩关节炎加重。训练效果合格率是弹性可变的（20%～85%），主要取决于现有的生理状态和纳入/排除标准，一些研究认为应排除心血管疾病患者、关节或神经障碍患者及神经心理障碍患者。在参加培训计划的患者中，完成率/保持率（60%～100%）与可变的出席率（40%～125%）是一致的，但接受辅助化疗的患者除外

（43%的出席率）。

8个随机对照试验中有6个报告表明，在康复干预实施后，至少有1个体能指标有所改善。在6个使用CPET的研究中，有4个研究结果表明，在进行康复运动训练后，平均VO_2max或平均VO_2peak提高了1.7～6.3 mL/（kg·min）（约为预测VO_2max/峰值的10%～20%），同时峰值工作负荷显著增加（25%～35%功率）。与这些研究结果一致的是，在使用6 MWT的10个研究中，有9个结果表明，进行康复训练的患者步行距离显著增加（28～377 m），并且术后疲劳降低。6 MWT（一项研究）的行走距离不变，可能因其治疗仅仅集中在肌肉力量训练。关于健康生活质量（QOL），由于存在封顶效应或使用了不可靠问卷，从而未能得出康复运动训练可以改善生活质量的结果。就临床结果而言，尽管所有报告一致显示康复训练使患者运动能力有所改善，但仅在1个小型随机对照试验中观察到康复训练组术后并发症发生率较低（n=24），另有3个随机对照试验结果表明，与对照组相比康复训练组住院时间较短。

不出所料，已有相关报道表明，进行短期预防干预后，患者气流限制（用力肺活量和FEV1）和气体交换［对一氧化碳的扩散能力（DLCO）］也发生了细微的变化。Sekine等人在一项小型前瞻性研究（n=22名慢性阻塞性肺疾病患者）中发现，平均术前2周开始强化胸部物理训练（鼓励性呼吸量测量法、呼吸锻炼）并结合步行（＞5 000步/天），持续至术后，可降低肺叶切除患者术后FEV1的下降程度和需氧量，同时缩短住院时间[44]。

这些研究（选择偏倚、非对照研究）的可信度比较低，缺乏相关的临床终点指标（主要术后并发症），无法得出围术期物理干预效果的任何结论。

相关研究的方法学总体质量水平从劣等到中等导致总体偏倚风险不明确。迄今为止进行的随机对照试验很少，而且样本量少。尽管排除了有明显合并症的患者，但因为治疗方案和研究结果的测量存在相当大的异质性，所以这些患者即使在术前和术后获益，其初步阳性结果的推广仍受到限制。

第五节 结 论

术后主要并发症的发生与可改变因素、有氧健身、吸烟习惯、饮酒、营养不良等因素有关。低VO_2max或运动耐受性差是围术期并发症和机体功能恢复的一个强有力的预测因素。除了改变生活方式和营养支持外，基于强有力的试验证据，实施术前和术后体能训练可降低高危患者风险水平。

2016年的最新临床数据表明，等待肺癌切除的患者进行短期体育锻炼，可使其有氧体能持续增加（平均增加10%～20% VO_2max，步行距离增加）。但是，目前运动引起的临床改善的证据主要来源于小型随机对照试验或相对健康患者的队列研究，并且主要进行的是普遍性（一概而论）的中等强度到高等强度的运动方案，没有针对性方案，既不能显著改变患者有氧体能素质，也不能根据患者自身能力量身定做。此外，关于物理干预的类型、剂量和时间的研究也存在很大差异。

未来的研究应明确运动训练计划（力量、耐力或功能活动性）的哪些方面对不同个体和特定的患者群体是合适的和可耐受的。此外，运动训练相关研究还应结合监测训练原则，确定最佳训练参数。鉴于手术前的可用时间往往很短，因此可能需要进行高强度的培训以快速改善体能。幸运的是，即使是虚弱的老年患者也能接受这些特定的治疗方案。

（金小红 译　温宗梅 校）

参考文献

[1] KOKKINOS P, MYERS J, KOKKINOS J P, et al. Exercise capacity and mortality in black and white men[J]. Circulation, 2008, 117: 614－622 .

[2] BRUNELLI A, CHARLOUX A, BOLLIGER C T, et al. The European Respiratory Society and European Society of Thoracic Surgeons clinical

guidelines for evaluating fitness for radical treatment (surgery and chemoradiotherapy) in patients with lung cancer[J]. Eur J Cardiothorac Surg, 2009, 36: 181 - 184.

[3] BRUNELLI A, KIM A W, BERGER K I, et al. Physiologic evaluation of the patient with lung cancer being considered for resectional surgery: diagnosis and management of lung cancer, 3rd ed: American College of Chest Physicians evidence-based clinical practice guidelines[J]. Chest, 2013, 143 (5 Suppl): e166S - e190S.

[4] LIM E, BALDWIN D, BECKLES M, et al. Guidelines on the radical management of patients with lung cancer[J]. Thorax, 2010, 65 (Suppl 3): iii1 - iii27.

[5] BRANDI LS, BERTOLINI R, JANNI A, et al. Energy metabolism of thoracic surgical patients in the early postoperative period. Effect of posture[J]. Chest, 1996, 109: 630 - 637.

[6] SAITO H, MINAMIYA Y, KAWAI H, et al. Estimation of pulmonary oxygen consumption in the early postoperative period after thoracic surgery[J]. Anaesthesia, 2007, 62: 648 - 653.

[7] LÓPEZ HELLÍN J, BAENA-FUSTEGUERAS J A, SABÍN-URKÍA P, et al. Nutritional modulation of protein metabolism after gastrointestinal surgery[J]. Eur J Clin Nutr, 2008, 62: 254 - 262.

[8] CONVERTINO V A. Cardiovascular consequences of bed rest: effect on maximal oxygen uptake[J]. Med Sci Sports Exerc, 1997, 29: 191 - 196.

[9] LEVINE S, NGUYEN T, TAYLOR N, et al. Rapid disuse atrophy of diaphragm fibers in mechanically ventilated humans[J]. N Engl J Med, 2008, 358: 1327 - 1335.

[10] WELVAART W N, PAUL M A, STIENEN G J M, et al. Selective diaphragm muscle weakness after contractile inactivity during thoracic surgery[J]. Ann Surg, 2011, 254: 1044 - 1049.

[11] SMUDER A J, MIN K, HUDSON M B, et al. Endurance exercise attenuates

ventilator–induced diaphragm dysfunction[J]. J Appl Physiol, 2012, 112: 501 – 510.

[12] MUSSI R K, CAMARGO E A, FERREIRA T, et al. Exercise training reduces pulmonary ischaemia–reperfusion–induced inflammatory responses[J]. Eur Respir J, 2008, 31: 645 – 649.

[13] MATSUO T, SAOTOME K, SEINO S, et al. Low–volume, high–intensity, aerobic interval exercise for sedentary adults: VO_2max, cardiac mass, and heart rate recovery[J]. Eur J Appl Physiol, 2014, 114: 1963 – 1972.

[14] GIELEN S, SANDRI M, KOZAREZ I, et al. Exercise training attenuates MuRF–1 expression in the skeletal muscle of patients with chronic heart failure independent of age: the randomized Leipzig Exercise Intervention in Chronic Heart Failure and Aging catabolism study[J]. Circulation, 2012, 125: 2716 – 2727.

[15] HÖLLRIEGEL R, BECK E B, LINKE A, et al. Anabolic effects of exercise training in patients with advanced chronic heart failure (NYHA Ⅲb): impact on ubiquitin–protein ligases expression and skeletal muscle size[J]. Int J Cardiol, 2013, 167: 975 – 980.

[16] ROSS M D, WEKESA A L, PHELAN J P, et al. Resistance exercise increases endothelial progenitor cells and angiogenic factors[J]. Med Sci Sports Exerc, 2014, 46: 16 – 23.

[17] WANG J–S, LEE M–Y, LIEN H–Y, et al. Hypoxic exercise training improves cardiac/ muscular hemodynamics and is associated with modulated circulating progenitor cells in sedentary men[J]. Int J Cardiol, 2014, 170: 315 – 323.

[18] DEBES C, AISSOU M, BEAUSSIER M. Prehabilitation. Preparing patients for surgery to improve functional recovery and reduce postoperative morbidity[J]. Ann Fr Anesth Rèanim, 2014, 33: 33 – 40.

[19] EGBERTS K, BROWN W A, BRENNAN L, et al. Does exercise improve weight loss after bariatric surgery? a systematic review[J]. Obes Surg, 2012, 22: 335 – 341.

[20] GILL S D, MCBURNEY H. Does exercise reduce pain and improve physical function before hip or knee replacement surgery? a systematic review and meta-analysis of randomized controlled trials[J]. Arch Phys Med Rehabil, 2013, 94: 164 - 176.

[21] HULZEBOS E H J, SMIT Y, HELDERS P P J M, et al. Preoperative physical therapy for elective cardiac surgery patients[J]. Cochrane Database Syst Rev, 2012, 11: CD010118.

[22] LEMANU D P, SINGH P P, MACCORMICK A D, et al. Effect of preoperative exercise on cardiorespiratory function and recovery after surgery: a systematic review[J]. World J Surg, 2013, 37: 711 - 720.

[23] LIVHITS M, MERCADO C, YERMILOV I, et al. Exercise following bariatric surgery: systematic review[J]. Obes Surg, 2010, 20: 657 - 665.

[24] NAGARAJAN K, BENNETT A, AGOSTINI P, et al, 2011. Is preoperative physiotherapy/pulmonary rehabilitation beneficial in lung resection patients? [J]. Interact Cardiovasc Thorac Surg 13: 300 - 302.

[25] O'DOHERTY A F, WEST M, JACK S, et al. Preoperative aerobic exercise training in elective intra-cavity surgery: a systematic review[J]. Br J Anaesth, 2013, 110: 679 - 689.

[26] POUWELS S, STOKMANS R A, WILLIGENDAEL E M, et al. Preoperative exercise therapy for elective major abdominal surgery: a systematic review[J]. Int J Surg, 2014, 12: 134 - 140.

[27] SINGH F, NEWTON R U, GALVÃO D A, et al. A systematic review of pre-surgical exercise intervention studies with cancer patients[J]. Surg Oncol, 2013, 22: 92 - 104.

[28] SNOWDON D, HAINES T P, SKINNER E H. Preoperative intervention reduces postoperative pulmonary complications but not length of stay in cardiac surgical patients: a systematic review[J]. J Physiother, 2014, 60: 66 - 77.

[29] SPECK R M, BOND D S, SARWER D B, et al. A systematic review of musculoskeletal pain among bariatric surgery patients: implications for physical activity and exercise[J]. Surg Obes Relat Dis, 2014, 10: 161 - 170.

[30] VALKENET K, VAN DE PORT I G L, DRONKERS J J, et al. The effects of preoperative exercise therapy on postoperative outcome: a systematic review[J]. Clin Rehabil, 2011, 25: 99 - 111.

[31] HULZEBOS E H J, HELDERS P J M, FAVIÉ N J, et al. Preoperative intensive inspiratory muscle training to prevent postoperative pulmonary complications in high-risk patients undergoing CABG surgery: a randomized clinical trial[J]. JAMA, 2006, 296: 1851 - 1857.

[32] GILLIS C, LI C, LEE L, et al. Prehabilitation versus rehabilitation: a randomized control trial in patients undergoing colorectal resection for cancer[J]. Anesthesiology, 2014, 121: 937 - 947.

[33] BOBBIO A, CHETTA A, AMPOLLINI L, et al. Preoperative pulmonary rehabilitation in patients undergoing lung resection for non-small cell lung cancer[J]. Eur J Cardiothorac Surg, 2008, 33: 95 - 98.

[34] CESARIO A, FERRI L, GALETTA D, et al. Post-operative respiratory rehabilitation after lung resection for non-small cell lung cancer[J]. Lung Cancer, 2007, 57: 175 - 180.

[35] CESARIO A, FERRI L, GALETTA D, et al. Pre-operative pulmonary rehabilitation and surgery for lung cancer[J]. Lung Cancer, 2007, 57: 118 - 119.

[36] COATS V, MALTAIS F, SIMARD S, et al. Feasibility and effectiveness of a home-based exercise training program before lung resection surgery[J]. Can Respir J, 2013, 20: e10 - e16.

[37] DIVISI D, DI FRANCESCO C, DI LEONARDO G, et al. Preoperative pulmonary rehabilitation in patients with lung cancer and chronic obstructive pulmonary disease[J]. Eur J Cardiothorac Surg, 2013, 43: 293 - 296.

[38] HOFFMAN A J, BRINTNALL R A, BROWN J K, et al. Too sick not to exercise: using a 6−week, home−based exercise intervention for cancer−related fatigue self−management for postsurgical non−small cell lung cancer patients[J]. Cancer Nurs, 2013, 36: 175 - 188.

[39] IRIE M, NAKANISHI R, HAMADA K, et al. Perioperative short−term pulmonary rehabilitation for patients undergoing lung volume reduction surgery[J]. COPD, 2011, 8: 444 - 449.

[40] JONES L W, PEDDLE C J, EVES N D, et al. Effects of presurgical exercise training on cardiorespiratory fitness among patients undergoing thoracic surgery for malignant lung lesions[J]. Cancer, 2007, 110: 590 - 598.

[41] JONES L W, EVES N D, PETERSON B L, et al. Safety and feasibility of aerobic training on cardiopulmonary function and quality of life in postsurgical nonsmall cell lung cancer patients: a pilot study[J]. Cancer, 2008, 113: 3430 - 3439.

[42] PEDDLE−MCINTYRE C J, BELL G, FENTON D, et al. Feasibility and preliminary efficacy of progressive resistance exercise training in lung cancer survivors[J]. Lung Cancer, 2012, 75: 126 - 132.

[43] RIESENBERG H, LÜBBE A S. In−patient rehabilitation of lung cancer patients−a prospective study[J]. Support Care Cancer, 2010, 18: 877 - 882.

[44] SEKINE Y, CHIYO M, IWATA T, et al. Perioperative rehabilitation and physiotherapy for lung cancer patients with chronic obstructive pulmonary disease[J]. Jpn J Thorac Cardiovasc Surg Off Publ Japanese Assoc Thorac Surg = Nihon Kyōbu Geka Gakkai zasshi, 2005, 53: 237 - 243.

[45] SPRUIT M A, JANSSEN P P, WILLEMSEN S C P, et al. Exercise capacity before and after an 8−week multidisciplinary inpatient rehabilitation program in lung cancer patients: a pilot study[J]. Lung Cancer, 2006, 52: 257 - 260.

[46] STERZI S, CESARIO A, CUSUMANO G, et al. Post−operative rehabilitation for surgically resected non−small cell lung cancer patients: serial

pulmonary functional analysis[J]. J Rehabil Med, 2013, 45: 911 - 915.

[47] ARBANE G, TROPMAN D, JACKSON D, et al. Evaluation of an early exercise intervention after thoracotomy for non-small cell lung cancer (NSCLC) , effects on quality of life, muscle strength and exercise tolerance: randomised controlled trial[J]. Lung Cancer, 2011, 71: 229 - 234.

[48] BENZO R, WIGLE D, NOVOTNY P, et al. Preoperative pulmonary rehabilitation before lung cancer resection: results from two randomized studies[J]. Lung Cancer, 2011, 74: 441 - 445.

[49] GRANGER C L, CHAO C, MCDONALD C F, et al. Safety and feasibility of an exercise intervention for patients following lung resection: a pilot randomized controlled trial[J]. Integr Cancer Ther, 2013, 12: 213 - 224.

[50] MORANO M T, ARAÚJO A S, NASCIMENTO F B, et al. Preoperative pulmonary rehabilitation versus chest physical therapy in patients undergoing lung cancer resection: a pilot randomized controlled trial[J]. Arch Phys Med Rehabil, 2013, 94: 53 - 58.

[51] PEHLIVAN E, TURNA A, GURSES A, et al. The effects of preoperative short-term intense physical therapy in lung cancer patients: a randomized controlled trial[J]. Ann Thorac Cardiovasc Surg, 2011, 17: 461 - 468.

[52] STEFANELLI F, MEOLI I, COBUCCIO R, et al. High-intensity training and cardiopulmonary exercise testing in patients with chronic obstructive pulmonary disease and non-small-cell lung cancer undergoing lobectomy[J]. Eur J Cardiothorac Surg, 2013, 44: e260 - e265.

[53] STIGT J A, UIL S M, VAN RIESEN S J H, et al. A randomized controlled trial of postthoracotomy pulmonary rehabilitation in patients with resectable lung cancer[J]. J Thorac Oncol, 2013, 8: 214 - 221.

[54] WALL L M. Changes in hope and power in lung cancer patients who exercise[J]. Nurs Sci Q, 2000, 13: 234 - 242.

第十九章

胸部创伤患者的围术期管理

Kemalettin Koltka

第一节　引　　言

创伤是全球人类死亡的主要原因之一。胸部创伤导致的死亡占创伤总死亡率的20%～25%，其中心脏创伤或大血管破裂是创伤即刻死亡的主要原因。

穿透伤和钝挫伤是胸部创伤的两种类型，区分创伤类型非常重要：如果患者是胸部穿透伤（刺伤和枪伤等），首先应对患者进行初步检查、确定并找到气管支气管上的损伤。

交通事故和高空坠落是钝挫伤的两大最主要原因[1]。Huber等发现在22 613例胸部创伤患者中，接近半数的患者出现肺挫伤（10 864例，48%）；另外气胸（8 878例，39%）、肋骨骨折（7 794例，35%）、血胸（6 223例，28%）、连枷胸（3 681例，16%）和肺撕裂伤（2 644例，12%）也是胸部创伤常见的损伤[1]。

胸部钝挫伤和穿透伤可造成咽喉、气管支气管、肺及胸壁损伤。与钝性创伤相关的胸外损伤发生率很高，大部分患者合并头部外伤（脑震荡、脑挫伤、颅骨骨折、面部骨折）、下肢和（或）上肢及腹部损伤[2]。本章将重点介绍胸部钝挫伤及胸部钝挫伤后的常见诊断及相关问题。由于围术期管理也属于麻醉学的研究领域，因此麻醉医师能够在急诊、手术室、ICU

及院外接触到胸部创伤患者，这时候麻醉医师需要根据实际情况对胸部创伤患者进行相应处理。

第二节　创伤性气胸

气胸是胸部创伤后最常见的临床表现之一，40%～50%的胸部创伤患者合并气胸[3]。但大部分气胸开始是隐匿的，胸部X线检查不易发现，通常是创伤之后通过其他影像学检查发现的。由于隐匿性气胸的高发生率，应对所有多发性创伤患者早期常规进行CT检查。CT检查不仅能发现气胸，还能发现其他并发症，包括肺挫伤、膈肌破裂和血胸。检查患者是否合并气胸至关重要，因为给这类患者进行机械通气或麻醉会导致气胸加重。

超声检查越来越多地用于气胸的诊断。特别是针对基本情况不稳定，无法进行CT检查的外伤患者，超声检查尤其重要。在没有肋骨骨折撕裂脏层胸膜的情况下，胸部钝挫伤引起气胸的病因尚不清楚，推测可能是由于肺泡压力的突然增加，导致肺泡破裂，空气进入肺间质，从而导致气体进入脏层胸膜表面和纵隔。脏层胸膜或纵隔胸膜破裂可引起气胸[3]。

创伤性气胸的主要治疗方法是放置胸管引流。血胸和需要机械通气的患者，必须放置大口径胸管（28～36 F）。大多数临床医师建议所有外伤性气胸患者应立即放置大口径胸管[3]。

尽管置管引流不会增加隐匿性气胸的潜在风险，但隐匿性气胸的最佳治疗方案尚不明确。但如果需要正压通气或伴有血胸，则必须考虑放置胸腔引流管进行引流。胸管引流不仅可以排出空气和血液，还可以监测胸腔失血量，进而判断是否需要立即进行手术干预治疗[3]。

第三节　血　　胸

大量血胸是指胸膜腔中迅速积聚超过1 500 mL的血液。大量血胸可能是由肺部严重撕裂、肺部大血管或者肋间血管损伤引起[4]。胸腔可以容纳成人一半的血容量。由于患者血管内有效循环血量丢失，大量血胸可能导致血流动力学紊乱，而质量效应可导致呼吸困难。创伤性休克患者，伴有一侧呼吸音消失或出现浊音，除非有其他证据可排除血胸，否则均按大量血胸的诊断进行治疗[4]。放置大口径胸导管和容量复苏是基本的治疗手段，适用于大多数患者。出血通常于肺扩张后几分钟内停止。手术的主要指征包括：胸管初始引流量大于1 500 mL；引流大于250 mL/h并持续3 h以上；需要进行输血治疗[4]。

第四节 肺 挫 伤

肺挫伤是严重创伤的常见并发症[1]。尽管儿童胸部创伤并不常见，但50%的此类损伤涉及肺挫伤[5]。

肺挫伤的临床表现具有隐匿性，早期胸部X线检查可能正常，但损伤后数小时可出现呼吸困难。持续性肺挫伤的患者出现肺炎、急性呼吸窘迫综合征（acute respiratory distress syndrome，ARDS）和长期呼吸功能障碍的风险较高。小儿和成人肺挫伤的预后无明显差异[6]。

对于冲击性胸部创伤患者，应进行肺挫伤评估，因为及时的诊断和干预能改善肺挫伤的预后[6]。

胸部X线检查难以诊断肺挫伤，早期胸部X线检查只能检测到一半的肺挫伤，而92%的肺挫伤是在创伤后24 h检查出的。胸片显示24 h内肺挫伤面积扩大，通常是预后不良的迹象。此外，在临床上很难将挫伤程度与误吸、液体超负荷、输血相关的急性肺损伤（transfusion-related acute lung injury，TRALI）及肺栓塞引发的肺部变化区分开来[6]。

胸部CT检查是目前诊断和判断肺挫伤危险分层的标准诊断方法。然而，有许多患者在CT检查中发现存在肺挫伤，但并无病理生理表现，因此一些作者认为CT检查似乎过于敏感。

一、治疗

肺挫伤的治疗主要是支持疗法：根据标准创伤指南建议，主要是供氧和快速气道评估。肺挫伤可能与严重低氧血症有关，因此即使在院前，患者的转运也可能存在危险。在急诊室，需根据现代创伤治疗方案对肺挫伤患者进行检查和治疗。尽管不常见，但对于单侧肺挫伤和（或）大量气管内出血的患者或严重气道漏气的患者，选择性插管是必要的。支气管封堵器可有效控制弥漫性肺挫伤患者咯血[6]，封堵器也可用来保护健侧肺不受血液污染，并能降低空气栓塞的风险。由于困难插管和插管损伤等问题，更换气管导管可能是一种危险操作，选择支气管封堵器可避免更换气管导管。但值得注意的是，大多数麻醉医师更熟悉采用双腔管实行单肺通气。

关于单肺通气装置的使用，必须注意区分“肺隔离”和“肺分离”。“肺隔离”是一种防止健侧肺被污染的方法（如大量出血、脓液等）。因此，需要强调的是，在“紧急”情况下，“肺隔离”比“肺分离”更重要。关于“肺隔离”，选择双腔管可能更合适，而封堵器更多是用于“肺分离”。另外，最近引进的EZ封堵器也是一种不错的选择，因为它易于管理，且不需要纤维支气管镜（fiber-optic bronchoscopy，FOB）也可以定位，可用于隔离双肺。麻醉医师和重症监护病房医师均应熟悉急诊室纤维支气管镜的使用流程。FOB是胸外伤患者综合管理中的重要组成部分，如（但不限于）：

（1）主气道血液和脓液的诊断和吸引。

（2）气道完整性的相关诊断。

（3）肺隔离。

（4）术中肺分离。

积极的肺灌洗、精确的容量管理，以及使用多模式镇痛技术（特别是区域神经阻滞技术，如硬膜外镇痛和椎旁阻滞）进行有效的疼痛控制是治疗肺挫伤的基本原则。

无创正压通气（noninvasive positive-pressure ventilation，NPPV）可用于肺挫伤和低氧血症患者。在对2 770例低氧性急性呼吸衰竭患者的前瞻性研究中发现，NPPV可成功用于治疗心源性肺水肿（90%）和肺挫伤（82%）患者，但治疗急性肺损伤（acute lung injury，ALI）患者的成功率仅为10%[7-8]。

如果有必要进行气管插管，机械通气策略应以优化氧合为目标，同时避免二次伤害。限制气道峰压和平台压、采用小潮气量和避免过度肺扩张是肺挫伤患者通气策略的基本原则。压力控制通气时将气道压力峰值（而不是平台压）降至最低，“可能”有助于预防气压伤。如果没有合并其他肺部并发症，肺挫伤通常在创伤后2～5天内开始缓解[4]。在某些情况下，允许性高碳酸血症或肺复张手法是必要的，但这些技术需慎用于头部外伤患者。

不到2%的钝性胸部创伤患者需要进行肺修复或切除，包括开胸修补术、肺楔形切除术、肺叶切除术或全肺切除术[9]。

任何胸部损伤在康复和手术治疗过程中，出现肺泡气-动脉血氧分压差异常升高时应考虑存在肺挫伤。肋骨骨折常与邻近骨折区域的肺挫伤有关。肺炎和急性呼吸窘迫综合征可能导致患者后续长期肺功能障碍[4]。

随着对失血性休克病理生理学认识的加深，新的治疗方法应运而生。高渗盐水已被证实能有效地恢复失血性休克后的容量灌注，其容量需求少于传统的大容量等渗替代品或血液制品[10]。部分学者曾利用该方法治疗胸部创伤，但没有临床研究表明胸外伤后使用高渗生理盐水对肺有保护作用[6]。

关于肺挫伤对幸存者生活质量的长期影响，目前尚无足够的数据支持。在一小部分合并或不合并肺挫伤的连枷胸患者中，发生肺挫伤后其功能残气量（接近闭合容积）及氧合持续异常。合并肺挫伤的连枷胸患者通常表现为进行性呼吸困难，后期胸部CT检查，出现呼吸困难的肺挫伤患者可发生肺纤维化[11]。对55例多发伤合并钝性胸部创伤患者进行长期随访后发现，70%的患者肺功能受损，身体机能下降，导致呼吸相关的生活质量下降[12]。

小儿肺挫伤的长期随访调查结果显示，胸部X线检查无明显异常，肺功能正常，因此作者认为小儿肺挫伤或撕裂伤恢复后一般不会出现明显的呼吸并发症，预后较好[13]。

第五节　肋骨骨折

肋骨骨折是胸部钝挫伤患者最常见的损伤之一[1]。教科书中描述到，钝挫伤后肋骨骨折的发生率为60%[14]。通常涉及的肋骨是Ⅳ-X。肋骨对一些重要脏器结构起保护作用，如果患者遭受了冲击伤导致第1、第2肋骨断裂，可能会发生臂丛和血管（锁骨下动脉和静脉）的损伤和肺挫伤[14]。如果发生下段肋骨断裂，则必须探查腹部器官如肝脏、脾脏和肾脏是否发生损伤。下段肋骨骨折通常是由直接的局部创伤造成的。对于老年人，由于骨质疏松和骨质弹性下降，即使是轻微的创伤也可能导致肋骨骨折[14]。

肋骨骨折的2个重要并发症：胸壁疼痛和肺挫裂伤。未经治疗或治疗不当的胸壁疼痛会导致通气量减少、肺炎和肺不张等并发症的发生。肺挫裂伤则可能导致肺血肿、血胸和气胸的发生。

连续肋骨骨折定义为至少3根肋骨的骨折，且1/3的肋骨骨折患者为连续肋骨骨折。随着肋骨骨折数量的增加，发展成连枷胸的风险也会增加。

连枷胸是胸部钝挫伤的常见并发症，16%的胸部钝挫伤患者出现连枷胸[1]。连枷胸有不同的定义：至少有5根连续的单个肋骨骨折或3个相邻的肋骨节段性骨折，或至少2个相邻肋骨存在2处断裂[14-15]。连枷胸不稳定，会出现反常呼吸（吸气时胸廓向内，呼气时胸廓向外）。后侧连枷胸由于覆盖的肌肉和肩胛的稳定，因此一般不会引起严重的并发症。然而前侧、外侧连枷胸是活动的，并且会严重影响呼吸功能。此外，连枷胸通常与肺挫伤有关[16]。

一、多发性肋骨骨折患者的疼痛管理

多发性肋骨骨折（multiple fractured ribs，MFR）患者常伴随严重疼痛，影响患者咳嗽和深呼吸，使患者容易出现痰潴留和呼吸功能不全。有效的镇痛、胸部理疗和呼吸管理是其治疗的基本原则。有效的镇痛非常重要，因为它能使患者深呼吸，有效咳嗽，符合胸部理疗指南[17]。

对于MFR患者的疼痛治疗有许多可用的镇痛选择。如果肋骨骨折的数量少，患者年轻，没有其他主要并发症，使用止痛药即可。非甾体抗炎药（nonsteroidal anti-infammatory drugs，NSAID）、可待因或对乙酰氨基酚可有效缓解疼痛，且患者可带药出院安全使用。一般在急性期，治疗过程中可加入吗啡等强阿片类药物。氯胺酮是一个很好的镇痛补充选择，阿片类和氯胺酮都可以在院前使用[18]。如果患者伴有头部外伤，必须观察其意识水平，不建议使用强阿片药物或氯胺酮。在这种情况下，区域神经阻滞技术可作为主要的镇痛方式。对于年龄较大的患者（>65岁）和肋骨骨折≤4根的患者，区域神经阻滞技术是最好的镇痛选择[18]。此外，在普通胸部X线检查中，潜在的肺损伤可能早期不会表现出来，因此，当有明显疼痛和（或）呼吸状态不稳定时，所有患者均应考虑使用区域神经阻滞技术。

二、胸段硬膜外镇痛

胸段硬膜外镇痛（thoracic epidural analgesia，TEA）可用于MFR患者，因为它能很好地缓解疼痛，并且对呼吸功能的改善优于静脉注射阿片类药物[19-20]。

对于双侧MFR患者，TEA是首选技术；胸段硬膜外导管置入的位置需选择骨折肋骨范围的中间节段水平。创伤患者的TEA方案如下：先给予含肾上腺素（1∶200 000）的2.0%利多卡因3 mL试验剂量后，再给予0.5%丁哌卡因1～1.5 mL/节段的单次给药剂量，最后以0.1～0.2 mL/（kg·h）的速度持续输注0.125%丁哌卡因[21]。老年患者可从TEA中获益较多，因其死亡率和胸部创伤发生率高于年轻患者。外伤患者TEA的禁忌证包括椎体骨折、血流动力学不稳定和外伤性凝血功能障碍。在老年患者中，必须了解既往服药情况，因为许多老年患者常服用抗凝药物或抗血小板药物。TEA也与老年患者住院时间延长和并发症增加有关[22]。

三、胸椎旁阻滞

MFR患者或开胸手术患者采用单侧胸椎旁阻滞（unilateral thoracic paravertebral block，TPVB）可很好地替代TEA[21，23]。在单侧MFR患者中，TPVB是一种简单有效的持续止痛方法[17]，不仅技术上不复杂，且禁忌证也较少[24]。具体来说，在多发性创伤患者中，中等程度凝血功能障碍很常见，针对这些患者椎旁神经阻滞依然适用。低血容量和低血压也不是绝对的禁忌证，因为TPVB对血流动力学的影响较小。TPVB通常不使用阿片类药物，因此尿潴留和瘙痒等风险就很低。椎旁神经阻滞可发生硬膜外麻醉、全脊麻醉和气胸并发症，但发生率很低。如果使用多个导管置管（如双侧阻滞），可能会出现局部麻醉药中毒[25]。

TPVB的一个方案：先给予含肾上腺素（1∶200 000）的2.0%利多卡因3 mL试验剂量后，再给予0.5%丁哌卡因0.3 mL/kg（1.5 mg/kg）的单次给药剂量，最后以0.1～0.2 mL/（kg·h）的速度连续输注0.25%丁哌卡因[21]。

Mohta等人比较了单侧MFR患者使用TPVB和TEA的差异，发现在单侧MFR患者中，采用TPVB与TEA丁哌卡因持续输注，两组镇痛效果相似[21]。

四、肋间神经阻滞

肋间神经阻滞（intercostal nerve block，ICNB）是一种有效的阻滞，该阻滞操作简单。其主要缺点是需要在每一个节段和肋骨骨折上方、下方分别给药。当使用长效局部麻醉药或与肾上腺素联合使用时，阻滞时间可达4～8 h[25]。ICNB操作简单，但主要的缺点是需要反复多次注射，继而使这种实惠、简便和有效的镇痛方式成为MFR患者的次要选择。此外，大量注射会增加气胸、局部麻醉药入血管和局部麻醉药中毒的风险。

为了提高ICNB的有效性和利用率，Truitt 等人在胸旁放置2根双端开口导管进行持续肋间神经阻滞，与以往的研究相比，利用该项新技术以14 mL/h的恒定速度输注0.2%罗哌卡因（每根导管7 mL）获得了极好的镇痛效果，改善了患者肺功能且缩短了住院时间[26]。操作时尽可能将肩胛骨向外侧展开，并利用超声或透视检查，有助于上胸部水平的ICNB的成功实施[25]。根据肋骨骨折的位置，ICNB可以在肋骨角（距成人中线5～8 cm处）或腋后线处实施。当直接在椎旁肌外侧进行ICNB时，硬膜外导管可向中线移动，以实现连续的TPVB，而不存在多次和重复注射的缺点[27]。

五、胸膜间阻滞

胸膜间阻滞的临床应用也很广泛，可用于多发性肋骨骨折患者[28]。胸膜间阻滞与肋间神经阻滞相比，后者镇痛效果更好[29-30]。

当有明确的骨性标志存在时，胸膜间阻滞操作很简单，通常需要放置一个连续的导管进行连续输注。该技术可经皮穿刺，后入路是最佳的穿刺路径。局部麻醉药的注射量10～30 mL不等，大多数会选择复合肾上腺素的0.25%～0.5%丁哌卡因20 mL[31]。气胸、局部麻醉药中毒、单侧霍纳综合征和膈神经阻滞是胸膜间阻滞的并发症。

存在胸腔积液或血胸是胸膜间阻滞的相对禁忌证，因为积液和积血会影响麻醉药的扩散，降低阻滞效果。穿刺部位或胸腔内感染是胸膜间阻滞的绝对禁忌证[31]。

（金杨 译　温宗梅 校）

参考文献

[1] HUBER S, BIBERTHALER P, DELHEY P, et al. Scandinavian journal of trauma[J]. Resusc Emerg Med, 2014, 22: 1－9.

[2] BESSON A, SAEGESSER F. Color atlas of chest trauma and associated injuries[J]. Medical Economics Books, 1983, 12－14.

[3] HAYNES D, BAUMANN M H . Management of pneumothorax[J]. Seminars in respiratory and critical care medicine,2010,31:769－780.

[4] GERHARDT M A, GRAVLEE G P. Anesthesia considerations for cardiothoracic trauma[M]. New York: Cambridge University Press, 2008: 279 - 299.

[5] BALC A E, KAZEZ A, EREN S, et al. Blunt thoracic trauma in children: review of 137 cases[J]. Eur J Cardiothorac Surg, 2004, 26: 387 - 392.

[6] COHN S M, DUBOSE J J. Pulmonary contusion: an update on recent advances in clinical management[J]. World J Surg, 2010, 34: 1959 - 1970.

[7] ANTONELLI M, CONTI G, MORO M L, et al. Predictors of failure of noninvasive positive pressure ventilation in patients with acute hypoxemic respiratory failure: a multi-center study[J]. Intensive Care Med, 2001, 27: 1718 - 1728.

[8] VIDHANI K, KAUSE J, PARR M. Should we follow ATLS guidelines for the management of traumatic pulmonary contusion: the role of non-invasive ventilatory support[J]. Resuscitation, 2002, 52: 265 - 268.

[9] KARMY-JONES R, JURKOVICH J, SHATZ D V, et al. Management of traumatic lung injury: a western trauma association multicenter review[J]. J Trauma, 2001, 51: 1049 - 1053.

[10] VELASCO I T, PONTIERI V, JR ROCHA E SILVA M, et al. Hyperosmotic NaCl and severe hemorrhagic shock[J]. Am J Physiol, 1980, 239: H664 - H673.

[11] KISHIKAWA M, YOSHIOKA T, SHIMAZU T, et al. Pulmonary contusion causes long-term respiratory dysfunction with decreased functional residual capacity[J]. J Trauma, 1991, 31: 1203 - 1208.

[12] LEONE M, BREGEON F, ANTONINI F, et al. Long-term outcome in chest trauma[J]. Anesthesiology, 2008, 109: 864 - 871.

[13] HAXHIJA E Q, NÖRES H, SCHOBER P, et al. Lung contusion-lacerations after blunt thoracic trauma in children[J]. Pediatr Surg Int, 2004, 20: 412 - 414.

[14] MOMMSEN P, KRETTEK C, HILDEBRAND F. Chest trauma: classification and influence on the general management. In: Pape HC, Sanders

R, Borrelli J Jr (eds) The poly-traumatized patient with fractures[M]. Springer: Berlin/Heidelberg, 2011: 75 - 88.

[15] LORENE N, LAURA M C. Sheehy's manual of emergency care[M]. 6th ed. Elsevier Mosby St Louis: St. Louis, 2005: 655 - 657.

[16] TRUPKA A, NAST-KOLB D, SCHWEIBERER L. Thoracic trauma[J]. Unfallchirurg, 1998, 101: 244 - 258.

[17] KARMAKAR M K, CRITCHLEY L A, HO AM, et al. Continuous thoracic paravertebral infusion of bupivacaine for pain management in patients with multiple fractured ribs[J]. Chest, 2003, 123: 424 - 431.

[18] MICHELET P, BOUSSEN S. Case scenario-thoracic trauma[J]. Ann Fr Anesth Reanim, 2013, 32: 504 - 509.

[19] WU C L, JANI N D, PERKINS F M, et al. Thoracic epidural analgesia versus intravenous patient-controlled analgesia for the treatment of rib fracture pain after motor vehicle crash[J]. J Trauma, 1999, 47: 564 - 567.

[20] MOON M R, LUCHETTE F A, GIBSON S W, et al. Prospective, randomized comparison of epidural versus parenteral opioid analgesia in thoracic trauma[J]. Ann Surg, 1999, 229: 684 - 691.

[21] MOHTA M, VERMA P, SAXENA A K, et al. Prospective, randomized comparison of continuous thoracic epidural and thoracic paravertebral infusion in patients with unilateral multiple fractured ribs-a pilot study[J]. J Trauma, 2009, 66: 1096 - 1101.

[22] KIENINGER A N, BAIR H A, BENDICK P J, et al. Epidural versus intravenous pain control in elderly patients with rib fractures[J]. Am J Surg, 2005, 189: 327 - 330.

[23] CASATI A, ALESSANDRINI P, NUZZI M, et al. A prospective, randomized, blinded comparison between continuous thoracic paravertebral and epidural infusion of 0. 2% ropivacaine after lung resection surgery[J]. Eur J Anaesthesiol,

2006, 23: 999 - 1004.

[24] KARMAKAR M K, HO A M H. Thoracic and lumbar paravertebral block. In: Hadzic A (ed) The New York School of Regional Anesthesia textbook of regional anesthesia and acute pain management[M]. Mc Graw-Hill: New York, 2007: 583 - 597.

[25] HO A M, KARMAKAR M K, CRITCHLEY L A. Acute pain management of patients with multiple fractured ribs: a focus on regional techniques[J]. Curr Opin Crit Care, 2011, 17: 323 - 327.

[26] TRUITT M S, MURRY J, AMOS J, et al. Continuous intercostal nerve blockade for rib fractures: ready for primetime? [J]. J Trauma, 2011, 71: 1548 - 1552.

[27] BEN-ARI A, MORENO M, CHELLY J E, et al. Ultrasound-guided paravertebral block using an intercostal approach[J]. Anesth Analg, 2009, 109: 1691 - 1694.

[28] KARMAKAR M K, HO AM-H. Acute pain management of patients with multiple fractured ribs[J]. J Trauma, 2003, 54: 615 - 625.

[29] BLAKE D W, DONNAN G, NOVELLA J. Interpleural administration of bupivacaine after cholecystectomy: a comparison with intercostal nerve block[J]. Anaesth Intensive Care, 1989, 17: 269 - 274.

[30] BACHMANN-MENNENGA B, BOSCOPING J, KUHN D F M, et al. Intercostal nerve block, interpleural analgesia, thoracic epidural block or systemic opioid application for pain relief after thoracotomy? [J]. Eur J Cardiothorac Surg, 1993, 7: 12 - 18.

[31] HIDALGO N R A, FERRANTE F M. Complications of paravertebral, intercostal nerve blocks and interpleural analgesia. In: Finucane BT (ed) Complications of regional anesthesia[M]. Springer Science: New York, 2007: 102 - 120.

第二十章

慢性阻塞性肺疾病患者胸外科术后并发症

Gary H. Mills

第一节　引　　言

慢性阻塞性肺疾病（COPD）的患者在以下4种胸外科手术治疗时需特别注意：

（1）单肺通气麻醉下实施肺叶切除术或全肺切除术，这些患者常有吸烟史或同时罹患肺癌。

（2）因肺气肿接受肺减容手术。

（3）肺大疱切除术。

（4）可能接受肺移植的COPD患者。这些患者的胸科手术后死亡率相对较高。关于肺癌的手术治疗，肺叶切除术后患者的死亡率为4%，而全肺切除术后的死亡率为11.5%。术后肺部并发症包括漏气、肺炎、支气管胸膜瘘和急性呼吸衰竭。而非手术侧肺，可能发生ARDS或气压伤。手术时间过长和术后机械通气，可大大增加并发症风险[1]。

第二节　可预测COPD患者术后并发症的危险因素

虽然COPD是胸科手术围术期并发症的独立危险因素，但COPD的一些特征性肺功能检查指标并不是预测术后并发症的良好指标。然而，通过

ARISCAT评量表发现[2]，患者术前SpO_2较低或近期肺部感染，与术后并发症密切相关，特别是在长时间的腹部手术中，而胸科手术更是如此。一项研究表明，术前FEV1＜70%预测值或FEV1/FVC＜65%的COPD围术期风险较高[3]。中度和重度COPD患者中，一氧化碳的扩散能力也是肺气肿样变化严重程度的指标。最近的一些研究也证实COPD是术后并发症的一个独立危险因素。通过分析“国家外科手术质量改进计划”数据库中接受腹部手术的300 000名患者（其中1 200名患有COPD）的数据发现，COPD与一些手术的术后并发症的增加、住院时间的延长及死亡率增加独立相关[4]。COPD患者更易发生术后呼吸衰竭[5]和术后肺炎[6]。COPD加重期的手术风险很高，一般只在紧急情况下才会考虑手术。术前应对患者做优化治疗，直至患者恢复到满意的肺功能水平。这种治疗通常包括类固醇治疗，如果治疗时间延长，手术时需要及时补充额外的类固醇，以避免术中出现肾上腺皮质危象。

肺叶切除术围术期发生肺部并发症的风险与术前肺功能异常密切相关，包括术前FEV1＜60%预测值。DLCO在预测风险方面也很实用[7-8]。低风险组包括术前FEV1和DLCO≥80%预测值患者。预测术后肺功能也很重要，通过采用下面的公式来计算要切除的肺的量及其功能。

术后预测FEV1（PPOFEV1）= 术前FEV1 × ［1—切除的功能性肺段数/功能性肺段总数（可能为19）］。

一项研究表明，术后FEV1和DLCO＞40%预测值，则不会增加死亡率。欧洲呼吸学会和欧洲胸外科学会相关指南指出，将术后预测FEV1和DLCO>30%作为临界值，低于该值时手术死亡风险高[9]。如果FEV1和DLCO预测值为30%~60%，可能需要进行运动测试，如爬楼梯或往返跑，以便更好地评估风险，而更精确的评估将需要心肺运动测试。如果VO_2max＜15 mL/kg，意味着发生并发症风险很高[10]。如果预测的术后（PPO）VO_2可能＜10 mL/kg，则手术可能导致死亡。爬楼梯等传统测试虽然有效，但楼梯未被标准化；不过，爬楼高度低于12 m的患者，术后发生并发症甚至死亡的风险将增加[11]。

第三节 术前物理疗法或心肺功能锻炼及其对COPD患者术后的影响

因为术后并发症在单肺通气患者，尤其是肺叶切除手术患者中很常见[12-17]，所以很有必要使用各种已被证实有效的方法来降低COPD患者的手术后风险。不幸的是，该领域的大部分研究都是针对腹部和心脏手术，而且一般是在没有COPD的患者中进行的。不过仍有部分相关数据可参考，特别是肺减容手术、肺移植，其次是肺癌患者的肺叶切除术。术前肺部锻炼可改善运动能力和呼吸困难。一项研究观察了中重度COPD对肺癌切除手术风险的影响。实际上，延长康复锻炼至1个月常难以实现，而10个疗程的康复计划（包括下肢耐力训练20 min、上肢耐力训练、力量练习、吸气肌肉训练和缓慢呼吸）更实用，在某种程度上，可减少住院时间和缩短胸腔引流时间[18]。

包括Cesario[19]和Bobbio的观察性研究[20]均发现，一些研究设法在肺癌患者行肺切除术前进行了4周的肺康复治疗，尽管不可避免地会推迟手术，但这些患者术后呼吸系统并发症发生率有所降低。不过，其中一项肺切除研究中，肺康复组患者的基线最大吸气和呼气压力较好[21]，这可能间接影响了他们的预后。

COPD患者运动能力可能不仅与肺和心血管功能有关。COPD患者可能因为肺部疾病而缺乏运动，导致肢体无力而无法锻炼[22-23]。一些锻炼计划可以克服这一点，并改善步行距离、呼吸困难、肺功能状态[24]、心血管健康和腿部肌肉力量，从而改善患者预后。

第四节 吸烟、COPD对术后恢复的影响

吸烟是COPD最常见的病因，许多接受手术的COPD患者仍持续吸烟，这将会增加术后并发症的风险[25]。手术前8周进行戒烟具有临床意义，

可改善肺部预后并利于伤口愈合[26-27]，但大部分患者常常在8周之内进行手术。人们常认为，临近手术前戒烟会增加肺部手术后并发症，但是，并没有强有力的证据支持这一观点[28]。接受手术的吸烟者需要在术后立刻停止吸烟，以确保术后氧疗的安全。因此，关于停止吸烟可能产生呼吸道分泌物和其他相关问题的担忧是多余的，若出现戒断症状可考虑使用尼古丁贴片。

第五节　COPD对非胸外科手术的影响

胸部或上腹部的手术可能会显著降低功能残气量。如何减轻这一影响？如果患者采用仰卧位或以合适的体位进行手术，则可减少周围神经阻滞和区域或脊髓、硬膜外镇痛、麻醉对肺部的影响。使用不插管的全身麻醉将减少气管插管引起的支气管痉挛，不过，这并不适合大多数大手术。腹腔镜技术可减少术后疼痛，有助于COPD患者的康复。然而，CO_2的吸收和进入腹部或胸腔气体的压缩效应将增加呼吸系统的负荷并导致肺不张。

异丙酚和氯胺酮等麻醉药物具有扩张支气管作用，可减弱咽部和气管反射。在麻醉维持期间，七氟醚是一种很好的支气管扩张剂。地氟醚可迅速生效，可能有所帮助。另外，需要谨慎使用阿片类药物以避免呼吸抑制，特别是对于已经存在CO_2潴留的患者。全身麻醉复合硬膜外阻滞方法可使术后肺炎的发生率从16%降至11%，死亡率从9%降至5%[29]。

第六节　机 械 通 气

空气潴留是单肺通气和双肺通气麻醉中潜在的主要问题，可导致肺部过度充气，使手术期间胸膜腔内压升高，继而引发术中及术后呼吸和心血管不良反应。在显示器上可以看到流量时间环中呼气过程无法完成，可通过减少吸气时间，增加I/E（吸/呼）比例，减慢呼吸频率来延长的呼气时间。空气潴留可能造成严重后果，导致胸膜腔内压升高，甚至可能需要暂时断开呼吸回路使潴留的空气逸出。利用PEEP可以在呼气末期间保持气道开放（如果设置为相当于内源性PEEP的水平）。然而，肺部不同部位的压力和空气潴留程度不同，因此设定的PEEP可能不适用于所有肺单位，相对较低的PEEP可能对支气管痉挛患者更有效。高FiO_2导致吸收性肺不张[30]，尤其是在呼气末氧气水平达到90%及以上时，可在诱导麻醉后迅速出现肺不张[31-32]，由于处理肺不张所需时间较长，所面临该并发症的处理相当棘手[33]。对于V/Q失调的患者，情况更糟[34]。但在术后，限制吸入氧气浓度以避免肺不张的重要性受到一些质疑[35]，理由是麻醉早期使用了高浓度的FiO_2[34]。然而，对于COPD患者，使用高FiO_2有时可能导致$PaCO_2$升高的患者滞留更多的CO_2。手术期间的肺保护性通气也很重要，这一问题将在单独的章节中讨论。

手术持续时间也至关重要，对于短于2 h的手术，肺炎发生率为8%；而长于4 h的手术，肺炎发生率增加至40%[36]。完全逆转神经肌肉阻滞对于避免术后肺部并发症至关重要[36-39]。

术后肺损伤患者，尤其是胸外科手术后，30天死亡率可能会大幅度上升（高达39%）[40]。在单肺通气麻醉期间，肺部受到肺萎陷、肺不张、肺复张和炎症介质的影响，以及手术侧肺的支气管吻合口受到气道压力、血管供给和愈合等多方面的威胁。

第七节　术后干预

胸、腹和主动脉瘤手术后常发生肺部并发症。已有相关研究设计了一些呼吸训练方法，于术前向患者宣教，并且术后仍可继续锻炼。不过大多数研究都没有涉及胸外科手术患者。但这些基本原则可能有广泛的适应性，包括早期下床活动、充分镇痛和微创手术方法等。在腹部大手术的研究中发现，使用胸段硬膜外镇痛时，COPD患者的术后并发症（包括术后肺炎和30天死亡率）显著降低[29]。

早期活动可减少术后肺部并发症，而每延迟一天都会增加额外的风险[41]。早期活动的最大风险是低血压。

营养不良或白蛋白较低的患者术后并发症风险较高，这可能需要在手术前后进行干预。

第八节　持续气道正压通气

理论上，手术后持续气道正压通气（CPAP）有诸多好处，它可以增加跨肺压力、改善功能性残气量、扩张肺塌陷区域、改善气体交换。研究者通过比较极短暂的CPAP与6 h连续CPAP，发现较长时间的CPAP可降低肺炎和再插管的发生率[42-43]。但这些研究大部分集中在腹部和心脏大手术。

第九节　无 创 通 气

无创通气（NIV）理论上可以在胸外科手术后使用，特别是存在CO_2潴留的情况下。CPAP和NIV的一个共同问题是，它们是否会增加漏气的发生率（肺叶切除术后漏气相对常见，约为9.7%）。幸运的是，对胸外科患者进行的少量研究中似乎未发现漏气率增加[44-45]。NIV已经在胸外科手术后使用，并已证实可改善动脉氧合。

第十节　更简单的改善氧合的技术

深呼吸练习和激励性肺活量测定可能对胸外科患者的术后管理有帮助，它们的优势还在于可在术前和术后快速教予患者[46]。不过，上腹部手术的临床研究并没有观察到其显著的益处[47-48]。

第十一节 COPD患者的肺减容手术（LVRS）

肺气肿患者的肺弹性组织和肺泡壁的损失可导致过度充气，这使得呼吸肌在吸气时机械效能较差，在极端情况下，膈肌变得扁平，并且在吸气时不能有效回降[49]。对于那些弹性回缩力较好的患者，LVRS可缓解其呼吸困难并改善其运动能力[50]。避免肺部极度拉伸，还能降低肺血管阻力。大多数LVRS是选择胸廓切开术或正中胸骨劈开术进行。采用胸腔镜手术方法也很常见，近期还发明了支气管镜技术。

通过筛选排除FEV1≤20%预测值以及残气量≤20%预测值的均质性肺气肿，或DLCO≤20%预测值的患者，可以最大限度降低首次手术患者围术期死亡率和并发症发生率。围术期并发症包括持续性漏气、再次插管（可能伴有长时间通气）、呼吸衰竭、肺炎、心律失常、心肌梗死、肺栓塞和出血。在手术之前，大多数患者需要做充分的肺康复、治疗COPD和其他任何潜在疾病。术后，则需要治疗支气管痉挛，若发生呼吸困难则实施NIV。大多数漏气通过胸膜引流可解决，但仍有3%左右持续存在，可能需要重新手术探查。需要再次手术探查的出血发生率约为1%。

第十二节 肺大疱切除术与COPD

巨型肺大疱可占据胸腔的30%以上。它们通常由吸烟引起，也可能与滥用大麻和静脉注射药物有关，亦或与α-1抗胰蛋白酶缺乏症有关。极少数肺大疱合并Marfans、Ehlers-Danlos综合征及结节病。肺大疱使呼吸效率降低，有时会产生自发性气胸。其术后并发症与LVRS相似。

第十三节 结　　论

COPD患者肺手术后的管理方法在某种程度上借鉴了其他大手术研究

中收集的证据，需要更多针对胸部麻醉的研究来得到更直接的结论。然而，围术期发生的大多数问题可以通过良好的术前评估、患者筛查和术前准备来有效预防或处理。这些准备包括呼吸康复训练，而术后早期活动以及良好的镇痛也至关重要。已证实硬膜外镇痛可以降低肺炎的发生率。

（孔建强 译　李泉 校）

参考文献

[1] STEPHAN F, BOUCHESEICHE S, HOLLANDE J, et al. Pulmonary complications following lung resection: a comprehensive analysis of incidence and possible risk factors[J]. Chest, 2000, 118 (5): 1263 - 1270.

[2] CANET J, GALLART L, GOMAR C, et al. Prediction of postoperative pulmonary complications in a population-based surgical cohort[J]. Anesthesiology, 2010, 113: 1338.

[3] GASS G D, OLSEN G N. Preoperative pulmonary function testing to predict postoperative morbidity and mortality[J]. Chest, 1986, 89 (1): 127.

[4] FIELDS A C, DIVINO C M. Surgical outcomes in patients with chronic obstructive pulmonary disease undergoing abdominal operations: an analysis of 331, 425 patients[J]. Surgery, 2016, 159 (4): 1210.

[5] AROZULLA A M, DALEY J, HENDERSON W G, et al. Multifactorial risk index for predicting postoperative respiratory failure in men after major noncardiac surgery. The National Veterans Administration Surgical Quality Improvement Program[J]. Ann Surg, 2000, 232: 242.

[6] GUPTA H, GUPTA P K, SCHULLER D, et al. Development and validation of a risk calculator for predicting postoperative pneumonia[J]. Mayo Clin Proc, 2013, 88 (11): 1241 - 1249.

[7] KEAGY B A, LORES M E, STAREK P J, et al. Elective pulmonary lobectomy: factors associated with morbidity and operative mortality[J]. Ann Thorac Surg, 1985, 40 (4): 349.

[8] ZHANG R, LEE S M, WIGFELD C, et al. Lung function predicts pulmonary complications regardless of the surgical approach[J]. Ann Thorac Surg, 2015, 99 (5): 1761.

[9] BRUNELLI A, CHARLOUX A, BOLLIGER C T, et al. ERS/ESTS clinical guidelines on ftness for radical therapy in lung cancer patients (surgery and chemo−radiotherapy) [J]. Eur Respir J, 2009, 34 (1): 17.

[10] SMITH T P, KINASEWITZ G T, TUCKER W Y, et al. Exercise capacity as a predictor of post−thoracotomy morbidity[J]. Am Rev Respir Dis, 1984, 129 (5): 730.

[11] BRUNELLI A, REFAI M, XIUMÉ F, et al. Performance at symptom−limited stair−climbing test is associated with increased cardiopulmonary complications, mortality, and costs after major lung resection[J]. Ann Thorac Surg, 2008, 86: 240.

[12] WIN T, SHARPLES L, GROVES A M, et al. Predicting survival in potentially curable lung cancer patients[J]. Lung, 2008, 86: 97 - 102.

[13] DAMHUIS R A M, SCHUTTE P R. Resection rates and postoperative mortality in 7899 patients with lung cancer[J]. Eur Respir J, 1996, 9: 7 - 10.

[14] LITTLE A G, RUSCH V W, BONNER J A, et al. Patterns of surgical care of lung cancer patients[J]. Ann Thorac Surg, 2005, 80: 2051 - 2056.

[15] BENZO R, KELLEY G A, RECCHI L, et al. Complications of lung resection and exercise capacity: a meta−analysis[J]. Respir Med, 2007, 101: 1790 - 1797.

[16] BARTELS M, KIM H, WHITESON J, et al. Pulmonary rehabilitation in patients undergoing lung−volume reduction surgery[J]. Arch Phys Med Rehabil, 2006, 87: 84 - 88.

[17] TAKAOKA S T. The value of preoperative pulmonary rehabilitation[J]. Thorac Surg Clin, 2005, 15: 203 - 211.

[18] BENZO R, WIGLE D, NOVOTNY P, et al. Preoperative pulmonary rehabilitation before lung cancer resection: results from 2 randomized studies[J]. Lung Cancer, 2011, 74 (3): 441 - 445. doi: 10. 1016/j. lungcan. 2011. 05. 011.

[19] CESARIO A, FERRI L, GALETTA D, et al. Pre-operative pulmonary rehabilitation and surgery for lung cancer[J]. Lung Cancer, 2007, 57: 118 - 119.

[20] BOBBIO A, CHETTA A, AMPOLLINI L, et al. Preoperative pulmonary rehabilitation in patients undergoing lung resection for non-small cell lung cancer[J]. Eur J Cardiothorac Surg, 2008, 33: 95 - 98.

[21] MORANO M T, ARAU'JO A S, NASCIMENTO F B, et al. Preoperative pulmonary rehabilitation versus chest physical therapy in patients undergoing lung cancer resection: a pilot randomized controlled trial[J]. Arch Phys Med Rehabil, 2013, 94: 53 - 58.

[22] KYROUSSIS D, POLKEY M I, HAMNEGARD C H, et al. Respiratory muscle activity in patients with COPD walking to exhaustion with and without pressure support[J]. Eur Respir J, 2000, 15 (4): 649 - 55.

[23] POLKEY M I, KYROUSSIS D, KEILTY S E, et al. Exhaustive treadmill exercise does not reduce twitch transdiaphragmatic pressure in patients with COPD[J]. Am J Respir Crit Care Med, 1995, 152 (3): 959 - 964.

[24] VOTTO J, BOWEN J, SCALISE P, et al. Short-stay comprehensive inpatient pulmonary rehabilitation for advanced chronic obstructive pulmonary disease[J]. Arch Phys Med Rehabil, 1996, 77: 1115 - 1118.

[25] FAGEVIK OLSÉN M, HAHN I, NORDGREN S, et al. Randomized controlled trial of prophylactic chest physiotherapy in major abdominal surgery[J]. Br J Surg, 1997, 84 (11): 1535.

[26] THOMSEN T, VILLEBRO N, MØLLER A M. Interventions for preoperative

smoking cessation[J]. Cochrane Database Syst Rev, 2010, 2010 (7): CD002294. doi: 10. 1002/14651858. CD002294. pub3.

[27] JUNG K H, KIM S M, CHOI M G, et al. Preoperative smoking cessation can reduce postoperative complications in gastric cancer surgery[J]. Gastric Cancer, 2015, 18 (4): 683.

[28] MYERS K, HAJEK P, HINDS C, et al. Stopping smoking shortly before surgery and postoperative complications: a systematic review and meta-analysis[J]. Arch Intern Med, 2011, 171 (11): 983.

[29] VAN LIER F, VAN DER GEEST P J, HOEKS S E, et al. Epidural analgesia is associated with improved health outcomes of surgical patients with chronic obstructive pulmonary disease[J]. Anesthesiology, 2011, 115 (2): 315 - 21.

[30] MAGNUSSON L, SPAHN D R. New concepts of atelectasis during general anaesthesia[J]. Br J Anaesth, 2003, 91: 61 - 72.

[31] BRISMAR B, HEDENSTIERNA G, LUNDQUIST H, et al. Pulmonary densities during anesthesia with muscular relaxation: a proposal of atelectasis[J]. Anesthesiology, 1985, 62: 422 - 428.

[32] LUNDQUIST H, HEDENSTIERNA G, STRANDBERG A, et al. CT assessment of dependent lung densities in man during general anaesthesia[J]. Acta Radiol, 1995, 36: 626 - 632.

[33] EDMARK L, KOSTOVA-AHERDAN K, ENLUND M, et al. Optimal oxygen concentration during induction of general anesthesia[J]. Anesthesiology, 2003, 98: 28 - 33.

[34] HEDENSTIERNA G, ROTHEN H U. Respiratory function during anesthesia: effects on gas exchange[J]. Compr Physiol, 2012, 2 (1): 69-96. doi: 10. 1002/cphy. c080111. Review. PMID: 23728971.

[35] AKCA O, PODOLSKY A, EISENHUBER E, et al. Comparable postoperative pulmonary atelectasis in patients given 30% or 80% oxygen during

and 2 hours after colon resection[J].Anesthesiology,1999,91:991 - 998.

[36] SCHMID M, SOOD A, CAMPBELL L,et al. Impact of smoking on perioperative outcomes after major surgery[J]. Am J Surg,2015,210(2):221 - 229.

[37] MURPHY G S, BRULL S J.Residual neuromuscular block: lessons unlearned. Part I: definitions,incidence, and adverse physiologic effects of residual neuromuscular block[J]. Anesth Analg,2010,111:120.

[38] BRULL S J, MURPHY G S.Residual neuromuscular block: lessons unlearned. Part II: methods to reduce the risk of residual weakness[J]. Anesth Analg,2010,111:129.

[39] GROSSE-SUNDRUP M, HENNEMAN J P, SANDBERG W S,et al. Intermediate acting non-depolarizing neuromuscular blocking agents and risk of postoperative respiratory complications:prospective propensity score matched cohort study[J]. BMJ,2012,345:e6329.

[40] SERPA N A. Incidence of mortality and morbidity related to postoperative lung injury in patients who have undergone abdominal or thoracic surgery: a systematic review and meta-analysis[J]. Lancet Respir Med,2014,2(12):1007 - 1015.

[41] HAINES K J, SKINNER E H, BERNEY S, et al.Association of postoperative pulmonary complications with delayed mobilisation following major abdominal surgery: an observational cohort study[J]. Physiotherapy,2013,99(2):119 - 125.

[42] ZARBOCK A, MUELLER E, NETZER S,et al,Prophylactic nasal continuous positive airway pressure following cardiac surgery protects from postoperative pulmonary complications: a prospective, randomized, controlled trial in 500 patients[J]. Chest,2009,135:1252.

[43] IRELAND C J, CHAPMAN T M, MATHEW S F, et al. Continuous positive airway pressure (CPAP) during the postoperative period for prevention of

postoperative morbidity and mortality following major abdominal surgery[J]. Cochrane Database Syst Rev,2014,1,(8):CD008930. DOI: 10.1002/14651858. CD008930.pub2.

[44] AGUILO R, TOGORES B, PONS S,et al.Non-invasive ventilatory support after lung resectional surgery[J]. Chest,1997,112(1):117 - 121.

[45] NERY F P, LOPES A J, DOMINGOS D N, et al.CPAP increases 6-minute walk distance after lung resection surgery[J]. Respir Care ,2011,57(3):363 - 369.

[46] PERRIN C, JULLIEN V, VENISSAC N, et al.Prophylactic use of noninvasive ventilation in patients under-going lung resectional surgery[J]. Respir Med,2007,101(7):1572 - 1578.

[47] AGOSTINI P, NAIDU B, CIESLIK H,et al. Effectiveness of incentive spirometry in patients following thoracotomy and lung resection including those at high risk for developing pulmonary complications[J]. Thorax,2013,68(6):580 - 585.

[48] DO NASCIMENTO JUNIOR P, MÓDOLO N S, ANDRADE S, et al. Incentive spirometry for prevention of postoperative pulmonary complications in upper abdominal surgery [J]. Cochrane Database Syst Rev,2014,8,(2):CD006058. DOI: 10.1002/14651858.CD006058.pub3. Review. PMID: 24510642.

[49] BLOCH K E, LI Y, ZHANG J,et al.Effect of surgical lung volume reduction on breathing patterns in severe pulmonary emphysema[J]. Am J Respir Crit Care Med , 1997,156:553.

[50] NATIONAL EMPHYSEMA TREATMENT TRIAL RESEARCH GROUP.Patients at high risk of death after lung-volume-reduction surgery[J]. N Engl J Med , 2001,345:1075.